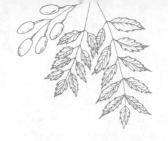

张　儒　李红刚　李晓乾　主编

中医通识

U0280368

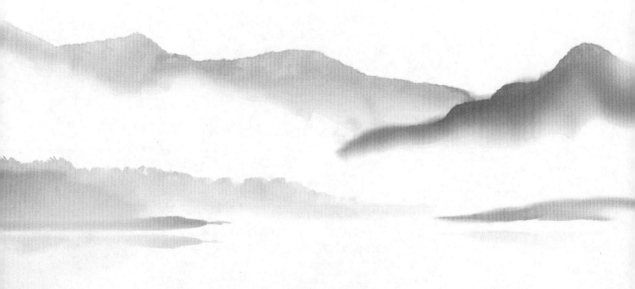

重庆大学出版社

图书在版编目（CIP）数据

中医通识 / 张儒，李红刚，李晓乾主编. --重庆：
重庆大学出版社，2024.8.（高等职业教育医学专业
教材）. --ISBN 978-7-5689-4650-6

Ⅰ. R2

中国国家版本馆CIP数据核字第20242KK320号

中医通识
ZHONGYI TONGSHI

张　儒　李红刚　李晓乾　主　编
策划编辑：张羽欣

责任编辑：张羽欣　　版式设计：谭小利
责任校对：关德强　　责任印制：张　策

*

重庆大学出版社出版发行
出版人：陈晓阳
社址：重庆市沙坪坝区大学城西路21号
邮编：401331
电话：（023）88617190　88617185（中小学）
传真：（023）88617186　88617166
网址：http://www.cqup.com.cn
邮箱：fxk@cqup.com.cn（营销中心）
全国新华书店经销
重庆新荟雅科技有限公司印刷

*

开本：787mm×1092mm　1/16　印张：15.5　字数：313千
2024年8月第1版　2024年8月第1次印刷
ISBN 978-7-5689-4650-6　定价：55.00元

编辑委员会

朱　玲（渭南职业技术学院）

李　婷（榆林市全民健康教育中心）

李红刚（渭南职业技术学院）

李晓乾（渭南职业技术学院）

辛　娟（西安交通大学第一附属医院）

张　玲（空军军医大学唐都医院）

张　儒（渭南职业技术学院）

张海峡（渭南职业技术学院）

张敏利（西安外事学院）

张晶晶（渭南职业技术学院）

赵　鑫（渭南职业技术学院）

胡　蝶（渭南职业技术学院）

前　言

通识教育在大学生培养中越来越显示其重要性，国务院印发的《国家教育事业发展"十三五"规划》指出，探索通识教育与专业教育相结合的人才培养方式，推行模块化通识教育。这是从国家战略高度对大学教育进行规划，奠定了通识课在大学教育中的地位。习近平总书记指出，文化是一个国家、一个民族的灵魂。坚定文化自信，是事关国运兴衰、事关文化安全、事关民族精神独立性的大问题。因此，应深入挖掘中医药文化内涵和时代价值，加大中医药文化保护传承和传播推广力度，推动中医药文化贯穿国民教育，融入生产生活，为中医药振兴发展、健康中国建设注入源源不断的文化动力。

本教材根据国家卫生健康委员会、国家发展和改革委员会、教育部等制定的《"十四五"中医药发展规划》《中医药振兴发展重大工程实施方案》《国家中医药局、教育部、人力资源社会保障部、国家卫生健康委关于加强新时代中医药人才工作的意见》《全民健康素养提升三年行动方案（2024—2027年）》等文件精神，将教育目标定位为"传承精华与守正创新并举，立德树人与能力提升并重，思维培养与技能培训结合，注重'读经典、跟名师、重实践、强素养'，注重吸收和融合先进科学技术和人文思想，注重事业造就人才、人才推动事业，着力培养造就德才兼备的新时代中医药人才"。

本教材分为文化篇、知识篇、应用篇、养生篇四个部分。文化篇包括中医药文化的影响力、中医药文化的传承创新和独特的中医理念三部分内容，为读者打开中国传统文化的瑰宝——中医药文化的大门。知识篇包括阴阳五行学说、病因病机学说、脏象学说、中医诊断常识、二十味常见中药的性味归经及应用、常见中医穴位和中医特色治疗方法七大板块，让读者进一步领略中医药文化的魅力。应用篇主要介绍常见病的中医诊疗、常见病的针灸推拿手法、中成药和中药饮片常识；其中，常见病的中医诊疗部分介绍了内科、外科、妇科、儿科、骨科共三十五种疾病的中医诊疗，每一种疾病的编写体例包括案例分析、病因病机、治则治法和预防调护四个模块。常见病的针灸推拿手法部分介绍了三十四种常见病的针灸推拿手法和其他特色中医疗法，每一种疾病的编写体例包括针灸推拿疗法、其他中医特色疗法、调护三个模块；中成药部分介绍了煎药、服药的方法和注意事项以及家中常备中成药的应用；中药饮片部分介绍了二十二味常用中药饮片。养生篇包括中医养生保健概述、中医养生保健的基本原则、中医养生保健的常用方法三部分内容。

本教材内容特色如下。

（1）本教材为通识教育教材，图文并茂，以普及中医药文化和应用为主，紧扣时代主题，将文化自信主旋律贯穿于整部教材。

（2）本教材符合大学生的思想和健康需求。随着人们知识水平的提高，越来越多的大学生开始对中医药文化产生兴趣。他们渴望了解中医药文化，希望身体更加健康。本教材采用通俗易懂、深入浅出的讲解方式，普及中医药知识，增强学生的健康意识。

（3）本教材将理论与实际相结合，促进中医药文化的传播。"治未病"是中医学的最高境界，我们的先哲积累了许多中医养生保健的知识和方法，如饮食养生、精神养生、药物养生、五禽戏、八段锦等都是非常有效的养生手段，随时随地可用，不需要特别的器材就能达到非常好的养生效果。本教材详细讲解这些中医养生保健的知识和方法，使学生能够很快地在实际中应用，从而激发学生的学习热情。

鉴于编者能力所限，本教材中难免存在些许疏漏与不足之处，我们诚挚地邀请广大读者不吝赐教，提出宝贵意见，以便我们不断改进与完善。

目　录

第四篇　养生篇

第一篇

文化篇

第一章 广博的中医药文化

一、中华传统文化的瑰宝

中医药文化传承至今已有数千年历史。数千年来，中医药博采众家所长，不断完善自己的医学理念，提升自己的诊疗水平，为中华民族的健康保驾护航，成为中华民族的瑰宝。

2006年6月8日，国家中医药管理局宣布，由该局申报的中医生命与疾病认知方法、中医诊法、中药炮制技术、中医传统制剂方法、针灸、正骨疗法、同仁堂中医药文化7个项目，已进入国家公布的第一批国家级非物质文化遗产名录，标志着中医药文化正式成为我国非物质文化遗产，这是对中医药文化价值的肯定。历经数千年形成的中医药文化，已经成为中华民族的宝贵财富。

中医药文化是中华民族在长期生活实践中创造和总结出来的，它根植于中华大地，守护着这片土地上亿万人民的身体健康。勤劳智慧的中华民族，在实践中不断完善着中医药理论，使其随着社会文化的发展而不断进步。

我国的中医药文化不是孤立封闭发展的，它的发展过程借鉴了我国诸多传统文化发展的精华，是中华民族智慧的集中体现。中医药文化与中华民族的传统文化一脉相承，息息相关。

我国古代哲学有着"天人合一、调和致中"的理念，而这一理念在我们的中医药文化中得到了淋漓尽致的展现。"顺时而为、调和阴阳"成为中医药文化的重要理念，指导着历代中医治病救人。

中华传统文化中人事、天文、地理等许多领域的知识成果在中医药文化中都有非常直接的体现。比如在人事方面，我国的中药方剂中就有着"君臣佐使"的说法，按照古代君臣的职责来安排药材在方剂中发挥的作用；再比如天文和地理知识在中医药中同样发挥着重要作用，四季更替、严寒酷暑，这些都会对人体健康造成直接影响，我们必须掌握这些相关知识才能做到顺应天时，保持身体健康。

中医药文化是一个有机的整体，对我们的身体健康进行整体观照，并提供行之有效的治疗方案。比如中医理念中的"治未病"，包括"未病先防"和"既病防变"两个方面，是指采取一定措施防止疾病产生和发展的治疗原则；再比如中医理念中的"整体观念"，是指从整体上调理我们的身体，而不是"头痛医头，脚痛医脚"。

数千年来，我国中医药以其独特的治疗理念、显著的治疗效果，保障着中华大地上人们的身体健康。在我国传统文化土壤中成长起来的中医药文化，接受着我国传统文化各领域的滋养，吸收各方之所长，不断融合，逐步成为我国传统文化中的精华。

在我国中医药文化发展过程中，医疗工作者创造了大量新理论。比如新型冠状病毒感染（简称"新冠病毒感染"）疫情发生以来，中医药工作者筛选出"三药三方"等有效方药，为全球抗疫提出了中国方案。

中医药文化经过数千年的发展，全方位、多角度地对我们的健康进行观照，无论是看待健康的观念，针灸、按摩、汤药等治疗方法，还是中药配伍的万千变化，无不显示着我国中医药文化的博大精深，其深厚的文化积淀和卓越的医疗技术成为中华民族传统文化中的瑰宝，是中华民族的骄傲。

二、敬畏生命的人文精神

三国时期，有一位名叫董奉的医生。他在给人治病的时候有一项特殊的规定：看病不收取费用，但是如果重病者被治愈，就要在董奉居住的山坡上种植五棵杏树；病轻者康复，则需要种植一棵杏树。很多患者前来求治，短短几年时间，山坡上就种了十万多棵杏树，成为一片杏林。杏子成熟时，董奉又用杏子交换谷物救济贫民，使很多人免受饥饿。董奉行医救世的高尚品德深受人们的敬仰。于是，后世的人们就用"杏林"来称颂医生，又用"杏林春暖""誉满杏林"等来形容医生精湛的医术和高尚的医德。董奉作为一名医者，虽然面临着生存的压力，但不贪图金钱享受，悬壶济世，用自己精湛的医术造福一方百姓。他以治病救人为己任，不忘一名医者应有的仁心，这是一种以人为本的高尚情怀。董奉作为众多古代医者的代表，从他身上我们看到了中医伟大的人文精神。这也充分表明，中医药文化始终看重的是人文精神，注重传承和发展的也是人文精神，因为它是一种至高无上的美德。

《黄帝内经》曰："天覆地载，万物悉备，莫贵于人。"意为天地之间有着万事万物，但人是最宝贵的。这句话强调了中医药文化以人为本的理念，体现了中医药文化中的人文精神。从古至今，无数的中医医者，他们敬畏生命，严格要求自己，不断强调自己作为医者的责任感，使中医药文化在不断传承和发展中展现出浓厚的人情味，传承着敬畏生命的人文精神。

1. 中医药人文精神的内涵

人文精神是人类文化创造的价值和理想。它表现为对人类命运的关切、尊严的维护以及生命价值的追求。中医药人文精神的内涵体现在以下几个方面。首先，是以人为本的价值观。中医药文化认为，人与自然是一个和谐的整体，人体自身也是一个不可分割的整体。中医药文化在几千年的发展过程中，逐渐形成了以人为本的价值观。《黄帝内经》《伤寒杂病论》《三因极一病证方论》等诸多中医典籍中，都有古代医学家同疾病进行百折不挠的斗争的记载。他们始终将拯救百姓于疾病痛苦之中作为自己追求的理想和抱负。这以人为本的崇高理念正是中医药人文精神的内涵。其次，是富有人文色彩的思维方式。在中医药文化中，阴阳五行学说是基本理论之一。中医药文化认为，事物普遍存在阴、阳两种属性，二者协调平衡，身体方能健康。中医药文化又用五行相生相克的理论去解释脏腑之间的相互关联与相互影响，从而有了五脏对五味等相互关系的论述。不仅如此，中医药文化还将人体同社会紧密联系起来，例如方剂中有"君臣佐使"，药物分为上品、中品、下品。这些联系很多都来自人文社会，因此这种思维方式展现的是浓厚的人文精神。最后，是遵循规律的技术手段。中医理论有很多，如脏象学说、阴阳五行学说、八纲辨证等，而中医临床治疗又有治病求本、取象比类等方法。这些体现了中医治病遵循天、地、人共同法则，遵循客观规律。

2. 中医药人文精神的现代价值

中医药文化根植于传统文化的沃土之上，深受传统文化的熏陶和影响，从而产生了"悬壶济世""救死扶伤"等人文精神。这些精神推动了古代中医药文化的发展，直到现在，其仍有着重要的现实意义。中医药人文精神的现代价值主要体现在对现代医学发展的影响和对中医药学发展的影响两个方面。现代医学发展日新月异，如果中医药人文精神能够不断得到强化，那么医疗模式将更加注重以人为本，这对促进整体医疗水平的进步具有很大的推动作用。

中医药文化发展至今，虽说在中华传统文化中的地位无可撼动，但在现代先进的医疗技术手段冲击下，中医药文化发展仍面临非常大的考验。因此，不断传承和发扬中医药人文精神，不仅能够稳定中医药文化的发展地位，还能够吸引更多人从事中医药文化的研究，去探索岐黄医家的学术思想和大家风范，这对中医药文化未来的发展将会起到巨大的推动作用。

三、惠及生活的方方面面

唐代医学家孙思邈在《卫生歌》中写道："心若太费费则竭，形若太劳劳则怯。神若太伤伤则虚，气若太损损则绝。"意思是说用心过度导致心力耗尽，劳累过度导致身体虚弱；用神过度导致伤身气虚，用气过度导致精气耗尽。这首诗告诉我们，中医药文化对人体健康的观照已经融入我们生活的方方面面。

1. 滋养中华文明的中医药文化

中医药文化与民俗、生活联系紧密。有趣的中医药漫画、精彩的中医药典故、美妙的中医药诗词、神秘的中医药谜语、巧妙的中医药对联等，都反映出中医药文化底蕴深厚，是中华传统文化的瑰宝，散发着中华传统文化的魅力，彰显着中华传统文化的内涵。

比如一提到重阳节，我们就会想到桓景令家人登高避灾的故事。一家人面对疫情，登高时将放着茱萸的绛囊系在手臂上来躲避灾难。从此，"遍插茱萸"在后世作为风俗流传了下来。中医药典故作为中医药文化的一部分，记录着古往今来中医药治病救人的故事。透过这些流传至今并深入人心的中医药故事，我们能够切身感受到中医药文化就在身边。与中医药相关的诗词风格独特、构思精妙，重阳登高让人们在学习中医药知识的同时，能深刻感受到中医药文化的韵味。

成语中同样蕴藏着中医药文化，如肝胆相照、妙手回春、讳疾忌医、以毒攻毒等，人们以这种耳熟能详的方式传承着中华民族的中医药记忆。

我国民间还流传着各种中医药谜语，以一种睿智而有趣的方式表达着人们对中医药文化朴素而切身的体会。通过对这些谜语的猜想，人们能感受到一药一世界的美好。例如，"挽狂澜可回天"，谜底为人参；"胸有大略善谋虑"，谜底为远志；"调和百味性多缓"，谜底为甘草……中医药谜语是一代代人从生活实践中创造出来的，体现了劳动人民的智慧。

此外，诸如系统性思维、以人为本、与自然和谐共处等中医理念也已融入我们的民族精神，成为中华民族与世界、与自然相处的重要理念，指导着我们不断前行。

2. 中医药文化与生活的方方面面

中医药文化是中华传统文化的一部分，它已渗透进了我们生活的方方面面。例如针灸、拔罐、刮痧、推拿等，这些都是中医药独特的治疗与养生方法，历史悠久，方便廉价，作用迅速。商周之前，人们就已经开始在生活中使用中医药方法了，如被野兽攻击或蚊虫叮咬后会把中草药涂抹在患处，达到治疗的效果。

《黄帝内经·灵枢》记载的马膏被后世誉为中药外用之祖；唐代医学家孙思邈在《千金要方》中绘制了彩色的"明堂三人图"，为全身穴位总图；明清时期，医学家们将先辈的药方、疗法进行了梳理、整合，为后世留下了宝贵的财富。

经过千年的传承，中医药已进入寻常百姓家，人们在生活中经常使用拔罐、推拿等中医药方法治疗疾病或养生，使中医药得到了延续与发展，让中医药文化精髓得以传播并发扬光大。

第二章　延续千年的不朽传承

一、《黄帝内经》的博大精深

　　《黄帝内经》是我国现存最早的一部医学理论著作，它倾注了众多中医学者的心血，是我国中医学理论的基础。《黄帝内经》简称《内经》，全书分为两个部分，即《素问》和《灵枢》，它与《神农本草经》《难经》《伤寒杂病论》并称"中医四大经典著作"。全书通过黄帝向岐伯请教医术的方式展开，在问答间展现我国的中医药文化和知识。黄帝被尊奉为"人文初祖"，黄帝陵位于陕西省延安市黄陵县，每年有很多人前去拜谒。岐伯被后世尊称为"华夏中医始祖"，为我国中医学的发展作出了重要贡献。

　　《黄帝内经》是在长期的临床实践中总结出来的，凝结了我国古代人民的智慧。其中记载了病证相关的治疗方法，包括针灸、按摩、导引、汤液等，并详细记载了腹腔穿刺技术。《黄帝内经》中所记载的各种病证，包括糖尿病、麻风病、精神病、肿瘤、出血性疾病、伤寒、妇科病等为临床医学诊疗提供了参考。《黄帝内经》这部著作在我国有着巨大影响，它有"医之始祖"的美誉，为人们研究人体生理、病理、诊断和治疗提供了依据，奠定了我国中医学理论的基础。

　　《黄帝内经》中说："夫四时阴阳者，万物之根本也。所以圣人春夏养阳，秋冬养阴，以从其根；故与万物沉浮于生长之门。逆其根则伐其本，坏其真矣。"意为春生、夏长、秋收、冬藏，四季轮换是万物的生长规律，因而圣人会与万物一样遵循这个规律，春夏两季养阳气，秋冬两季养阴气，倘若人们不遵循这条规律，便是违逆了四时阴阳的根本，这会损害人的真元。《黄帝内经》中还有很多同样精妙的医学理论。例如，书中的阴阳五行学说强调事物间统一对立关系，整体观念强调人体本身和自然界可以看作一个整体，经络学说、脏象学说研究人体的生理功能、病理变化和相互关系，病因病机学说研究各种疾病的变化和内在机制，养生学说总结养生防病经验，运气学说研究自然界气候对人体的作用。

《黄帝内经》是对战国以前医学理论与实践的总结，标志着我国医学发展进入了一个崭新的阶段，医生看病不再只靠经验，而是有了理论支撑。此书提出的各种理论，包括整体观念、经络学说、脏象学说、病因病机学说等，是后来众多中医学家在创新和发展中的重要参考依据。《黄帝内经》至今已有2000余年历史，其中的理论在今天依然适用，依然是中医临床的重要参考，是后世医者的必读书籍。

同时，《黄帝内经》不仅是中医典籍，还是一部描述中华传统文化的经典。可以说，它是一部百科全书，将天、地、人之间的关系，人的生命规律，以及相应的理论、防治原则和技术进行了论述，涉及各学科的知识，如哲学、天文和政治等。

二、张仲景和《伤寒杂病论》

张仲景，东汉末年著名医学家，被后世尊称为"医圣"。相传他曾做过长沙太守，因此又有"张长沙"之称，其方书也被称为"长沙方"。张仲景刻苦钻研医术，勤求古训，博采众方，创造性地写成传世巨著《伤寒杂病论》。这一医学著作确立了辨证论治的中医临床原则，创制和记载了大量有效的方剂，成为中华医学的经典。

东汉末年，兵连祸结、战火频仍，同时自然灾害频发，生灵涂炭，百姓流离失所。伴随大战大灾而来的瘟疫更是卷走了成千上万人的生命，尤其是建安年间流行的疫病，造成中原大地十室九空、白骨支离、尸横遍野，令人触目惊心。张仲景的家族原有200多人，不到10年就病死了2/3，其中70%的人是因患伤寒病而亡。当时所谓的伤寒病包括了霍乱、痢疾、肺炎、流行性感冒等一些急性传染病，大多数医生对这些疾病还束手无策，没有对症治疗的办法，因此许多人被这些疾病夺去了生命。面对肆虐的瘟疫，张仲景痛恨统治者只想争权夺利、不顾百姓死活，他无比同情生活在水深火热中的人民，又目睹了一些庸医趁火打劫，以发财为本，以治病为末，于是他发愤图强，潜心研究伤寒病，誓要制服这个吞噬无数生命的瘟神，解救人民于疾苦之中。为此，他四处行医，游历各地，把自己多年对伤寒病的理论认识付诸实践，并在实践中不断积累临床诊断经验，为撰写《伤寒杂病论》做好了准备。历经数十载，张仲景终于完成了这部继《黄帝内经》之后最有影响力的医学典籍，此书一经问世就被奉为不朽的经典，在中华医学史上大放异彩。

《伤寒杂病论》集秦汉以来医药理论之大成，张仲景在继承中医学理论的同时加入了自己的思考，又辅以历代行之有效的药方，实现了中医学理论和临床实践的结合，奠定了中医临床学的基础，标志着我国临床医学和方剂学发展到了比较成熟的阶段。此书也是我国第一部从理论到实践确立"辨证论治"法则的医学专著，它首创了"六经辨证"

的治疗原则，这是中医临床学的基本原则，也是中医学的灵魂所在。这部医学巨著自问世后始终备受推崇，时至今日仍是研习中医学的必备经典。相传有个患者大便干结，郁积体内，吃不下饭，身体很虚弱。张仲景确诊其患有高热引起的便秘症。当时治疗便秘一般用泻火药，而患者身体虚弱，无法使用泻药，但不用泻药又无法通过排便排出热邪。后来，张仲景决定把蜂蜜煎干捏成细长条，制成药锭，塞进患者肛门。药锭在肠道内溶化的同时也将干结的大便溶开，排便得以通畅，热邪也随之排至体外，患者的病情逐渐好转。这就是我国医学史上最早使用肛门栓剂通便法的病例之一。从这个例子可以看出，《伤寒杂病论》所收方剂不仅疗效明显，而且富于创新性，是当之无愧的"方书之祖"。

张仲景为人谦虚谨慎，提倡终身学习，在医学研究中始终坚持科学理性精神，做学问勤恳踏实，反对用鬼神迷信解释疾病，斥责巫医误人。正是这种精神铸就了他非凡的医学成就，他也凭借高明的医术和解救百姓于水火的仁心仁德，赢得了"医宗之圣"的敬称。

三、孙思邈和《千金方》

孙思邈，唐代京兆华原（今陕西省铜川市耀州区）人，是我国著名的医学家、药学家。他有渊博的学问，通晓百家学说，尤以医学更为出众。孙思邈对医德格外重视，他主张医生的唯一职责便是为患者治病，医生不应当因为患者的贫穷或富贵、憎恶或友善、愚蠢或聪慧等来区别对待他们，而应当一视同仁。孙思邈是一位有着崇高医德的医生，有着"药王"的美誉，后世之人都十分尊敬和推崇他。

孙思邈一生致力于行医救人，搜集并整理了民间的医疗经验，完成了两部医学巨著，即我们所熟知的《千金要方》和《千金翼方》。《千金要方》简称《千金方》，是我国历史上第一部临床医学百科全书；而《千金翼方》记载了孙思邈晚年近三十年之经验，弥补早期巨著《千金要方》之不足，故名"翼方"。孙思邈还对养生有独到的见解，他将中医学的养生理论与儒、道、佛的养生思想相融合，提出了许多有用的养生方法，如节制饮食、注意运动、顺应自然等。

孙思邈认为"人命至重，有贵千金，一方济之，德逾于此"，故取"千金"为书名。《千金方》内容十分全面，记载了从基础理论到临床治疗的要点，涵盖了理、法、方、药，集众家之所长，具有极大的医学价值，是我国当之无愧的中医药瑰宝。孙思邈在《千金方》中对张仲景的《伤寒杂病论》进行了分析和研究，成为后世研究《伤寒杂病论》的重要参考。

《千金方》极大地影响了方剂学的发展，书中收集了过去百年的临床经验和方剂成就。孙思邈在张仲景的医学基础上进行了拓展和升华，这让我们看到了"药王"丰富的医学知识和精湛的医学技能。此外，孙思邈还在养生、养老和食疗等方面有巨大贡献，而且身体力行，实践效果显著。

《千金方》是一部生命力极强的医学著作，时至今日，它依然活跃在临床医学的诸多应用中。

四、李时珍和《本草纲目》

李时珍是明代伟大的医学家、药学家，有"药圣"之称。他的祖父和父亲都是医生，他从小耳濡目染，也对医学产生了浓厚的兴趣。他从二十四五岁开始行医救人，同时还研读了大量诸如《神农本草经》《唐本草》《证类本草》《嘉祐本草》等本草类医药书籍，从中获得了大量医药学知识，也从中看到了很多错漏。于是，他在中医药古籍的基础上，结合自己的亲身实践，经过实地考证，历经27年的岁月，撰写出《本草纲目》。

《本草纲目》记载了1892种药物，全书共有16部，将药物分成60类，将药物解说分成8部分，即释名、集解、修治、气味、主治、发明、正误、附方。

《本草纲目》是一部伟大的著作，它汲取了历代本草著作的精髓，并且对之前著作中的错漏和不足之处进行了纠正和补充；另外，李时珍发现了许多新的药物，对其进行了系统、完整、科学的整理。同时，李时珍在分类法上也进行了创新，改变了自《神农本草经》以来的三品分类法。《本草纲目》还对本草学知识进行了丰富和补充，广泛介绍了植物学、动物学、矿物学和化学等多学科知识。

《本草纲目》的问世，对我国的中医学和中药学都有巨大的影响，促进了中医药的发展，具体如下。首先，当时我国丹药时代已成为过去，《本草纲目》开启了更为科学的医药时代。李时珍客观地看待炼丹术，一方面摒弃了丹药中的封建迷信色彩，另一方面汲取了其中有用的精华部分，在《本草纲目》中专设了矿物药部分。其次，李时珍在书中提及的一些现象和问题，时至今日，依然具有参考价值，尤其是"微量元素与健康学"，后来于20世纪70年代成为一门新的学科。最后，《本草纲目》具有划时代意义，它不仅总结了之前的诸家本草著作和历代社会用药经验，还修改了这些著作中的错漏之处。总而言之，这是一部综合价值很高的医药学巨著。

《本草纲目》先后被翻译成十多种文字，在日本、法国、德国、英国、俄罗斯和朝鲜等国都有译本流传。书中依照自然属性逐级分类的纲目体系，开创了现代植物学分类的先河。它是世界公认的"东方医药巨典"，对世界的医学发展有着深远的影响。

第三章　独特的中医理念

一、天人合一

天人合一，天是自然，人是自然的一部分，合一就是指二者的和谐与统一。人生活在自然中，与自然构成了一个整体。因此，人只有遵循自然的变化规律，才能进行正常的生命活动。天人合一作为我国古代哲学的重要思想，数千年来根植于我国传统文化当中，无论是在思想方面，还是在科技方面，都深深地影响着中华民族的发展和进步。

天人合一是中医整体观念的体现，如果没有整体观念，天人合一也无从谈起。整体观念认为人体是一个有机的整体，人与外界环境也是一个有机的整体。

1. 人体是一个有机的整体

中医学认为人体是一个以心为主宰，以五脏为中心的有机整体。其主要体现在以下几个方面。

（1）形体结构方面。

五脏为心、肝、脾、肺、肾，六腑为胃、小肠、大肠、三焦、膀胱、胆，五体为皮、脉、筋、肉、骨，九窍为两眼、两耳、两鼻孔、口、前阴、后阴，它们通过全身经络相互联系，其规律是一脏、一腑、一体、一窍构成一个系统。

（2）生理功能方面。

中医学认为组成人体的每个脏腑、组织和器官各有其自身独特的生理功能，而这些不同的生理功能又都是人体整体机能活动的组成部分，它们一方面受着整体机能活动的制约和影响，另一方面又相互影响，从而决定了人体内部的统一性。也就是说，构成人体的各个脏腑、组织和器官在生理上既是相互协调、相互作用的，又是相互制约的。

（3）病理变化方面。

中医学十分注重机体的整体统一性，从整体出发，着眼于局部病变所引起的整体病理反应，并将局部病理变化与整体病理反应统一起来，不仅重视局部病变与其相关内在脏腑之间的联系，还强调局部病变与其他脏腑之间的相互影响。

（4）诊断疾病方面。

中医主要根据"有诸内，必形诸外"的理论，通过观察面色、形体、舌象、脉象等外在病理变化来分析、判断内在脏腑的病变情况，从而对疾病作出正确的诊断。

（5）治疗疾病方面。

对于局部病变，中医不是采取"头痛医头，脚痛医脚"的方法，而是主张整体调治，要求从整体出发，全面了解和分析病情，既要看到发生病变的局部情况，又要看到病变所在脏腑的病理变化。

2. 人与外界环境的统一性

外界环境包括自然环境和社会环境。中医学强调人体内外环境的协调统一，不仅认为人体本身是一个有机整体，即人体内部环境的统一性，还注重人与外界环境的统一性。

（1）人与自然环境的统一性。

人生活在自然中，自然环境存在着人类赖以生存的必要条件。中医学认为，人不仅与自然环境有着物质统一性，而且具有相同的阴阳五行结构及阴阳消长、五行生克制化的规律。当自然环境发生变化时，人体也会发生与之相应的变化，这就是"天人一体观"。

①自然环境对人体生理的影响：自然环境主要包括自然气候和地理环境，如果自然环境发生变化，人体的生理活动必然受其影响而产生相应的变化。自然气候对人体的影响具体如下。《灵枢经·五癃津液别》说："天暑衣厚则腠理开，故汗出……天寒则腠理闭，气湿不行，水下留于膀胱，则为溺与气。"春夏之季，气候温热，人体的阳气要顺应自然之性而发泄于外。此时，人体的腠理（肌肤纹理）松弛，气血充盛于体表，易出汗而小便少。秋冬之季，气候寒凉，人体的阳气顺应自然之性而收敛于内。这时，人体的腠理致密，气血等精微物质趋向于体内，汗少而小便多。《素问·生气通天论》说："故阳气者，一日而主外，平旦人气生，日中而阳气隆，日西而阳气已虚，气门乃闭。"意思是说，人体的阳气随昼夜晨昏阳气的变化而出现朝始生、午最盛、夕始弱、夜半衰的规律。这种人体阳气白天趋于体表、夜间潜于内里的运动趋向，反映了人体随昼夜阴阳二气的盛衰变化而出现的适应性调节，正因如此，人体才能实现阴阳平和、健康长寿。很多现代科学研究发现，人的体温、心率、血压、血糖等都有24小时的节律性变化规律。地理环境对人体的影响具体如下。一般而言，江南气候多湿热，人体腠理多稀疏，体格多瘦削；西北地处高原，气候多燥寒，人体腠理多致密，体格多壮实。人们长期生长居住在特定地理环境时，会逐渐在功能方面表现出某些适应性变化。

②自然环境对人体病理的影响：人类适应自然的能力是有限度的，如果自然环境发

生异常变化，超越了人体的适应能力，或人体的调节功能失常，不能对自然环境的变化作出适应性调节，此时的人体就容易发生疾病。比如，春季气候本应该温暖，如果异常寒凉，人体就容易感受风寒。季节不同，气候不同，人体受其影响，常可发生一些季节性多发病或时令性流行病，如春季多温病，夏季多肠道疾病，秋季多疟疾，冬季多外感疾病。此外，在某些疾病发展过程中，或某些慢性病恢复期，患者时常因气候剧变或季节交替而出现病情加重或旧疾复发，如慢性阻塞性肺疾病、哮喘往往是春夏缓解，秋冬发作。昼夜变化对疾病也有一定影响。《灵枢·顺气一日分为四时》说："夫百病者，多以旦慧昼安，夕加夜甚。"疾病大多是白天病情较轻，傍晚加重，夜间最重。这是因为人体的阳气随昼夜晨昏阳气的变化而出现相应的朝始生、午最盛、夕始弱、夜半衰的规律，从而影响到邪正斗争，病情也呈现出慧、安、加、甚的变化。比如，特应性皮炎、湿疹、荨麻疹、皮肤瘙痒等皮肤病引起的瘙痒总是夜间加重，严重影响睡眠质量。不同的地理环境不仅会导致人群体质的差异，还会导致地域性多发病与常见病，其原因在于某些气候、水土、地质条件会成为某些疾病的诱发因素。克山病、瘿病、血吸虫病、大骨节病等均有其地域性发病特点。

（2）人与社会环境的统一性。

人是社会中的一员，具备社会属性，其生命活动必然受到社会环境的影响。政治、经济、文化、宗教、法律、人际关系、婚姻等社会因素都会影响到人体的各种生理、心理活动和病理变化，而人是具有能动性的，也在整个生命活动中认识和改造着其所生活的社会环境，维持着人体正常的生命活动，并以此保持着与社会环境的稳定有序与协调平衡。

社会环境对人体的生理活动和病理变化均有影响。人所在的社会环境和社会背景不同，造就了个人的身心功能与体质的差异。一般来说，良好的社会环境和融洽的人际关系可使人精神振奋、勇于进取，有利于身心健康；而不良的社会环境，如社会的动荡不安、家庭纠纷、邻里不和、亲人亡故、人际关系紧张等，可使人精神压抑、紧张、恐惧等，从而影响身心健康，人体原有的生理和心理的协调与稳定遭到破坏，不仅易引发某些身心疾病，还常使某些原发疾病加重或恶化，甚至导致死亡。

随着现代社会的快速发展和进步，环境污染、高强度工作、失业待岗等许多社会问题困扰着人们，社会因素在疾病的发生和发展变化中所起的作用也越来越显著，给人们的身心健康带来影响。因此，在整体观念的指导下，中医在预防、诊断或治疗疾病时，必须充分考虑社会因素对人体身心功能的影响，作出正确的诊断，通过精神调摄提高患者对社会环境的适应能力，以预防疾病发生或促进疾病痊愈。

二、辨证论治

辨证论治是中医学认识疾病、处理疾病的基本原则，是中医学对疾病的一种特殊研究和处理方法，也是中医学的主要特点之一。

1. 辨证论治的基本概念

所谓辨证，是指从整体观念出发，通过望、闻、问、切四诊方法得到病情资料，综合分析，去粗取精，去伪存真，辨清疾病的原因、性质、部位和邪正之间的关系，最后概括、判断为某种性质的证。例如，患者感冒表现为恶寒、发热、鼻塞、流清涕、无汗、舌淡红、苔薄白、脉浮紧，辨证为表寒证。论治是指根据辨证的结果确立相应的治则及治法，选择适当的治疗手段和措施来处理疾病。

辨证是论治的前提和依据，论治是辨证的目的和治病的具体措施，辨证的准确与否决定了论治的效果，而论治的效果可以检验辨证的准确与否，二者在中医诊治疾病过程中相互联系、不可分割。因此，辨证与论治是理论与实践的有机结合，是认识疾病和治疗疾病的过程。例如，辨证为肝郁脾虚证，则确定疏肝解郁、理气健脾为治法，从而选择相应的方药治之。

2. 辨证与辨病相结合

中医临床诊治疾病时，既要辨证，又要辨病。辨证是以确定证为目的，是中医独特的诊断方法，是对疾病当前临床表现及这些临床表现内在联系的综合认识，体现中医证、因、脉、治、理、法、方、药的系统性。辨病是以确定病的诊断为目的，是对疾病本质和特异性的认识，有利于掌握病变发生发展的特殊规律，把握疾病的重点和关键，加强治疗的针对性，避免单纯辨证的局限性。辨病是对辨证的必要和有效补充。

中医临床强调"辨证论治"的同时要结合"辨病施治"，应将辨证与辨病相结合，先辨病，对疾病的病因、病变规律和转归预后有一个整体的认识；再辨证，对该病当前的临床表现（症状和体征）进行分析、归纳、推断，从而确定该病当前的"证"，然后根据"证"来确定施治。这就是所谓的"以辨病为先，以辨证为主"的临床诊治原则。对于某些难以确诊的病证，可发挥辨证思维的优势，依据患者的临床表现，辨析出证，随证施治。对于一些特殊情况，可针对疾病过程中的根本矛盾予以解决，采用"辨病施治"，如以常山、青蒿截疟，黄连止痢，治疗梅核气用半夏厚朴汤，治疗肠痈用大黄牡丹汤等。

3. 病治异同

正确运用辨证论治和辨病施治的原则，关键在于应辨证地看待病与证的关系。既要认识到同一种疾病在不同发展阶段可能出现不同的证候，又要认识到不同疾病在发展过程中可能出现相同的证候。因此，治疗疾病时可视情况采用"同病异治"或"异病同治"的原则。

同病异治：指同一种疾病由于发病的时间、地区及患者反应性不同，或其病情处于不同的发展阶段，病理变化不同，而表现出不同的证，故治法也有所不同。例如，肺痈在不同的发病阶段表现出不同的证，其治法也就不同，发病初期风热侵犯肺卫，宜清肺散邪；成痈期热壅血瘀，宜清热解毒，化瘀消痈；溃脓期血败肉腐，宜排脓解毒；恢复期阴伤气耗，宜养阴益气。再如，1954 年，石家庄暴发"乙脑"，白虎汤疗效显著，而用它来治疗 1956 年北京"乙脑"却无效。名中医蒲辅周认为，虽然病相同，但证不同，北京"乙脑"夹湿，于是改用白虎加苍术汤，疗效显著。上述例子充分彰显出中医"同病异治""辨证论治"的特色优势。

异病同治：是指不同的疾病在发展过程中，出现了性质相同的证，可采用相同的方法治疗。例如，腹痛、淋证、哮喘等不同的疾病如果均表现为肾阳虚的证候，就都可以用温补肾阳的方法治疗。

总之，辨证与论治在中医诊治疾病过程中相互联系、不可分割，是中医认识疾病和治疗疾病的根本手段，是中医理、法、方、药在临床上的具体运用，是指导中医临床工作的基本原则。

4. 未病先防

未病先防是指在患病之前采取各种措施，做好预防工作，从而避免疾病的发生。

"治未病"是中医的健康观，是一种科学思想。它是几千年来历代医学家在与各种疾病抗争过程中总结形成的智慧结晶，揭示了中医历来对防大于治的重视。

《黄帝内经》中将"医"分为"上医、中医、下医"，其中上医就是治未病的医生。如今，人们对未病先防有了更加普遍的认识，注重疾病的预防，这就为未病先防这一中医理念提供了更加广阔的发展空间，也使中医药文化再一次得到发扬。"药王"孙思邈曾说过"善养性者，则治未病之病，是其义也"，明确表达了治未病的医学观念。

在现代社会，由于疾病种类的多样化和生活节奏的加快，人们越来越难以适应自然规律，这导致亚健康人群数量不断增长。运用中医理念进行养生保健，已经成为时代发展的趋势。如今，未病先防这一中医理念在社会上掀起了一股"养生热"。人们认为身体疾病的主导因素是正气不足，想要保持身体健康，首先要提升正气。在中医理论的指导下，有的人注重身体内部的自然协调，服用一些补气的汤药，或进行食补；有的人注重筋骨的锻炼，增强机体的抗病能力，如跑步、打太极拳等；还有的人注重情志的保养，注意调摄精神，保持宁静安定的情绪。人们在享受中医药文化带来的健康益处的同时，也在不知不觉中促进了中医药文化的传承与发展。

未病先防这一中医理念不仅影响了人们的生活观念，还对未来医学发展的方向产生了较大的影响。早在古代，人们就认识到了"治未病"的重要性，而医学的初衷就是使人保持健康，二者在这一点上十分契合。于是，未病先防逐渐成为中医界高度重视的课题。开展"未病先防"工程，不仅是中医发展的需求，更是传承和发扬中医药文化的重要内涵。

未病先防是祖先留给我们的宝贵遗产，是一种先进和超前的思维，其实质就是让每一个人都得到健康的体魄。即使到了现代，这一中医理念仍具有现实意义，这也是中医药文化经久不衰的魅力所在。

5. 治病求本

治病求本是辨证论治的基本原则。病，是指某一种具体的疾病；求，是指寻求、找到；本，是指决定这种疾病发展变化的病机、病证。总体来说，治病求本就是要找出致病的根本原因，抓住疾病的主要矛盾，辨证论治。只有这样，病情才能从根本上得到遏制，否则疗效很难提高，还可能因施治不当而引起更严重的病变。治病求本是一个复杂的过程。有些疾病在发病初期或在某一特定阶段的病因是显而易见的，如果此时没有得到合理医治，从而使身体受到损伤，再想要拨开错综复杂的病情寻找病因就会变得棘手。

治病求本是中医的一个治病理念，对中医药文化的传承和发展有着很重要的影响。首先，治病求本是中医药文化发展的根基。在中医学中，辨证论治、调和致中等理念都要以治病求本为基础。辨证的根本目的就是求本，然后论治。而调和致中也必须找到需要调和的对象，然后进行调和，促使阴阳平衡。其次，治病求本使中医药文化特色更加鲜明。受中华传统文化的影响和几千年中医药文化的熏陶，大部分中国人已经将天人合一、顺应自然的理念深植到心中。人们更加注重身体的阴阳平衡，治疗疾病更愿意"去根儿"，这就给治病求本带来了更加广阔的发展空间。

如今，人们不仅重视中医养生，而且在治疗疾病时追求综合调理，力求达到治标与治本的双重效果。疾病的临床表现往往错综复杂，能够真正做到"求本"并将疾病从源头扼杀，是一件极其困难的事情。不过，中医往往能够凭借其博大精深的文化基础，追根溯源，找到病因，调节机体阴阳平衡。

总之，治病求本突出了中医药文化在当今社会的重要地位，助力中医药文化的传承与发展，促使中医药文化繁衍生息、光辉灿烂。

第二篇

知识篇

第一章　揭开"阴阳五行"的面纱

"阴阳学说""五行学说"是我国古代朴素唯物主义哲学理论，理论形成至今已有两千多年的历史。在世界文化大融合的今天，科技飞速发展，西方哲学对我们的思想意识产生了很大的影响，中国传统哲学思想逐渐在人们思想中淡化了，"阴阳""五行"这样的词语就被盖上了一层神秘的面纱。其实，"阴阳学说""五行学说"一直影响着中华民族的生活，"阴阳""五行"这些词语也一直存在于我们的语言中，现在就让我们一起来揭开他们的神秘面纱。

一、体验阴阳

（一）基本含义

阴阳其实无时无刻不在我们的身边。阴阳不是刻板干巴的思想，而是形象优美的画面；不是晦涩费解的概念，而是生动有趣的意境。

1. 用脑体会

阴阳是人们对自然界相互关联的事物及现象对立双方相对属性的概括。《系辞》曰："一阴一阳之谓道。""道"就是自然界的法则，自然界的规律。阴阳的最初含义十分朴素，是指日光的向背，向日为阳，背日为阴。我们日常生活中常说的房屋的阴面、阳面就是这个意思。后来阴阳的含义扩展到气候的冷暖，方位的上下、左右、内外，运动状态的动静等。通过长期生活实践观察，人们逐渐发现事物都普遍存在着相互对立的阴和阳两个方面。阴和阳既可代表相互对立的事物及现象，又可用于分析同一事物内部所存在着的相互对立的两个方面。一般而言，凡是运动着的、外向的、上升的、温热的、明亮的、无形的、功能性的皆属于阳，凡是相对静止着的、内守的、下降的、寒冷的、晦暗的、有形的、器质性的皆属于阴。

2. 用心体会

正午烈日炎炎是阳，子夜皓月当空是阴；旭日东升万物苏醒是阳，夕阳西下万物沉寂是阴；四季更替，春暖夏炎是阳，秋凉冬寒是阴；崇山峻岭巍峨陡峭是阳，丘陵起伏绵延跌宕是阴；大江大河气势如虹是阳，涓涓溪流润物无声是阴；白杨雪松刚毅挺拔是阳，垂柳灌木柔弱妩媚是阴；牡丹芍药香气袭人是阳，兰花茉莉清淡幽雅是阴；雄狮猛虎凶悍威猛是阳，绵羊家兔温顺宜人是阴；飞鸟自在翱翔天际是阳，鱼虾灵巧沉潜水底是阴；身材魁梧力大刚勇是阳，纤细温柔婀娜多姿是阴；为人豪爽直言快语是阳，为人含蓄心思细腻是阴……

中医学认为，对人体具有推动、温煦、兴奋等作用的归属为阳，对人体具有凝聚、滋润、抑制等作用的归属为阴。例如，有温热作用的生姜、附子、桂枝等药物归属为阳，有寒凉作用的石膏、黄连、栀子等药物归属为阴；人体的外侧接受阳光多归属为阳，内侧接受阳光少归属为阴；人体的上部归属为阳，下部归属为阴；发热、兴奋、色泽鲜明、语声高亢类型的疾病归属为阳，寒冷、抑制、色泽灰暗、语声低微类型的疾病归属为阴；脉象快、有力、表浅者归属为阳，脉象慢、无力、深沉者归属为阴。

小测试

以下哪些事物属性属于阳？哪些属于阴？

寒冷、炎热、内、外、白天、黑夜、外向的性格、内向的性格、上、下。

（二）阴阳之间的关系

1. 阴阳的对立关系

我们应该在同一水平、同一范畴、同一层次分析阴阳。天为阳，地为阴；昼为阳，夜为阴；热为阳，寒为阴；动为阳，静为阴；外为阳，内为阴；升为阳，降为阴；出为阳，入为阴。阴或阳必须以其对方的存在作为自己存在的前提和依据，任何一方都不能脱离对方而单独存在，即阴阳之间既具有相关性，又具有相对性。没有热，就没有相对的寒；没有动，就没有相对的静。

2. 阴阳的制约关系

春、夏、秋、冬四季有温、热、凉、寒的气候变化，春夏之所以温热，是因为阳气上升抑制了寒凉之气；秋冬之所以寒冷，是因为阴气上升抑制了温热之气。这是自然界阴阳之气相互制约的结果。阴阳的制约关系使事物之间或事物内部获得了动态平衡。

3. 阴阳的消长关系

阴阳双方不是静止不变的，而是处于不断运动变化之中。消，意为减少、消耗；长，意为增多、增长。阴阳消长具体表现在此消彼长、此长彼消和此消彼亦消、此长彼亦长等方面。

（1）此消彼长，此长彼消。

在阴阳制约的条件下，阴或阳任何一方衰弱，会无力制约对方，从而引起对方的增长，甚至亢奋；而任何一方因增长而强盛，势必会过度制约对方，从而引起对方的削减，甚至偏衰。以四时气候变化为例，从冬到春及夏，气候由寒冷逐渐转暖变热，此为"阴消阳长"；从夏到秋及冬，气候由炎热逐渐转凉变寒，此为"阳消阴长"。

（2）此消彼亦消，此长彼亦长。

在阴阳互用的条件下，阴或阳任何一方衰弱，会无力助长和促进对方，使对方也随之衰弱；任何一方旺盛，则会助长和促进对方，使对方也随之旺盛。以天地为例，春夏天阳之气由生而旺，地之万物随之生长茂盛；秋冬天阳之气由收而潜，地之万物随之成熟闭藏。

4. 阴阳的平衡关系

运动中的阴阳双方，其强弱变化适度，处于和谐匀平的状态。即阴阳的消长与转化均稳定在一定的范围之内，维持着动态平衡。这是事物自身运动所形成的最佳状态。古人称其为"阴平阳秘"。

如果阴阳双方的消长与转化能够维持在一定的范围、程度、时间内进行，那么这就属于阴阳的动态平衡状态，一系列重要的过程和变化（如万物的生、长、化、收、藏等）就能得以顺利进行。

阴阳失衡，是指运动中的阴阳双方，其强弱变化太过或不及，超出了动态平衡所限定的范围，导致各种灾变出现。自然界的洪涝干旱、飓风冰雹、地震海啸均属于阴阳失衡。人体内阴阳失衡就会产生疾病。

二、体验五行

（一）基本含义

古人经过不断观察和思考世界，体验万物，将世界万物根据不同的特性归纳为五类，于是形成了五行学说。

1. 用脑体会

五行中的"五"指的是木、火、土、金、水五种物质，"行"指的是运动变化。因此，"五行"的含义就是木、火、土、金、水五种物质的运动变化。

五种物质各有自己的特性。

木的特性：古人称"木曰曲直"。曲直，是指树木的枝干能曲能直，向上向外舒展。因而引申为具有生长、升发、条达舒畅等作用或性质的事物，均归属于木。

火的特性：古人称"火曰炎上"。炎上，是指火具有温热、上升的特性。因而引申为具有温热、升腾等作用或性质的事物，均归属于火。

土的特性：古人称"土爰稼穑"。爰，通"曰"。稼穑，是指土地可播种和收获农作物。因而引申为具有生化、承载、受纳等作用或性质的事物，均归属于土。

金的特性：古人称"金曰从革"。从革，是指金可顺从人意，改变其状。因而引申为具有清洁、肃降、收敛等作用或性质的事物，均归属于金。

水的特性：古人称"水曰润下"。润下，是指水具有滋润和向下的特性。因而引申为具有寒凉、滋润、向下运行等作用或性质的事物，均归属于水。

2. 用心体会

花草树木，看似柔弱，其性坚韧，曲直而生，为木。植物多青色，味多酸，春季生发，遇风则动，所以绿色、酸味、春季、生、风等皆通于木气。

火焰熊熊，焚化万物，其性炎上，为火。火焰色赤，万物经火则苦，夏季繁茂，天气炎热，所以红色、苦味、夏季、长、热等皆通于火气。

土性敦厚，承载万物，供养万物，为土。黄色为土本色，土气本湿，化生万物，以甘甜为主，所以黄色、甘甜、化、湿等皆通于土气。

金玉砂石，看似坚硬，其实脆弱，善作兵器以杀生，为金。金石多白色，辛辣善行则生燥，秋季丰收，干燥凉爽，所以白色、辛辣、秋季、收、燥等皆通于金气。

水性阴柔，其性趋下，滋润万物，为水。水深则色暗近于黑，水聚成海则味咸，冬季严寒，万物闭藏，所以黑色、咸味、冬季、藏、寒等皆通于水气。

从五行学说角度讲，人体实际上就是以五脏为核心，不断向外延伸扩展出的一个整体。五脏—五腑—五体—五窍—五情……如表2-1所示。

表2-1 事物属性五行归类表

自然界							五行	人体							
五音	五味	五化	五色	五气	五方	五季		五脏	五腑	五官	形体	情志	五声	变动	五神	五液
角	酸	生	青	风	东	春	木	肝	胆	目	筋	怒	呼	握	魂	泪
徵	苦	长	赤	暑	南	夏	火	心	小肠	舌	脉	喜	笑	忧	神	汗
宫	甘	化	黄	湿	中	长夏	土	脾	胃	口	肉	思	歌	哕	意	涎
商	辛	收	白	燥	西	秋	金	肺	大肠	鼻	皮	悲	哭	咳	魄	涕
羽	咸	藏	黑	寒	北	冬	水	肾	膀胱	耳	骨	恐	呻	栗	志	唾

（二）五行之间的关系

1. 相生

木、火、土、金、水，这是五行间相生的次序。木可以点燃成火，火可以焚物成土，土可以燥化生金，金可以熔炼成水，水又可以滋养生木。在这五种相生关系中，前者为后者之母，后者为前者之子。例如，木生火，木为火之母，火为木之子。通过"母子"这种形象的关系界定，五者得以很好地连接起来。

2. 相克

木、土、水、火、金，这是五行间相克的次序。草木破土而生长，土可筑堤而防水，水可灭火，火可灼金，金可折木。在这五种相克关系中，前者为后者所不胜，后者为前者所胜。例如，木克土，木为土所不胜，土为木所胜。

中医应用五行学说解释五脏的生理功能、病理现象，并指导临床诊断与治疗。

基于天人合一思想，古人将五脏与五行进行了对应。天有五星，地有五行，人有五脏。肝喜条达，有疏泄的功能，有"木"生发的特性，故以肝属"木"；心有温煦的作用，有"火"阳热的特性，故以心属"火"；脾为生化之源，有"土"主生化万物的特性，故以脾属"土"；肺气主肃降，有"金"清肃、收敛的特性，故以肺属"金"；肾有主水、藏精的功能，"水"润下的特性，故以肾属"水"。

人的内脏功能活动及其相互关系的异常变化，通常可从外部征象反映出来。例如，面见青色，喜食酸味，脉见弦象，可初步诊断为肝病；面色赤色，口苦，脉象洪数，可初步诊断为心火亢盛；脾虚者，面见青色，为木虚土乘；心气虚弱者，面见黑色，为火虚水乘。

在饮食养生中，食物的颜色与五脏具有对应关系，合理搭配这些食物是饮食养生的基础。从中医角度讲，青入肝、赤入心、黄入脾、白入肺、黑入肾。肝色是青色，表现为绿，所以青色食物具有补肝的作用。尤其是在春天，应适当多吃青笋、青菜、青豆、菠菜等青色食物。心色是赤色，属夏天，所以红色食物具有养心入血、活血化瘀的作用。尤其是在夏天，养心更为重要，应适当多吃山楂、番茄、红苹果、红桃子、心里美萝卜、红辣椒等红色食物。脾色是黄色，四时皆养，所以黄色食物具有补脾的作用。尤其是在长夏和每个季节的最后 18 天，应适当多吃山药、马铃薯、黄小米、玉米等黄色食物。肺色是白色，属秋天，所以白色食物具有补肺的作用。因此，秋天应适当多吃白果、白梨、白桃、白杏仁、百合、秋梨膏等白色食物。肾色是黑色，属冬天，所以黑色食物具有益肾、抗衰老的作用。尤其是在冬天，养肾更为重要，应适当多吃黑桑葚、黑芝麻、黑米、黑豆、何首乌、熟地等黑色食物。

拓展阅读

华佗治疗疾病重视调和阴阳

华佗的医学思想强调"调和阴阳平衡",认为人体内部五脏六腑的功能平衡是身体健康的关键。在这种思想指导下,艾灸成为华佗治疗疾病的重要手段。艾灸具有温通经络、调和气血、扶正祛邪的功效,特别适合治疗慢性病和虚寒性疾病。据《三国志》记载,有一次曹操患头痛病,多方医治无效。华佗闻讯后,决定用艾灸为其治疗。华佗将艾绒置于曹操头部穴位上,点燃后熏烤。在艾灸过程中,曹操感觉舒适无比,头痛逐渐缓解。经过几次艾灸治疗,曹操的头痛病终于痊愈。

第二章　人为什么会生病

一、气候变化致病

一年分为春、夏、秋、冬四季。在自然界的四季中，风、寒、暑、湿、燥、火是六种基本的气候变化，它们对万物的生、长、化、收、藏产生重要影响，是人类赖以生存的必要条件。这六种气候变化在中医学中称为"六气"。人类长期生活在六气交互更替的环境中，对其产生了一定的适应能力，故六气一般不会致病。但如果自然界气候变化异常，超过了人体适应能力，或人体的正气不足，抗病能力下降，不能适应自然界的气候变化，六气则成为致病因素。这个时候，伤人致病的六气便称为"六淫"。六淫是致病的邪气，故又称"六邪"。

宋代医学家陈无择所著的《三因极一病证方论》中记载："夫六淫者，寒、暑、燥、湿、风、热是也……六淫，天之常气，冒之则先自经络流入，内合于脏腑，为外所因。"六淫的淫有太过和浸淫之义，故六淫又可以理解为六气太过或令人致病的六气。

六淫致病有各自的特点。

风邪：风为百病之长。风邪致病以春季为多，其他季节也可发生。风邪从皮毛肌腠进入，会导致发热、恶风、咳嗽、鼻塞、中风等症状。

寒邪：寒邪就是自然界中寒冷、寒凉的东西。淋雨、涉水、出汗吹风、贪凉露宿、过饮或过食生冷食物等，都可能导致寒邪缠身，引发胸闷、胸背痛、腹胀等症状。

暑邪：夏至后、立秋前的火热之邪统称为暑邪。暑病患者往往会出现高热、口干舌燥、多汗、心烦、小便短而赤、大便稀薄等症状。按照病情的轻重，暑病可分为伤暑、中暑两种。

湿邪：居住在潮湿环境、过食生寒食物、长期接触水、淋雨涉水等，都易导致湿邪入体。一旦体内湿气超过了脾的运化底线，就会出现恶寒、头重如裹、身重酸困、四肢倦怠、胸闷脘痞、口腻不渴等症状。

燥邪：燥是秋天的主气，与湿的意义相反，是指空气中水分减少、湿度降低而形成的干燥现象。燥最易伤肺，燥邪会导致津液干燥，引发咽干、口鼻干燥、咳嗽少痰、皮肤干燥等症状。

火邪：火邪是由人体的内热邪气积聚而成，原因一般有两种，一种是温热邪气入侵人体，另一种是其他五邪进入人体化为火。火会灼伤脉络、消耗津液，因此火证往往会出现浑身发热、烦躁、尿赤、吐血、口渴、大便干燥等症状。

拓展阅读

预防"六淫"侵袭——增强正气

《黄帝内经》言："正气存内，邪不可干。"中医学将人体内外之气分为正气和邪气，正气是生命体得以正常运转的生理基础，邪气是一切疾病产生的根源。要想增强正气，我们需要遵循自然之道和生息之法，做到"饮食有节，起居有常，不妄作劳"；此外，我们还需要发挥主观能动性，外避"虚邪贼风"，内守淡泊心志，发挥正气护体的作用。

冬不蒙首，春不露背

"冬不蒙首，春不露背"是一句俗语，也是古人流传下来的一句忠告。有些人冬天睡觉怕冷，经常会蒙头大睡，这看似保暖，但对身体却是有害的。被子里的空气流通受阻，蒙头以后，肺和血管间的气体交换受到阻碍，减缓了新陈代谢，致使人在第二天精神倦怠。

春寒料峭，如果突然脱去御寒的棉衣，机体一时间难以适应，这时风邪就会通过毛孔进入体内，引发疾病。中医学认为，背属阳，素有"阳脉之海"之称的督脉会经过背部，阳气外泄可导致一系列与督脉相关的疾病。

"冬不蒙首，春不露背"这句俗语虽然出自古代，但如今仍具有非常现实的指导意义，可以说，这是一种中医药文化的传承，而我们正时刻享受着这种文化的熏陶。

春捂秋冻

春捂：中医学认为，从冬季进入春季，天气由冷变暖，但却不是持续暖和，人们要适当穿得厚一些。初春时节，天气变化无常，冷暖交替，着装厚度应逐渐减少而非突然减少，以保护阳气，防止感冒。

秋冻：中医学认为，从夏季进入秋季，天气逐渐变得凉爽，在天气逐渐变凉的过程中，人们要适当穿得薄一些。初秋时节，适当穿少点儿有利于身体代谢，增强身体抵抗低温的能力。不过抵抗力较差的人，如老人、幼儿、体弱多病者，秋季还是要适当增添衣物。

对此，《黄帝内经》中这样写道：

逆春气则少阳不生，肝气内变；

逆夏气则太阳不长，心气内洞；

逆秋气则太阴不收，肺气焦满；

逆冬气则少阴不藏，肾气独沉。

二、七情过度伤身

随着生活工作压力的不断增大，越来越多的人面临着心理健康问题，抑郁、焦虑等成为了普遍性问题。那么，中医学如何看待这个问题呢？

中医学常提及七情，通常指的是喜、怒、忧、思、悲、恐、惊这七种不同的情绪状态。七情内伤是指这些情绪异常变化引起脏腑精气功能紊乱。

1. 喜伤心

喜是一种代表着愉悦、积极、向上的情绪。喜则气缓，缓和紧张的情绪，正常喜悦时气血运行加速，面色红润，使人心情舒畅，气机调和，从而使工作、学习更加高效，生活更加和谐美满。

人们高兴时会滔滔不绝，胃口大开，但喜悦过度会伤及心脉，导致失眠健忘、心悸不安、倦怠无力。范进中举就是典型的例子，范进得知自己中举后喜悦过度，因而伤及心脉，心气涣散。

2. 怒伤肝

发怒是人类正常的生理表现。怒有积极面也有消极面，适当地发怒可以抒发情绪，鼓舞斗志，消除紧张情绪，但发怒过度会伤害身体，导致抑郁、面赤、目眩耳鸣、乳房胀痛、口苦，甚至昏仆不省人事。诸葛亮三气周瑜就是典型的例子，周瑜怒极再加上旧伤未愈，最终不治身亡。

3. 思伤脾

中医学认为，思则气结，思虑过度会导致食欲不振、食而无味。脾有主统血的功能，故有些女性会因压力过大或思虑过度而出现经期紊乱；同时，脾主运化，运化功能受损在临床上可表现为腹胀满、便溏，久而久之气血运化不及，心神得不到濡养，导致心悸健忘、失眠多梦等症状。此外，思虑过度会导致抑郁，具体表现为情绪低落、理解能力下降、少语、无精打采、唉声叹气、无助无望、失眠、头晕、胸闷、心悸、食欲下降等。

4. 悲忧伤肺

悲忧是指人们失去所爱或愿望未能达成时的情绪反应。轻度、短暂的悲伤难过是一种正常的情绪发泄，不会损害健康；但悲痛过度会损耗肺气，就像我们每次大哭过后都会觉得乏力，这就是肺气耗损的一种表现。

肺属金，主宣发肃降。过度悲忧会导致胸闷气短、精神不振、面色苍白、意志消沉、精神不振、悲观厌世、回避社交、疲乏无力等症状；因过度悲忧而哭泣过多还会导致声音嘶哑、呼吸急促。另外，肺主皮毛，过度悲忧会导致面部皱纹增多。《红楼梦》中的林黛玉就是由于过度悲忧，耗伤肺气，患上肺疾，最后香消玉殒。

5. 惊恐伤肾

惊恐是指人们面对不安全感或威胁时所产生的强烈情绪反应，事后还会持续一定时间。肾属水，主纳气，主管大小便的开阖。惊恐与肾有直接关系。在现实生活中，我们有时会听说谁被吓得尿裤子了，这是由于惊恐过度会伤及肾气，导致肾的固摄功能变差，进而引起二便失禁。肾乃先天之本，经常熬夜、过度劳累、过度饮酒等都会伤肾，导致面色暗、尿频、腰酸、黎明时分腹泻等症状。

拓展阅读

张从正——治疗情志疾病的高手

张从正，金代医学家，"金元四大家"之一。张从正擅长将针药治疗与心理疗法配合使用，以增强治疗效果。《儒门事亲·内伤形》记载了一例张从正运用系统脱敏疗法治疗恐惧症的案例。卫德新之妻晚上遇盗受惊，从此，一听到响声就"惊倒不知人"。张从正在治疗时当着患者的面以木猛击茶几，"其妇大惊"，"张曰：'我以木击几，何以惊乎？'"。他先让患者暴露在恐惧环境中，又立马令其放松。"伺少定，击之，惊少缓。又斯须连击三五次"，张从正反复如此，让患者在恐惧和放松状态交替，直到患者不再恐惧。然后，张从正"以杖击门，又暗遣人击背后之窗"，以此建立更高的恐惧情景层级，"是夜使人击其门窗，自夕达曙"，而后继续提高恐惧情景层级，最后"嗣后虽闻雷声亦不惊"，患者的惊恐症状完全消失。

三、劳逸过度致病

所谓的劳逸过度，其实包括过度劳累和过度安逸两个方面。正常的劳动和体育锻炼有助于气血流通，增强体质；必要的休息可以消除疲劳，恢复人的体力和脑力，恢复气血的充盈，使人保持健康状态。在较长时间内不停地劳作，或体力劳动，或脑力劳动，或房事活动，都可诱发疾病。而过度安逸，即完全不劳动、不运动，也会成为致病因素，诱发疾病。

1. 过度劳累

过度劳累包括劳力过度、劳神过度、房劳过度和久坐过度四个方面，此处仅介绍前三个方面。

（1）劳力过度。

劳力过度主要是指个体在从事活动时，其强度、持续时间或方式超出了正常的体力负荷范围。劳力过度不仅会损伤内脏、肢体功能，还会使脏气虚少，导致少气无力、四肢倦怠、懒于言谈、精神疲惫、形体消瘦等。

（2）劳神过度。

劳神过度主要是指长期思虑过度，劳伤心神。劳神过度会耗伤心血，损伤脾胃之气，导致心悸、健忘、失眠、多梦、纳呆、腹胀、便溏等，严重的耗气伤血会直接减弱脏腑功能，正气亏虚，久而积劳成疾。

（3）房劳过度。

房劳过度主要是指性生活没有节制，过度房事。通常情况下，性生活不会损伤身体，但房劳过度会耗损肾精，可直接导致腰酸膝软、眩晕耳鸣、精神萎靡。男性房劳过度还会出现遗精滑泄、性功能减退甚至阳痿等。

2. 过度安逸

过度安逸是指完全不劳动、不运动。人体每天需要适当地活动，气血才能流畅，若长期不活动，缺乏锻炼，可导致气血不畅、筋骨柔弱、脾胃呆滞，表现为精神不振、肢体软弱、食少乏力、动则心悸、气喘、汗出、发胖臃肿、抗病能力低下、易受外邪侵袭。

因此，我们在生活中要劳逸结合，身心才能健康。

四、饮食失宜致病

均衡合理的饮食是维持健康的基本条件。饮食所化生的水谷精微是化生气血，维持人体生长、发育，完成各种生理功能，保证生命生存和健康的基本条件。

饮食失宜是导致许多疾病的重要原因，会损伤脾胃，导致消化机能障碍，还会生痰、生湿、生热，导致多种病变。

饮食失宜主要包括饮食不节、饮食偏嗜和饮食不洁三个方面。

1. 饮食不节

过饥、过饱均可诱发疾病，所以饮食应适量。

过饥就是过于饥饿，会使气血衰弱，导致形体消瘦、正气虚乏、抵抗力降低，容易诱发其他疾病。

过饱或暴饮暴食时，脾胃无法消化吸收，饮食阻滞，导致脘腹胀满、吐酸水、厌食、呕吐、泄泻等。

小儿脾胃功能较弱，食量不能自己控制，更容易发生过食损伤脾胃的病证。食物滞留的日子久了，就会郁积而化热，还会聚湿、生痰，导致手足心热、心烦易哭、面黄肌瘦、脘腹胀满等。

另外，当疾病即将痊愈时，饮食不节可能导致病情反复，这种现象称为"食复"。例如，在热性病刚刚恢复的时候，脾胃比较虚弱，过量饮食或进食难消化的食物，食滞化热，与机体还没散出去的热相结合，热邪就会停留在人体，从而导致疾病迁延很多天或复发。

2. 饮食偏嗜

饮食结构合理，营养组成多样，适当调节，才会使人体获得各种必要的营养成分。饮食结构不合理、过分偏好摄入某些食物、饮食五味有明显的偏嗜，或饮食过热、过寒，都会导致阴阳失调，引发疾病。

饮食偏嗜主要包括五味偏嗜、偏寒偏热两个方面。

（1）五味偏嗜。

人的气血都由饮食五味所化生。合理的膳食结构给予机体充足的营养，满足日常生命活动。日常膳食应合理调配，有齐全的谷、肉、菜、果，以谷类为主，以肉类为副，其充为菜，其助为果。偏食的孩子，就容易生病。

同时，五味与五脏有特殊的亲和性，如苦入心、酸入肝、甘入脾、辛入肺、咸入肾。如果长期嗜好某种食物，该脏腑的机能就会偏盛或偏衰，长此以往则会损伤其他脏腑，导致疾病的发生。

（2）偏寒偏热。

饮食要寒温适中，若偏食寒凉生冷之品，脾胃阳气损伤，内生寒湿，可导致腹痛、泄泻等，例如夏天老喝冰汽水，就容易拉肚子；若偏食辛温燥热之品，胃肠积热，可导致腹部胀满疼痛、口渴、便秘、痔疮等，例如经常吃辣椒，就容易长口疮、便秘。

3. 饮食不洁

食用了不卫生、不干净的食物，会出现腹痛、呕吐、泄泻、痢疾等多种胃肠道疾病，或与蛔虫、蛲虫、寸白虫等相关的寄生虫病，表现为腹痛、面黄肌瘦、嗜食异物等。一旦摄入腐败变质、有毒的食物，会出现食物中毒，表现为腹痛剧烈、吐泻等，严重者甚至会昏迷、死亡。

第三章　何谓中医"五脏六腑"

我们到医院看中医时，经常听中医说起"肾虚""脾虚"等，有的人就担心是不是肾出了毛病，是不是脾有了问题，不少人甚至买了药去补、去治疗。其实，中医所说的肾、脾等五脏六腑和我们所想的并不完全是一回事，中医学中的五脏六腑不仅是器官，更是一种功能定位。例如，肾并不是独立的肾脏，而是泛指泌尿系统，包括膀胱等；脾也不是独立的脾脏，而是泛指消化系统，包括胃等。

中医学的五脏是指心、肝、脾、肺、肾，六腑是指胆、胃、小肠、大肠、膀胱、三焦。五脏的功能主要是贮藏精气；六腑的功能主要是消化食物，吸取其精华，排除其糟粕。

以五行理论为基础，"五脏六腑"合在一起便形成了其华、其表、开窍，相互联系，我们把这种联系关系称为系统。

心者，生之本，神之变也，其华在面，其充在血脉，为阳中之太阳，通于夏气。

肺者，气之本，魄之处也，其华在毛，其充在皮，为阳中之太阴，通于秋气。

肾者，主蛰，封藏之本，精之处也，其华在发，其充在骨，为阴中之少阴，通于冬气。

肝者，罢极之本，魂之居也，其华在爪，其充在筋，以生血气，其味酸，其色苍，此为阳中之少阳，通于春气。

脾、胃、大肠、小肠、三焦、膀胱者，仓廪之本，营之居也，名曰器，能化糟粕，转味而入出者也，其华在唇四白，其充在肌，其味甘，其色黄，此至阴之类，通于土气。

——《黄帝内经》

一、五脏

1. 心

心位于胸腔之中，膈膜之上，外有心包卫护。心在五行属火。心主血脉，又主藏神。心脉以通畅为本，保证了全身组织得到血液的充分营养，心气不足可导致血液流通不畅、脉搏无力、血脉受阻等，引发各类心血管疾病；心神以清明为要，心主司人的精神情志等心理活动，主宰全身生命活动，心藏神功能异常可导致失眠、多梦、健忘、反应迟钝等。中医学认为，心的功能在某种程度上涵盖了部分脑的功能，同时，现代医学也证实了人的精神意识活动与心有着紧密的关联。心与小肠相表里。

2. 肺

肺位于胸腔，左右各一，在人体中位置最高，连于气管，上通喉咙。肺在五行属木。肺主气，司呼吸，主行水，朝百脉，主治节。肺以清虚、宣发肃降正常为要。肺气不通畅可导致咳嗽、恶寒、无汗等。肺与大肠相表里。

3. 脾

脾位于中焦，在膈之下，上腹部。脾在五行属土。脾主运化，主统血，喜燥恶湿，脾气主升。脾主运化是指脾具有将食物消化吸收的功能，其功能异常可导致腹胀、便溏、食欲不振、消瘦等；脾主统血是指脾具有统摄血液在脉中运行的功能，其功能异常可导致出血，如便血、尿血、皮肤出血、月经量多等；脾气主升是指脾具有将营养物质运输至上部器官的功能，其功能异常可导致内脏下垂、脱肛、久泄等。脾与胃相表里。

4. 肝

肝位于腹腔，横膈之下，右胁之内。肝在五行属木。肝主疏泄，主藏血。肝主疏泄是指肝具有通畅全身气机的功能，其功能异常可导致心情抑郁、月经紊乱、肚子胀等；肝主藏血是指肝具有储藏血液、调节血量的功能，其功能异常可导致呕血、便血、筋肉疼痛等。肝与胆相表里。

5. 肾

肾位于腰部脊柱两侧，左右各一。腰为肾之府。肾在五行属水，有"先天之本"之称。肾藏精，主水，主纳气。肾中精气具有促进人体生长、发育、生殖的功能，所以肾虚可导致儿童发育迟缓、成人生殖功能低下等；肾主水是指肾具有输布水液的功能，这一点与现代医学中的肾的功能相类似；肾主纳气是指肾具有帮助肺呼吸加深的功能，有些患肾病者感觉到呼吸表浅就是这个原因。肾与膀胱相表里。

二、六腑

1. 胆

胆位于腹腔，右胁下，附于肝短叶间。胆与肝通过经脉属络。胆为中空的囊状器官，内藏胆汁，有"中精之府""清净之府""中清之府"之称。胆通过排泄胆汁，促进食物消化。胆主决断。

胆功能异常时，胆汁排泄不畅，影响水谷之消化和吸收，可导致胁下胀痛、食欲减退、腹胀等；胆汁上逆可导致口苦、呕吐黄绿苦水等；胆汁外溢可导致黄疸形成。

2. 胃

胃位于腹腔上部，上连食管，下通小肠，有"太仓""水谷之海"之称。胃与脾通过经脉属络。胃的生理功能是主受纳、腐熟水谷，主通降；生理特性是喜润恶燥。

胃功能异常可导致纳食不佳、嗳腐食臭、食欲不振、脘腹胀闷疼痛、大便秘结等。若胃气不仅失于通降，进而形成胃气上逆，则可导致嗳气、恶心、呕吐、呃逆等。

3. 小肠

小肠位于腹部，其上口与胃在幽门相接，下口与大肠在阑门相连。小肠与心通过经脉属络。小肠的生理功能是主受盛化物，泌别清浊。

小肠功能异常时，水谷混杂，可导致便溏、泄泻等。

4. 大肠

大肠位于腹中，其上口在阑门处接小肠，其下端连肛门。大肠与肺通过经脉属络。大肠的生理功能是传化糟粕，吸收津液。

大肠功能异常可导致粪便的质、量和排便次数等异常改变。

5. 膀胱

膀胱位于下腹部。膀胱与肾通过经脉属络。膀胱的生理功能是贮存津液和排泄尿液。

膀胱功能异常可导致小便失禁或排尿不畅。

6. 三焦

三焦的概念有二。一是指六腑之一，一般认为三焦是分布于胸腹腔的一个大腑，在脏腑中最大，又称"孤府"。三焦与心包由手少阳三焦经和手厥阴心包经相互属络而互为表里。二是指人体上、中、下部位的划分，即三焦是上焦、中焦、下焦的合称。三焦的生理功能是通行元气，运行水液。

三焦功能异常会影响肺、脾、肾运化水液的功能，影响消化、大小便功能。

第四章 "望闻问切"是怎么回事

望、闻、问、切合称"四诊"，是我国古代春秋战国时期的名医扁鹊根据民间流传的经验和自己多年的医疗实践总结出来的，是他为患者治病的四大法宝。扁鹊一生勤奋好学，钻研医学，为百姓解除病痛。扁鹊总结出的望、问、闻、切四种诊断方法，为我国医药事业作出了巨大贡献。

望、闻、问、切四种诊断方法自创立以来，一直在不断发展与完善，可谓是我国中医药文化之瑰宝。四诊具有独特的思维模式，沿用至今，为中医辨证施治提供了重要依据。

一、望诊识破神色形态

望诊是四诊之首，当中医看到患者的第一眼，诊断就开始了。一个合格的中医，在与患者初次会面时，就应对患者的健康状态有一个初步印象，这就是"一会即觉"或"以神会神"，是中医的基本功。我们熟悉的典故"扁鹊见蔡桓公"就是中医望诊的例子。其实，我们每个人都具有一些望诊知识，例如，有人捂着肚子、脸色发青，我们可判断出他肚子疼；有人眼周发黑、皮肤蜡黄，我们可判断出他存在健康问题。那么，中医如何进行望诊？

（一）望神

我们经常说一个人精神状态好或差，这是通过哪些方面观察到的呢？中医学中的"神"就类似于我们说的精神状态。

"神"是生命的主宰，是人体一切生命活动的外在表现。"神"反映在人的目光、面色、表情、神志、言语、体态等方面。其中，人的面部色泽、精神意识、眼神是望神的重点，特别是眼神。临床上将"神"分成五类，得神、少神、失神、假神、神乱。

1. 得神

得神，又称"有神"，是神气充足的表现。得神者神志清楚，思维敏捷，言语清晰，目光明亮，精神焕发，面色荣润，表情自然，动作灵活，体态自如，呼吸平稳，肌肉结实。正常人和病情轻微的人所处状态就是得神。

2. 少神

少神，又称"神气不足"，是轻度失神的表现。少神者精神不振，思维迟钝，健忘，目光呆滞，声低懒言，倦怠嗜睡，少气乏力，动作迟缓。

3. 失神

失神，又称"无神"，是神气衰败的表现。失神者精神萎靡，意识模糊，昏昏欲睡，声低气怯，语无伦次，目暗睛迷，瞳神呆滞无光，面色晦暗，表情淡漠呆板，呼吸异常，肌肉萎缩，反应迟钝，甚至全无反应。失神说明体内精气大伤，脏腑功能衰竭。

4. 假神

假神，是指久病、重病之人出现的精神暂时性好转的虚假现象。假神者本来已经失神，无法言语，突然精神转佳，目光转亮，言语不休，躁动不安。

5. 神乱

神乱，是指精神错乱或神志失常，临床上常见于癫病、狂病、痫病、痴呆等疾病的患者。这些疾病多具有反复发作的特点。

（二）望色

望色，又称"色诊"，是指通过观察面部皮肤色泽变化判断病情。面部色泽是脏腑气血的外在表现。望色包括常色和病色。

1. 常色

常色是指人体处于正常生理状态时面部皮肤的色泽，其主要特征是光明润泽、含蓄不露，面部皮肤光明润泽是有神气的表现，说明人体精充神旺、精气血津液充盈、脏腑功能正常。含蓄不露是指面色红黄隐隐，含在皮肤之内，而且不是很显露，为胃气充足、精气内含而不外泄的表现。

2. 病色

病色可分成以下五种颜色。

青色：主寒证、痛证、瘀证和惊风证，主要由气血不通、经脉瘀阻导致。常见面色青白、青紫或青黑晦暗，并且多伴有疼痛感。主惊风，常见小儿眉间、鼻柱、口唇四周出现青灰色，或高热抽搐。

赤色：主热证，也可见于虚阳上浮之证，多是热盛致使血液充盈脉络所致。面色红赤或满面通红，这是热证的主要表现；面色原本苍白却突然出现泛红如妆的样子，这是虚阳上浮的主要表现，见于久病或重病者，属于危重证候。

黄色：主虚证、湿证，多由于脾虚不能化生气血或水湿内盛，使脾不能运化。脾胃气虚，气血不足，可导致面色淡黄、枯槁无华；脾失健运，水湿泛溢肌肤，可导致面色黄而虚浮，即"黄胖"；湿热熏蒸，胆汁外溢，可导致面黄鲜明如橘皮色，即"阳黄"，提示患者患有湿热证；寒湿郁阻，气血不荣，可导致面黄晦暗如烟熏色，即"阴黄"。

白色：主气血虚、寒证或失血证，多由于阳气虚弱，气血运行无力或失血耗气，气血不足，不能营养面部。面色淡白无华、唇舌色淡是血虚证、失血证的具体表现；面色㿠白，多为阳虚证；面色苍白，多为阳气暴脱或阴寒内盛。

黑色：主肾虚、寒证、瘀血和水饮，多是肾阳虚致使水分在体内过多停留，造成寒水阴邪过盛所致。面黑而干焦，多为肾阴虚；眼眶周围发黑，多为肾虚水饮或寒湿带下；面色黧黑，肌肤甲错，多是瘀血所致。

（三）望形

望形是指通过观察患者的身体强弱、形体胖瘦等表现判断病情。

1. 强弱

体强是指身体强壮，表现为筋强力大、胸廓宽厚、肌肉充实、皮肤润泽、骨骼粗壮、精力充沛、食欲旺盛。体强是形气有余的表现，说明体魄强健，内脏坚实，精力充沛，气血旺盛。身体抵抗力强者不易生病，即使生了病也容易治愈，而且预后良好。

体弱是指身体虚弱，表现为筋骨不坚、胸廓狭窄、肌肉萎缩、皮肤枯槁、骨骼细小、精神不振、食少乏力。体弱是形气不足的表现，说明体质虚衰，脏腑虚弱，精气不足，气血亏虚。身体抵抗力差者易患病，病后多数情况下难以治愈，而且预后较差。

2. 胖瘦

体胖是指形体肥胖，有常态和病态之分。体胖者，若食欲佳、肌肉坚实有力、动作灵活、精力充沛，多属形气有余，此为精气充足、身体健康的表现；若身肿、食欲下降、肉松皮缓、神疲乏力、动作笨拙、便溏、动则气喘，多属形盛气衰，此为阳气不足、痰湿盛的表现，易发生痰饮、中风、胸痹等。

体瘦是指形体瘦削，有常态和病态之分。体瘦者，若筋骨强健、肌肉坚实有力、精力充沛、饮食正常，仍属健康；若四肢无力、神疲倦怠，多属形气俱虚；若饭量大，而且容易产生饥饿感，属中焦有火；若饭量小，属中气虚弱；若颧红、皮肤干枯，且伴有潮热盗汗、口腔干燥等症状，多属阴虚火旺。因此，中医学上有"瘦人多阴虚""瘦人多火"的说法，此类人容易患上肺痨等病。

（四）望态

望态是指通过观察患者的动静姿态和肢体异常动作判断病情。

1.动静姿态

正常人能随意运动，动作协调，体态自然。若心神或筋骨经发生病变，常促使肢体动静失调，或不能运动，或处于强迫被动体位。

（1）坐姿：坐而仰首，多属呼吸不畅；坐而喜俯，少气懒言，多属肺气虚；坐而不得卧，卧则气逆咳喘、呼吸困难，多属与心有关的肺部疾病。

（2）卧姿：卧时面常向里，喜静懒动，身重不能转侧，多属阴证、寒证、虚证；卧时面常向外，躁动不安，身轻自能转侧，多属阳证、热证、实证；仰卧伸足，欲掀衣被，多属实热证；蜷卧缩足，喜加衣被者，多属虚寒证；不耐久坐，或卧而不能坐，坐则昏眩，多属气血亏虚。

2.异常动作

猝然跌倒，不省人事，口眼歪斜，半身不遂，多属中风；猝然昏仆，口吐涎沫，四肢抽搐，醒后如常，多属癫痫；肢体软弱无力，行动不便，甚至日久肌肉萎缩，多属痿病；关节疼痛，或肿胀变形，活动障碍，多属痹病。

（五）望局部

要想诊断清楚疾病，除了要从整体上对患者进行望诊，还要针对性地进行局部望诊。

局部望诊包括望头面五官、望舌、望躯体四肢、望二阴、望皮肤、望排出物，针对小孩还要望指纹。其中，望舌是中医诊断不可缺少的步骤。

舌的肌肉为脾胃所主，舌的血脉为心脏所主；结构上，五脏六腑都直接或间接地通过经络、经筋与舌相联系。因此，脏腑的病变可以通过经络气血反应于舌，观察舌象有助于诊断脏腑的病变。

望舌包括望舌质、望舌苔。

正常舌象的特征是"淡红舌，薄白苔"，即舌体柔软，活动自如，舌色淡红而荣润；舌苔薄白均匀，不干不燥，不滑不腻，紧贴舌面，中、根部较多，边、尖部较少。这提示脏腑功能正常，气血津液充盈，胃气旺盛。

二、闻诊辨别声音气味

闻诊包括听声音和嗅气味两个方面。医生通过观察患者的言语、咳嗽、呼吸等声音异常，以及排泄物、口气、分泌物等气味异常，判断患者的正气盈亏和邪气性质，以此推断患者所患的疾病。

1. 听声音

正常人发声自然，音调和畅，言语清晰，应答自如。医生通过听患者的语声、鼻鼾、呻吟、呼叫、呵欠、叹气等异常声音及言语的异常变化，可以判断证候的寒热虚实和患者的神志状态。一般而言，发声高亢有力，声音连续多言，属实证、热证、阳证；发声低微细弱，声音断续懒言，属虚证、寒证、阴证。

以咳嗽为例：干咳无痰，多属燥热、火热咳嗽；咳声嘶哑、干咳少痰，同时伴有潮热、咽干症状，多属肺阴虚；咳声紧闷，痰白、量多、易咳出，多属寒咳、湿咳或痰饮；咳声有力，痰黄、质黏，多属外感风热；痰白，流清涕，多属外感风寒；咳声低微，无力作咳，同时伴有气促、自汗症状，多属肺气虚。

2. 嗅气味

嗅气味主要包括闻病体和病室的异常气味。

病体气味包括人的口气、汗气等。正常人口腔内一般没有特殊气味，若出现口臭，多与胃热、食积、口腔不洁、消化不良等因素有关。口有酸臭味，伴食欲不佳，说明胃有食积；口有臭秽之气，常为胃热之证；口有腐臭之气，多为内有溃腐疮疡。

病室气味主要来自患者的分泌物、排出物等。咳吐浊痰或脓血，散发腥臭之味，多属肺痈；二便或经带有臭味者多属热证，有腥味者多属寒证；病室之中有腐臭或尸臭之味，说明患者脏腑败坏，病情危重。另外，一些特殊气味同样要引起重视，氨味多见于水肿晚期患者，烂苹果样气味多见于糖尿病患者。

三、问诊明确病程发展

问诊是指医生询问患者的体质、患病原因、生活习惯、治疗经过、家族史、现在症状等与疾病有关的情况，获取有效信息，为正确判断与治疗做充分准备。

问诊是医生了解病情、诊察疾病的重要方法。通过问诊，医生才能抓住重要线索，给予早期诊断和治疗，还可以了解患者的思想动态及其他与疾病有关的情况。问诊的目的在于充分收集其他三诊无法获取的病情资料，针对病情复杂或诊断困难的患者，深入问诊尤为重要。

明代医学家张景岳在总结前人问诊要点的基础上写成《十问歌》，清代医学家陈修园又将其略作修改补充。

> 一问寒热二问汗，三问头身四问便，
>
> 五问饮食六问胸，七聋八渴俱当辨，
>
> 九问旧病十问因，再兼服药参机变，

妇人尤必问经期，迟速闭崩皆可见，

再添片语告儿科，天花麻疹全占验。

——《十问歌》

四、切诊认清疾病本质

切诊是指医生用手指或手掌对患者的脉和全身进行触、按、压，以了解病情、诊察疾病。

切诊包括脉诊和按诊。

脉诊，又称"切脉""把脉""诊脉"，是指医生用手指切按患者的脉搏，感知脉动，以了解病情、判断病证。

脉诊部位：医生按脉时，先将中指放于患者的腕后高骨内侧定关部，再将食指放于关前定寸部，而后将无名指放于关后定尺部。中医可根据脉象的浮、沉、迟、数、无力、有力，诊断疾病的表、里、寒、热、虚、实。

诊断疾病时，必须将所有诊法相结合，做到望时有闻、闻时有问、问时有切，只有四诊合参，综合考察患者的病情，才能作出正确的诊断。

第五章　认识常用的中药

一、枸杞——滋补肝肾

1. 性味功效

枸杞（图2-1）味甘，性平，具有滋补肝肾、益精明目等功效。

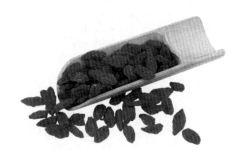

图2-1　枸杞

2. 防病保健

家中老人若有夜间口干症，可取枸杞子30 g，用清水洗净，于睡前嚼服。

3. 以枸杞为主药的常见中成药

（1）六味地黄丸：主要成分为炒枸杞子、熟地黄等。具有滋阴补肾、益精明目的功效。用于治疗肾精亏虚、头晕目眩、腰膝酸软等。经常感到疲劳无力、头晕乏力、记忆力下降者，可适当服用六味地黄丸。

（2）乌鸡白凤丸：主要成分为熟地、鸡肉、炒枸杞、菟丝子、山茱萸、茯苓、当归、红枣等。具有滋阴补肾、益气养血的功效。用于治疗体弱多病、面色萎黄、乏力无力等。此外，乌鸡白凤丸对气虚血弱等有很好的缓解作用。

（3）益智仁丸：主要成分为炒枸杞子、益智仁等。具有滋阴补肾、益智安神、强壮脾胃的功效。脑力劳动、容易疲劳、记忆力下降者，可适当服用益智仁丸。

二、陈皮——理气化痰

1. 性味功效

陈皮（图2-2）味辛、苦，性温，具有理气健脾、燥湿化痰等功效。

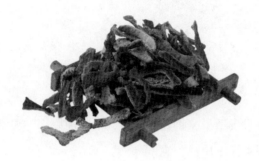

图 2-2　陈皮

2. 防病保健

咳嗽不止且痰液稀白者，可用陈皮泡水喝。

3. 以陈皮为主药的常见中成药

（1）参苏丸：具有益气解表、疏风散寒、祛痰止咳的功效。用于治疗风寒感冒、发热、头疼、鼻塞、咳嗽痰多、浑身没劲等。

（2）正柴胡饮颗粒：具有发散风寒、解热止痛的功效。用于治疗外感风寒初起、发热怕冷、无汗、头痛、鼻塞、喷嚏、咽痒咳嗽、四肢酸痛等。

（3）午时茶颗粒：具有祛风解表、化湿和中的功效。用于治疗外感风寒、内伤食积、发热怕冷、头痛、浑身疼、胸胁和少腹胀闷、恶心呕吐、腹痛腹泻等。

（4）通宣理肺丸：具有解表散寒、宣肺止嗽的功效。用于治疗风寒感冒、咳嗽、咳痰不畅、发热恶寒、鼻塞、流涕、头痛、无汗、肢体酸痛等。

（5）二陈丸：具有化湿痰、和脾胃的功效。用于治疗恶心想吐、头晕心慌、心跳加快、浑身沉重无力、痰饮导致的咳嗽腹胀、暴饮暴食或饮酒导致的肥胖等。

三、丹参——活血调经

1. 性味功效

丹参（图2-3）味苦，性微寒，具有活血化瘀、凉血消痈、养血安神等功效。

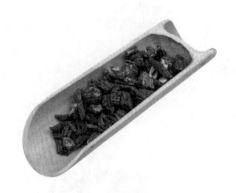

图2-3　丹参

2. 防病保健

月经不调者，可取丹参适量，将其研成粉，于睡前以小杯温酒或淡盐水送服。

注意：孕妇及经期女性忌用。

3. 以丹参为主药的常见中成药

（1）复方丹参滴丸：主要成分为三七、丹参、冰片。具有理气止痛、活血化瘀的功效。用于治疗胸闷、胸痛等。

（2）丹参益心胶囊：具有活血化瘀、通络止痛的功效。用于治疗瘀血阻滞引起的冠状动脉粥样硬化性心脏病、心绞痛等。

（3）芪参益气滴丸：具有活血止痛、益气通脉的功效。用于治疗胸闷、胸痛、气短、乏力等。

（4）养心氏片：具有益气活血、化瘀止痛的功效。用于治疗胸闷、气短、心悸等。此外，养心氏片对冠状动脉粥样硬化性心脏病引起的不适症状有很好的缓解作用。

（5）冠心丹参滴丸：主要成分为丹参、降香油、三七。用于治疗气滞血瘀引起的胸闷、气短、心悸、胸痛等。

四、金银花——清热解毒

1. 性味功效

金银花（图2-4）味甘，性寒，具有清热解毒、疏散风热等功效，用于治疗痈肿疔疮、喉痹、丹毒、热毒血痢、风热感冒、温病发热等。

2. 防病保健

（1）咽喉肿痛、热毒泻痢者，可将金银花水煎，代茶饮，1天后见效。

（2）若婴儿身上出现热痱，可将金银花煎成浓浓的汤汁，用棉球蘸取汤汁在患处

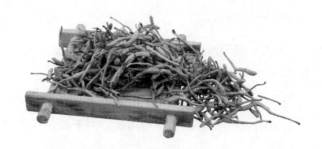

图 2-4　金银花

轻轻地反复擦洗，1 天后见效。

3. 以金银花为主药的常见中成药

（1）金银花露：用于治疗小儿痱毒、暑热口渴等。需要注意，脾虚、便溏者慎服此药。

（2）复方金银花颗粒：主要成分为金银花、连翘、黄芩。用于治疗风热感冒、咽炎、扁桃体炎、目痛、牙痛等。需要注意，风寒感冒者不适用，脾胃虚寒（脾胃虚弱寒冷）者慎用。

（3）复方大青叶栓：主要成分为大青叶、金银花、羌活、大黄、拳参。用于治疗小儿风热感冒、流行性感冒、流行性腮腺炎等。

五、西洋参——补气养阴

1. 性味功效

西洋参（图 2-5）味甘、微苦，性寒，具有补气养阴、清热生津等功效。

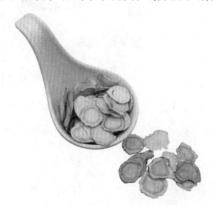

图 2-5　西洋参

2. 防病保健

很多人熬夜后常会感觉口干目眩、咽痛咳嗽，此时喝一杯西洋参茶，可使口舌生津。注意：西洋参性寒，脾胃虚弱的人不宜过多食用。

3. 以西洋参为主药的常见中成药

（1）益气养阴口服液：主要成分为地黄、麦冬、党参、枸杞子。具有益气养阴的功效。用于治疗气阴两虚引起的头晕目眩、心悸气短、四肢乏力、腰膝酸软、少寐多梦等。

（2）西洋参颗粒：具有益气养阴、生津的功效。用于治疗气虚阴亏引起的咳喘、烦躁体倦、口燥咽干等。

（3）生脉饮：主要成分为红参、麦冬、五味子。具有益气养阴、生津的功效。用于治疗气阴两虚引起的自汗、心悸气短等。

（4）阿胶远志膏：主要成分为丹参、石菖蒲、龟甲、酸枣仁等。具有宁心安神的功效。用于治疗气阴两虚引起的心悸、失眠、头晕、多梦等。

六、薏米——利水渗湿

1. 性味功效

薏米（图2-6）味甘、淡，性凉，具有利水渗湿、健脾止泻、除痹、排脓、解毒散结等功效，用于治疗水肿、脚气、小便不利、脾虚泄泻等。

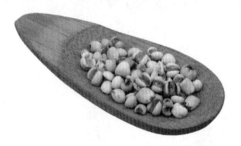

图2-6　薏米

2. 防病保健

在湿气较重的季节、地区，可用薏米煮汤喝。

注意：薏米性凉，可炒过后食用。平时怕冷的阳虚体质者，不宜长期服用薏米。

3. 以薏米为主药的常见中成药

（1）四妙丸：主要成分为薏苡仁、苍术、黄柏、牛膝。具有清热祛湿的功效。用于治疗湿气重、湿热下注导致的病证，如下身筋骨疼痛、足膝红肿等。

（2）参苓白术丸：主要成分为桔梗、茯苓、山药、炒白术、炒薏苡仁、砂仁等。具有祛湿健脾的功效。用于治疗湿气重导致的腹泻、乏力、食欲不振等。需要注意，参苓白术丸不能与感冒药同服。

七、玉米须——利尿清热

1. 性味功效

玉米须（图 2-7）味甘，性平，具有利尿清热、平肝利胆等功效。

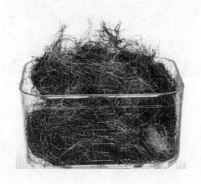

图 2-7 玉米须

2. 防病保健

（1）针对慢性肾炎，可取干燥玉米须 50 g，加温水 600 mL，用文火煎煮 20~30 分钟，待药液煮至 300~400 mL 时，去渣取汁，每天 1 次或分次服用。

（2）针对糖尿病，可取玉米须 30 g，水煎，每天 1 剂，分早晚 2 次服用。

3. 以玉米须为主药的常见中成药

（1）结石通茶（玉石茶）：具有利尿消炎、通淋镇痛、止血化石的功效。用于治疗泌尿系统感染、膀胱炎、肾炎水肿、尿路结石、血尿、尿道灼痛。

（2）复方金钱草颗粒：具有清热祛湿，利尿排石，消炎止痛的功效。用于治疗泌尿系统结石、尿路感染、湿热下注证。

（3）消渴丸：具有滋肾养阴、益气生津的功效。用于治疗多饮、多尿、多食、消瘦、体倦无力、尿糖及血糖升高之气阴两虚型消渴症。

（4）降糖宁胶囊：主要成分为玉米须、人参、麦冬等。具有益气养阴生津的功效。用于治疗气阴两虚型消渴症。

八、石榴皮——涩肠止泻

1. 性味功效

石榴皮（图 2-8）味酸、涩，性温，具有涩肠止泻、止血、驱虫等功效。

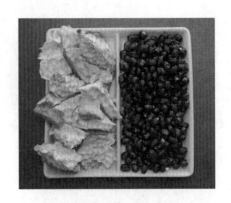

图 2-8　石榴皮

2. 防病保健

吃完石榴可将石榴皮洗净、晒干收集起来。腹泻者，可将石榴皮与红糖煮水喝，疗效较佳。

九、鸡内金——健胃消食

1. 性味功效

鸡内金（鸡胃里的一层金黄色的角质内皮）（图 2-9）味甘，性平，具有健胃消食、涩精止遗、通淋化石等功效。用于治疗食积不消、呕吐泻痢、小儿疳积、遗尿、遗精、石淋涩痛、胆胀胁痛等。

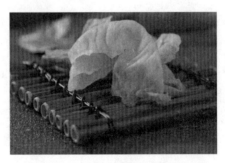

图 2-9　鸡内金

2. 防病保健

针对腹部胀满、大便干燥、小儿积食等，可将晒干的鸡内金炒后捣碎，加点山楂一起熬水喝，或将山药、鸡内金一起研成细末，与粳米共煮粥食用。

3. 以鸡内金为主药的常见中成药

（1）复方鸡内金片：主要成分为鸡内金、六神曲。具有健脾开胃、消食化积的功效。用于治疗脾胃不和引起的食积胀满、饮食停滞、呕吐泄泻等。

（2）健脾润肺丸：主要成分为山药、地黄、天冬、鸡内金等。具有滋阴润肺、止咳化痰、健脾开胃的功效。

（3）补肾健脾口服液：主要成分为黄精、山楂、白术、鸡内金等。具有温肾助阳、健脾开胃、消积化食的功效。用于治疗肾阳不足、脾胃亏虚导致的腰膝酸软、形寒肢冷、体虚乏力、脘腹胀满、食欲不振等。

十、麦芽——回乳消胀

1. 性味功效

麦芽（图2-10）味甘，性平，具有行气消食、健脾开胃、回乳消胀等功效。用于治疗食积不消、脾胃虚弱、乳汁郁积等，还可帮助妇女在需要时断乳。

2. 防病保健

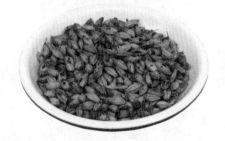

图 2-10 麦芽

（1）针对小儿消化不良，可用麦芽水煎代茶饮。

（2）针对妇女断乳，可用麦芽水煎服。

3. 以麦芽为主药的常见中成药

（1）大山楂丸：主要成分为山楂、麸炒神曲、炒麦芽。具有消食化积的功效。用于治疗肉食积滞等。男女老少皆宜，宜伤食后尽早服用，以助运化。

（2）香砂养胃丸：具有健脾开胃、消食化积、行气导滞的功效。用于治疗形体瘦弱、食欲较差、伤食后腹胀和腹满、大便干稀不调等。

（3）保和丸：具有健脾理气、消食化积、清热散结的功效。用于治疗食积化热，如口苦、口臭、嗝气带有酸腐味道等。

十一、罗汉果——利咽开音

1. 性味功效

罗汉果（图2-11）味甘，性凉，具有清热润肺、利咽开音、滑肠通便等功效。

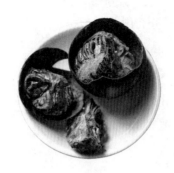

图 2-11 罗汉果

2. 防病保健

声音嘶哑者，煎水、冲泡饮用或直接嚼着吃均可，每天 2 次，每次 10 g。

3. 以罗汉果为主药的常见中成药

（1）罗汉果咽喉片。

（2）止咳定喘片。

（3）罗汉果止咳冲剂。

（4）罗汉果止咳露。

十二、菊花——平肝明目

1. 性味功效

菊花（图 2-12）味甘、苦，性微寒，具有散风清热、平肝明目、清热解毒等功效。

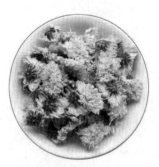

图 2-12 菊花

2. 防病保健

针对热伤风、肝火盛导致的头晕头痛、目赤肿痛等，可用菊花泡茶饮。

3. 以菊花为主药的常见中成药

（1）野菊花颗粒：主要成分为野菊花。具有清热解毒的功效。用于治疗头痛眩晕、疖疮肿痛、目赤肿痛等。

（2）复方瓜子金颗粒：主要成分为瓜子金、大青叶、野菊花等。具有散结止痛、祛痰止咳、清热利咽的功效。用于治疗风热袭肺引起的咽部红肿、咽痛、咳嗽、发热等。

（3）复方桑菊感冒颗粒：主要成分为桑叶、野菊花、一枝黄花。具有利咽止咳、散风清热的功效。用于治疗风热引起的咳嗽、发热、头晕、咽干、喉痛等。

十三、艾叶——散寒止痛

1. 性味功效

艾叶（图 2-13）味苦、辛，性温，具有温经止血、散寒止痛、外用祛湿止痒等功效。

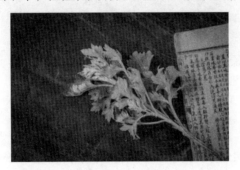

图 2-13　艾叶

2. 防病保健

（1）针对风寒引起的咳嗽，可采用艾叶熏脚的方法，取艾叶适量，放入沸水中煎煮 15 分钟，去渣取汁，将药液倒入盆内，先熏后洗双脚。

（2）针对皮肤疖肿，可取艾条 1 根，点燃一端，距患处 3~5 cm 进行熏灸，在熏灸过程中，艾条应以疖肿为中心缓慢旋转，灸至疖肿及周围皮肤出现明显红晕、患者感觉微烫为止，每天 1 次，每次 10 分钟。

（3）经常胃痛者，可取艾叶适量，洗净、切碎，打入鸡蛋一起搅拌均匀，在锅里放入植物油，待油烧热后将艾叶蛋液放入，炒至半熟，加清水适量煮沸即可，待温度适宜时，渣水共服，每天 3 次。

3. 以艾叶为主药的常见中成药

（1）艾附暖宫丸：主要成分为艾叶（炭）、香附（醋制）、吴茱萸（制）、肉桂、当归、川芎、白芍（酒炒）、地黄、黄芪（蜜炙）、续断。具有理气养血、暖宫调经的功效。用于治疗血虚气滞、下焦虚寒等。

（2）调经化瘀丸：具有调经行血、理气化瘀的功效。用于治疗气滞血瘀引起的经血不调、行经腹痛、经闭不通等。

十四、肉桂——补火助阳

1. 性味功效

肉桂（图 2-14）味辛、甘，性大热。具有补火助阳、引火归元、散寒止痛、温通经脉等功效。用于治疗阳痿宫冷、腰膝冷痛、阳虚眩晕、虚寒吐泻等。

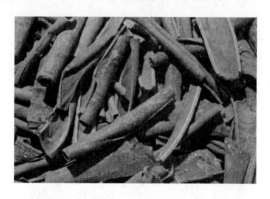

图 2-14　肉桂

2. 防病保健

制作肉桂茶：先将 2 匙肉桂粉放入 1 杯开水中，浸泡 10 分钟后过滤一下，适量添加蜂蜜口感更好。在寒冷的冬天，可用肉桂代茶饮，养生效果很好。

注意：肉桂是药食两用植物，一天摄入量最好不超过 4 g。咽干、目赤、便秘的糖尿病患者以及有出血倾向者、孕妇慎服。

3. 以肉桂为主药的常见中成药

（1）桂附地黄丸：主要成分为熟地黄、肉桂、附子等。具有补血养血、温补肾阳的功效。用于治疗肾阳不足、腰酸冷、小便不利、畏寒肢冷等。对该药中任何成分过敏者禁用，过敏体质者慎用。

（2）金匮肾气丸：主要成分为地黄、山药、山茱萸、茯苓、牡丹皮、泽泻、桂枝等。具有温补肾阳、化气行水的功效。用于治疗肾虚水肿、腰膝酸软、小便不利、畏寒肢冷等。

（3）右归丸：主要成分为熟地黄、炮附片、肉桂、山茱萸等。具有温补肾阳、填精止遗的功效。用于治疗肾阳不足、对腰膝酸冷、精神不振、怯寒畏冷等。需要注意，临床用药应在医生指导下使用，不可擅自用药。

十五、生姜——解表散寒

1. 性味功效

生姜（图 2-15）味辛，性微温，具有解表散寒、温中止呕、化痰止咳等功效。

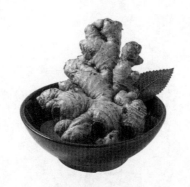

图 2-15　生姜

2. 防病保健

轻度风寒感冒者，可用 6~10 g 生姜切片，熬制姜糖水服用。晕车、晕船者，最好在出行前半小时开始口含 3 g 姜片，预防呕吐。

十六、大蒜——解毒消肿

1. 性味功效

大蒜（图 2-16）味辛，性温，具有解毒消肿、杀虫、止痢、散肿痛、除风邪、杀毒气、去风湿、疗毒癣、健脾胃等功效。大蒜几乎是厨房里最廉价有效的"药物"之一，含有大蒜素等 70 多种植物化学物质。

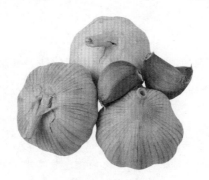

图 2-16　大蒜

2. 防病保健

大蒜最好生着吃，熟食会使大蒜素含量大打折扣。吃肉时配点大蒜有助于维生素 B_1 的吸收。

注意：内热或患有眼疾者不宜多食。

十七、迷迭香——健脾安神

1. 性味功效

迷迭香（图 2-17）味辛，性温，具有发汗、健脾、安神、止痛等功效。

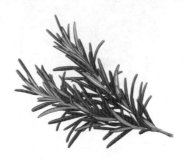

图 2-17　迷迭香

2. 防病保健

迷迭香富含抗氧化剂，可破坏油炸、烧烤食物中的强力致癌物"杂环胺"，想吃这些食物时，不妨适量添加迷迭香。研究发现，迷迭香萃取物对乳腺癌等恶性肿瘤的治疗有帮助，是很好的防癌、抗癌食物。迷迭香具有淡淡的迷人香味，有助于增强记忆力，提高警觉度。

十八、川贝母——止咳化痰

1. 性味功效

川贝母（图 2-18）味苦、甘，性凉，具有清热化痰、润肺止咳、散结消肿、润肺止咳、化痰平喘、清热化痰等功效。

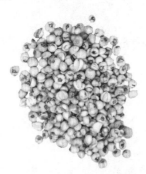

图 2-18　川贝母

2. 防病保健

（1）川贝炖雪梨：川贝 5 g，海底椰 15 g，无花果 6 个，雪梨 1 个。具有润肺止咳的功效，适合热咳、口干、咽痛、痰少者。

（2）川贝小儿止咳汤：川贝3g，海底椰6g，百合5g，麦冬5g，雪梨15g。具有润肺去燥的功效，适合热咳、大便干燥、肺火旺盛、咳嗽有痰者。

（3）川贝杏仁茶：川贝3g，杏仁3g，甘草3g，花茶3g。具有润肺化痰的功效，适合热咳、肺热、咳嗽、咽喉中干者。

3. 以川贝母为主药的常见中成药

（1）川贝枇杷糖浆。

（2）蛇胆川贝胶囊。

（3）川贝枇杷露。

（4）川贝梨糖浆。

十九、薄荷——辛疏散、香辟秽、凉能清

1. 性味功效

薄荷（图2-19）味辛，性凉，归肺、肝经，具有疏散风热、清利头目、疏肝解郁、辟秽等功效。

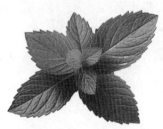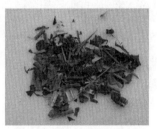

图2-19　薄荷

2. 防病保健

在我国传统饮食文化中，一些中药材在民间往往作为食材广泛食用，这类既是传统可食用食品又载入《中华人民共和国药典》的物质称为"食药物质"。根据国家卫生健康委员会、国家市场监督管理总局发布的文件，薄荷在限定使用范围和剂量内可药食两用。

3. 以薄荷为主药的常见中成药

（1）感冒舒颗粒：具有疏风清热、发表宣肺的功效。用于治疗风热感冒、头痛体困、发热恶寒、鼻塞流涕、咳嗽咽痛等。

（2）清眩丸：具有散风清热的功效。用于治疗风热感冒、头晕目眩、偏正头痛、鼻塞、牙痛等。

（3）逍遥丸：具有疏肝健脾、养血调经的功效。用于治疗肝郁脾虚导致的郁闷不舒、胸胁胀痛、头晕目眩、食欲减退、月经不调等。

（4）牛黄上清丸：具有清热泻火、散风止痛的功效。用于治疗热毒内盛、风火上攻导致的头痛眩晕、目赤耳鸣、咽喉肿痛、口舌生疮、牙龈肿痛、大便燥结等。

（5）桑菊饮：具有疏风清热、宣肺止咳的功效。用于治疗风温初起、表热轻证、咳嗽、身热不甚、口微渴、脉浮数等。

（6）甘露消毒丸：具有芳香化湿、清热解毒的功效。用于治疗暑湿蕴结、身热肢瘦、胸闷腹胀、尿赤黄疸等。

（7）银翘散：具有辛凉透表、清热解毒的功效。用于治疗外感风寒、发热头痛、口干咳嗽、咽喉疼痛、小便短赤等。

（8）银翘解毒片：具有疏风解表、清热解毒的功效。用于治疗风热感冒、发热头痛、咳嗽口干、咽喉疼痛等。

4. 薄荷常用药膳方选

（1）风热感冒导致的发热头痛、咽喉肿痛、咳痰不爽（体虚或年老者）：薄荷叶 30 g，生姜 2 片，人参 5 g，生石膏 30 g，麻黄 2 g。共为末，水煎，滤汁，代茶饮。

（2）头痛目赤、咽喉红肿疼痛、气滞脘腹胀满：薄荷、砂糖适量。沸水浸泡饮。

（3）头痛发热、目赤、咽喉肿痛、麻疹初起透发不畅、夏季风热感冒：鲜薄荷 30 g（干薄荷 10 g），粳米 30 g，冰糖少许。将薄荷煎取浓汁，另取粳米加井水共煮稀粥，兑入薄荷汁一半量，再次煮沸，加入冰糖并煮至溶解。早晚各 1 次，温热食。忌用糯米。

（4）痰气壅结导致的耳鸣、耳聋：陈皮 10 g，荸荠 10 g，薄荷 6 g。煎汤取汁，代茶饮。

二十、栀子——清热凉血

1. 性味功效

栀子（图 2-20）味苦，性寒，归心、肺、三焦经，具有泻火除烦、清热利湿、凉血解毒、外用消肿止痛等功效。用于治疗热病烦闷、湿热黄疸、淋证涩痛、血热吐衄、目赤肿痛、热度疮疡、扭挫伤痛等。

2. 防病保健

栀子在限定使用范围和剂量内可药食两用，具有降血糖、抗动脉粥样硬化、抗抑郁、保肝利胆、抗肿瘤、抗菌、保护神经等多种药理作用。

注意：栀子苦寒伤胃，阴血亏虚、脾虚便溏者不宜用。

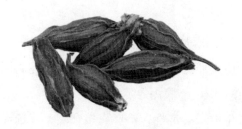

图 2-20　栀子

3. 以栀子为主药的常见中成药

（1）丹栀逍遥散：具有养血健脾、疏肝清热的功效。用于治疗潮热晡热、烦躁易怒、自汗盗汗、头痛目涩、颊赤口干、月经不调、少腹胀痛、小便涩痛、舌红苔薄黄、脉弦虚数等。

（2）黄连解毒汤：具有泻火解毒的功效。用于治疗三焦火毒热盛证，如大热烦躁、口燥咽干、错语不眠、热病吐血、衄血、热甚发斑、身热下痢、湿热黄疸、外科痈疡疔毒、小便黄赤、舌红苔黄、脉数有力等。

（3）凉膈散：具有泻火通便、清上泄下的功效。用于治疗上中二焦火热证，如烦躁口渴、面赤唇焦、胸膈烦热、口舌生疮、睡卧不宁、谵语狂妄、咽痛吐衄、便秘溲赤、大便不畅、舌红苔黄、脉滑数等。

（4）清瘟败毒饮：具有清热解毒、凉血泻火的功效。用于治疗瘟疫热毒、气血两燔证，如大热渴饮、头痛如劈、干呕狂躁、谵语神昏、发斑疹、吐血、衄血、四肢抽搐、厥逆、舌绛唇焦、脉沉细而数、脉沉数、脉浮大而数等。

（5）龙胆泻肝汤：具有清泻肝胆实火、清利肝经湿热的功效。用于治疗肝胆实火上炎证，如头痛目赤、胁痛、口苦、耳聋、耳肿、舌红苔黄、脉弦数有力等；用于治疗肝经湿热下注证，如阴肿、阴痒、筋痿、阴汗、小便淋浊、妇女带下黄臭、舌红苔黄腻、脉弦数有力等。

（6）越鞠丸：具有行气解郁的功效。用于治疗六郁证，如胸膈痞闷、脘腹胀痛、嗳腐吞酸、恶心呕吐、饮食不消等。

4. 栀子常用药膳方选

（1）肺热咳嗽或咯血：鲜栀子 15 g，蜂蜜少许。加水煎汤，饮用。

（2）黄疸、淋证、心烦不眠、目赤肿痛：栀子仁 3~5 g，粳米 30~60 g。将栀子仁碾成细末备用，煮粳米为稀粥，待粥将成时，放入栀子末稍煮即成；亦可先煎栀子仁，去渣取汁，再以药汁煮粥。每天分 2 次服用。

5. 注意事项

（1）孕妇应避免使用栀子，因为栀子具有一定的药性，可能会对胎儿产生影响。

如果需要使用，应遵医嘱。

（2）儿童用药须在医生指导和成人监护下进行。

（3）使用栀子时，应按照医生的指示用药，并严格控制用量。过量使用栀子可能会引起中毒反应，如恶心、呕吐、腹泻等。

（4）忌食生栀子，生栀子有毒性，不能直接食用，应选择炮制后的栀子以汤剂或药膳形式食用。

（5）栀子忌与某些药物同时使用，因为栀子含有一些活性成分，可能会影响其他药物的疗效，如金银花、连翘、马齿苋等清热解毒的中药。

（6）栀子一般生用或煎煮，经不同炮制方法，可制成炒栀子、焦栀子、栀子炭、姜栀子等中药饮片。不同炮制方法制成的中药饮片，其功效也不同，但用药方法一致，具体用药请遵医嘱。

（7）使用中药时，应坚持辨证论治的原则，并在医生指导下进行，个人不得擅自随意使用，更不应盲目轻信所谓的"民间偏方"。

拓展阅读

中药小常识

中药是中医药文化的重要组成部分，在中医治疗过程中发挥着重要的作用。

一、中药的分类

中药可分为草本类、动物类、矿物类等多种类型。其中，草本类是中药的主要种类，如黄芪、枸杞、人参等。动物类中药是指从动物体内提取的药物，如鹿角胶、鱼胆等。矿物类中药以矿物质或矿物质制剂为主，如雄黄、石膏等。

二、中药的制作方法

中药的制作方法有很多种，常见的包括采集、干燥、加工、炮制等。例如，炮制是用特定的方法将中药加热炮制，去除不必要的成分，以增强中药的功效。

三、中药配方的奥秘

中药配方是指将多种中药按一定比例混合使用的配方，一旦比例不当，可能会影响中药的功效。中药之间存在着"相生"或"相克"的关系，配药时需要注意。

四、中药的功效

中药在治疗疾病、保健养生方面有丰富的功效，如补益强壮、补肾养血、清热解毒等。

五、中药的正确使用

中药的正确使用非常重要，治疗时应遵从医嘱，注意用药方法和服用剂量，不能随意减量或超量服用，否则会导致严重的不良反应。

六、中药注射剂

中药注射剂是中药应用中的一种新技术，它将高浓度、高功效的中药原液转化为无菌化、安全的注射制剂。这种方式可快速有效地传输药理成分，是中药临床应用的一种重要形式。

第六章　认识常见的穴位

中医界流行着一首《十要穴保健歌》："三里内关穴，胸腹中妙诀。曲池与合谷，头面病可彻。腰背痛相连，殷门昆仑穴。头项若有病，后溪并风池。膝前兼胸胁，环跳与阳陵。三百六十穴，不外十要穴。"其中，"三百六十穴，不外十要穴"的意思是，中医治疗疾病常用的穴位有360个，但每次都会用到的穴位有10个，分别是足三里、内关、曲池、合谷、殷门、昆仑、后溪、风池、环跳、阳陵。

穴位的概念：穴位，又称"腧穴"，是人体脏腑经络之气输注于体表的部位，是针灸治疗疾病的刺激点和反应点。

一、风池——明目醒脑穴

1. 定位

风池（图2-21）位于头部，枕骨下斜方肌与胸锁乳突肌之间的凹陷中。

2. 简便取穴

后发际中间有两条大筋，大筋外侧、颅骨下缘的凹陷处即为风池。

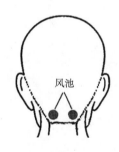

图2-21　风池

3. 作用

中医讲"头目风池主"，对于头部的一些风病，利用风池都可以很好地解决。按揉风池及其周围肌肉，能够帮助我们有效地缓解颈椎病、头痛，或因长时间低头而出现的颈部疲劳。工作间隙适当地按摩风池，能够提神醒脑，消除疲劳。

此外，风池与太阳、睛明、四白等配合，可以很好地帮助我们治疗眼部疾病，对治疗近视也有很好的效果。

二、中脘——养胃穴

1. 定位

中脘（图2-22）位于脐上4寸。

2. 简便取穴

沿前正中线胸骨向下触摸，触摸到最下缘，与肚脐的中点即为中脘。

3. 作用

胃不好的人可以适当按摩中脘，中脘在腹部，离胃很近。如果出现急性胃刺痛，可以按压中脘，10秒一循环，按压，松开，如此反复，3~5分钟即可缓解症状。慢性胃病患者可按揉中脘，也可对中脘进行艾灸，起到助消化、健脾益胃的效果。

三、关元——补肾固元穴

1. 定位

关元（图2-23）位于脐下3寸处。

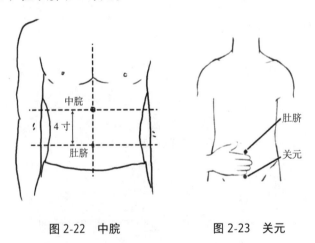

图 2-22　中脘　　　　　　图 2-23　关元

2. 简便取穴

食指、中指、无名指、小指四指并起来的宽度为3寸，肚脐直下四指宽度的位置即为关元。

3. 作用

经常按揉关元能够帮助我们补充肾气。男性经常按揉关元，能够缓解肾虚腰酸等情况；女性经常按揉关元，能够帮助缓解很多妇科疾病。我们在按揉关元之前，可以先搓热手掌，将掌心对准腹部的关元做揉搓的动作，由轻到重，感觉发热为止。

四、内关——养护心脏穴

1. 定位

内关（图2-24）位于腕掌侧远端横纹上2寸，掌长肌腱与桡侧腕屈肌腱之间。

2. 简便取穴

腕掌侧远端横纹上三指（食指、中指、无名指）宽度，两筋之间即为内关。

3. 作用

经常按揉内关有助于保护心脏。心慌气短时，用大拇指垂直按压，每次大约3分钟，直到局部感觉酸麻即可。按揉内关可宽胸理气。晕车、恶心呕吐时，按压内关可止呕。此外，内关也是常见的急救穴位之一，若患者突发心脏病，让患者平躺，并配合按压内关，能够缓解疼痛。

五、合谷——清热止痛穴

1. 定位

合谷（图2-25）位于手背，第一、第二掌骨间，第二掌骨桡侧的中点处。

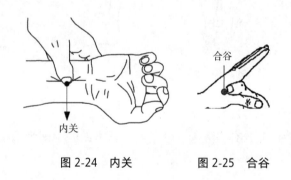

图 2-24　内关　　　　　图 2-25　合谷

2. 简便取穴

将一手拇指的指骨关节横纹放在另一手拇指、食指之间的指蹼缘上，拇指尖下即为合谷。

3. 作用

合谷又称"虎口"。适当地按揉合谷，能够镇痛清热，缓解面部疾病。头痛发热、上火牙痛者均可按压合谷以缓解疼痛，力道以感到酸、麻、胀为宜。合谷是止痛的要穴，临床中常运用合谷针刺麻醉。

六、委中——腰背酸痛穴

1. 定位

委中（图 2-26）位于腘窝正中。

2. 作用

"腰背委中求"就是指如果出现腰背酸痛等不适，我们可以按揉委中以缓解疼痛，这是因为按压委中可以通畅腰背气血。

七、阳陵泉——舒经活络穴

1. 定位

阳陵泉（图 2-27）位于膝盖斜下方，小腿外侧之腓骨小头稍前凹陷中。

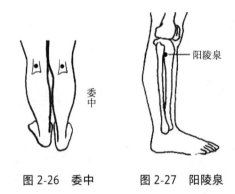

图 2-26　委中　　　　图 2-27　阳陵泉

2. 简便取穴

小腿外后侧的骨头上方有一隆起，隆起的前下方凹陷中即为阳陵泉。

3. 作用

阳陵泉是筋会。经常按揉阳陵泉，可缓解全身的筋骨疼痛，同时还可缓解乳房胀痛、两肋胀痛、肋间神经痛等。

八、足三里——保健要穴

1. 定位

足三里（图 2-28）位于小腿前外侧，当犊鼻下 3 寸，距胫骨前缘一横指（中指）。

2. 简便取穴

外膝眼向下四指宽度，胫骨外侧缘一中指宽度的位置即为足三里。

3. 作用

足三里是全能养生穴位，俗话说"常按足三里，胜吃老母鸡"。经常按揉足三里，对治疗慢性肠胃疾病、心血管疾病都有很好的作用，并且适当地按压足三里还可缓解疲劳。

九、三阴交——滋阴养颜穴

1. 定位

三阴交位于小腿前内侧，当足内踝尖上 3 寸，胫骨内侧缘后方。

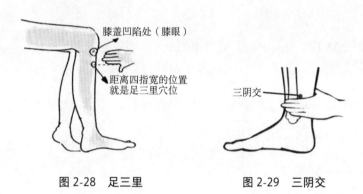

图 2-28　足三里　　　　　　　图 2-29　三阴交

2. 简便取穴

内踝直上四指宽度的位置即为三阴交。

3. 作用

三阴交一直被称为"女人的穴位"，因为经常按揉这个穴位有助于保养女性的子宫和卵巢，可以养颜美容，让皮肤变得更加光滑水嫩，并且每天坚持按揉三阴交，还可以缓解月经不调等妇科疾病。此外，三阴交也有安神的作用。

按揉时，将拇指直立放在穴位上，先向下按压再揉，每次 1 分钟左右，停歇后再揉。

需要注意，孕妇不适合按揉三阴交，因为三阴交具有调畅人体气血的作用，可能会导致流产。

十、涌泉——安神健体穴

1. 定位

卷足时，涌泉（图 2-30）位于足前部凹陷处，足底第二、第三趾的趾缝纹头端与足跟连线的前 1/3 与后 2/3 交点上。

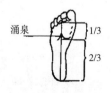

图 2-30　涌泉

2. 简便取穴

脚心最凹陷处即为涌泉。

3. 作用

涌泉是肾经之首。经常按揉涌泉，能够补肾健脾、补气益血，还可以帮助神经衰弱者调理睡眠。每天洗脚后，用双手大拇指摩搓两足底涌泉 10 分钟左右，可以提高睡眠质量。

十一、人中——急救穴

1. 定位

人中（图 2-31）位于人中沟上嘴唇沟的上 1/3 与下 2/3 交界处。

2. 作用

有人晕厥或头晕时，可直接掐其人中，掐 10 秒，停 1~2 秒再掐，若掐 3 次以上无效须尽快送医。

十二、睛明——明目穴

1. 定位

睛明（图 2-32）位于眼部内侧，内眼角稍上方凹陷处。

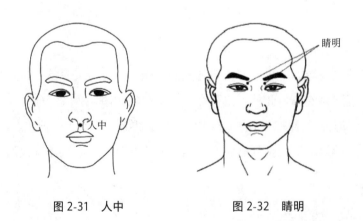

图 2-31　人中　　　　　图 2-32　睛明

2. 作用

睛明是眼保健操穴位之一。眼睛疲劳、干涩、发痒时，按压睛明可以缓解疲劳，还可以改善假性近视。

十三、安眠——安神穴

1. 定位

安眠（图 2-33）位于翳风与风池两穴连线的中点。

2. 简便取穴

耳垂后凹陷与风池的中点处即为安眠。

3. 作用

入睡困难者，可用两侧手指同时按揉安眠，边按边数数字，助眠效果明显。

十四、肩井——疲劳穴

1. 定位

肩井（图 2-34）位于肩胛区，第 7 颈椎棘突与肩峰最外侧点连线的中点。

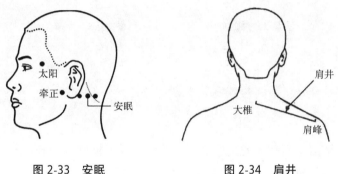

图 2-33　安眠　　　　　　　图 2-34　肩井

2. 简便取穴

颈部的背部结合处，最高的棘突，与肩关节最外侧连线的中点处即为肩井。

3. 作用

肩井作为平衡针穴位中的疲劳穴，具有显著的缓解疲劳作用。此外，经常按揉肩井还能有效预防颈肩部疾病的发生。

十五、膻中——顺气穴

1. 定位

膻中（图 2-35）位于前正中线上，两乳头连线的中点。

2. 作用

我们在生气的时候，会不自觉地捶打胸口，捶打的位置就是膻中。捶打膻中可缓解情绪激动、心脏不适；经常按揉、拍打膻中能调节情绪，缓解压力，预防心脏疾病。

十六、大椎——泻热穴

1. 定位

大椎（图 2-36）位于第 7 颈椎棘突下凹陷中。

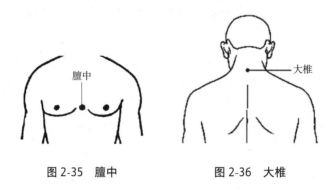

图 2-35　膻中　　　　　　图 2-36　大椎

2. 简便取穴

颈部的背部结合处，最高的棘突下缘即为大椎。

3. 作用

发热者，可用沾了刮痧油的刮痧板或屈曲食指对大椎进行刮痧。此外，在大椎点刺出几滴黑血也有退热的作用。

拓展阅读

四总穴

肚腹三里留，腰背委中求，
头项寻列缺，面口合谷收。

五要穴

肚腹三里留，腰背殷门求，
头项寻后溪，面口合谷收，
胸胁若有病，速与内关谋。

第七章　独特的中医治疗方法

一、方剂

中医治病最常用的方法是"开药方"，中医开的药方称为"方剂"。中医要想给患者开出有效的方剂，不仅需要记住多首方剂的组成（图2-37），还需要有深厚的中医理论知识。接下来，让我们一起了解中医是如何开方剂的。

（一）方剂的组成

每一首方剂应遵循方剂组成的基本结构，即按"君、臣、佐、使"配伍组方。这样才能做到主从有序，全面兼顾，提高疗效。在方剂中，起主治作用的药物为君，起辅助作用的药物为臣，治疗兼症和起制约作用的药物为佐，引药直达病所的药物为使。

（二）方剂的剂型

1.汤剂

汤剂（图2-38）是指将药物加水煎煮，取汁饮服。汤剂是最常用的剂型。

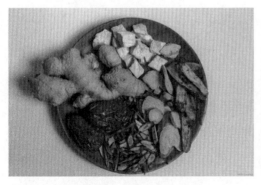

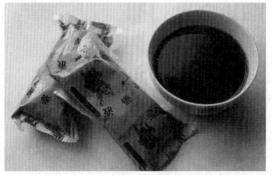

图 2-37　方剂的组成示意　　　　　　　图 2-38　汤剂

常见汤剂：麻黄汤、桂枝汤等。

2. 散剂

散剂（图2-39）有内服的，也有外用的。内服散剂是指将药物磨成粗末，用水调服。外用散剂是指将药物研磨成细粉，用水调敷患处。

常见散剂：银翘散、冰硼散等。

3. 丸剂

丸剂（图2-40）是指将药物研磨成细粉，加入适量的黏合剂（如药汁、水、蜜、面糊、米糊、蜂蜡等），拌匀后做成圆球形颗粒。丸药有大有小，小的吞服，大的嚼服。

常见丸剂：人生养荣丸、六味地黄丸、丹参滴丸等。

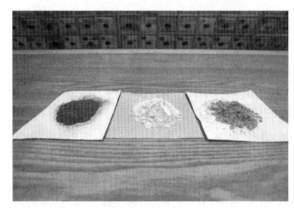 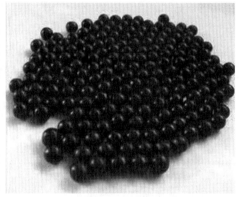

图 2-39　散剂　　　　　　　　　　　　　图 2-40　丸剂

4. 酒剂

酒剂（图2-41）是指将药物浸入酒中（多用白酒），经过相当时日，滤去药渣，即可饮用。酒剂古称"醪醴（láo lǐ）"，俗称"药酒"。

5. 露剂

露剂是指将芳香类药物加水蒸馏，收集馏出的水分饮用。

常见露剂：如金银花露、川贝枇杷露等。

6. 膏剂

膏剂（图2-42）分内服和外用两种。内服膏剂是指将药物加水煎熬多次，去渣取汁，加冰糖或蜂蜜浓缩成膏，可随时用开水冲服。外用膏剂是指将药物加食用植物油煎熬，去渣成膏，趁热摊涂在纸或布上，制成膏药外贴患处。

常见内服膏剂：八珍益母膏、龟苓膏等。

常见外用膏剂：麝香追风膏、狗皮膏、痔疮膏等。

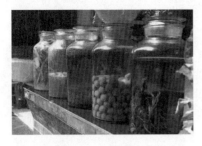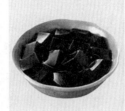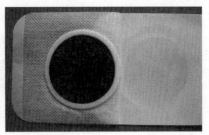

图 2-41 酒剂   图 2-42 膏剂

7. 丹剂

丹剂原指古代术士用金石炼制的成药，后来将部分精制成丸状、锭状的成药称为丹。

常见丹剂：至宝丹、活络丹等。

随着制药工业的发展，越来越多新的剂型被研制出来，如片剂、颗粒剂、注射剂、栓剂、糖浆剂、口服液、注射液等。

二、针刺疗法

针刺疗法是中医常用的一种治疗方法，在我国有着悠久的历史。据考证，针刺疗法起源于新石器时代。当时人们居住在潮湿阴暗的山洞里，再加上他们为生存要与野兽搏斗，常患风湿和创伤性疾病。他们感到疼痛时，会不自觉地用手按摩、捶拍，或用尖锐的石器按压在疼痛不适的部位，以减轻疼痛等不适症状，渐渐地，砭石就出现了。砭石经过不断改进，演变成了后来的石针、骨针。随着社会生产力的不断发展，人类运用智慧发明了青铜针、铁针、金针、银针、不锈钢针。如今，针刺疗法运用最多的工具是不锈钢毫针。2010 年 11 月 16 日，"中医针灸"被联合国教科文组织列入"人类非物质文化遗产代表作名录"。

针刺疗法（图 2-43）是指将针刺入人体穴位以治疗疾病。进针后，通过补、泻、平补平泻等手法的配合运用，刺激体表穴位，通过全身经络的传导，达到调整气血和脏腑的效果。针刺疗法的临床适应证广泛，现在主要用于治疗疼痛性疾病和神经系统疾病。

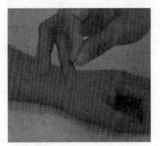

在中医学中，人体气血运行的通道称为"经络"。经络上有特殊的部位，即穴位，又称"腧穴"，是人体脏腑经络之气输注于体表的部位，是针灸治疗疾病的刺激点和反应点。中医学认为，人体病变是经络运行不畅所致，此时，将针从特定部位刺入患者

图 2-43 针刺疗法

体内，并刺激穴位，可达到通畅经络的效果。

针刺疗法不只是简单地将针刺入穴位，而是在准确诊断的基础上配穴，针刺入穴位后，要有得气的感觉，得气就是患者感觉到"酸、麻、胀、重"，医生手下有沉紧感，这种感觉需要医生经过不断地实践才能体会到。针刺过程中还要行针，行针是针刺治疗的关键步骤，"虚则补之，实则泻之"是行针原则。针刺疗法中有多种特殊的补泻手法。

除了不锈钢毫针，临床上常用的针刺方法还有埋线、小针刀、皮肤针、火针、耳针等（图2-44）。

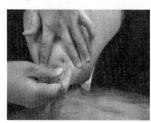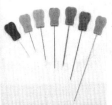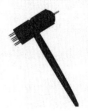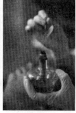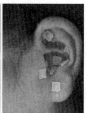

图 2-44　临床上常用的针刺方法

如今，针刺疗法与现代科学不断融合，产生了多种新型针具，也形成了很多现代针刺理论，已经不是只有中医在用这种治疗方法了。针刺疗法在东南亚、欧洲、美洲等地区有很大的影响力，对西方医学产生了一定的影响。

拓展阅读

习近平向世界卫生组织赠送针灸铜人

2017年1月18日，习近平总书记出访瑞士日内瓦期间，向世界卫生组织赠送了一份受世人瞩目的礼物——针灸铜人（图2-45）。最早的针灸铜人由北宋医学家王惟一铸造发明，已有约千年的历史了。针灸铜人由青铜浇筑，在我国古代，是供针灸教学使用的人体经络腧穴模型，属于传统医学史上的稀世奇珍，对我国针灸学的继承、传播与发展起了巨大作用。

我国赠送给世界卫生组织的这具针灸铜人淋漓尽致地展现了中医药的魅力，是中医药走向世界的一张亮丽的名片。我国赠送世界卫生组织针灸铜人的这一盛举体现了习近平总书记胸怀天下的视野，体现了党和国家对中医药事业的高度重视，也寄托着中医药通过"一带一路"走向世界的美好愿景。

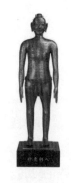

图 2-45　针灸铜人

三、推拿疗法

推拿，是人类最古老的一种医疗养生技术，萌芽于人类的自我防护本能。在漫长的原始文明过程中，人类通过打猎开荒以充口腹，折枝垒石以筑巢居，缝革连衣以暖躯体，跋涉劳顿以寻生资，这些活动都可能造成骨骼和软组织损伤，人类会本能地用手按以止血、摩以消肿止痛来进行治疗，日积月累，从而总结出一些原始推拿方法。久而久之，推拿成为人们治疗疾病和养生的常用方法之一。

推拿是中医临床学科中的一门外治疗法，是中医学伟大宝库的重要组成部分。推拿的防治手段主要包括手法治疗和功法训练。手法治疗是指医生运用自己的双手或借助一些器具，作用于患者的体表、特定的腧穴、疼痛的地方，具体运用推、拿、按、摩、揉、捏、点、拍等形式多样的手法和力道，以期达到疏通经络、运行气血、祛邪扶正、调和阴阳、延长寿命的疗效。功法训练是指根据推拿临床医疗的需要，由推拿医务人员指导患者进行功法训练，以巩固、延伸临床的治疗效果。

"推拿"这一名称取自这种技术的两种常用手法，即"推法"和"拿法"；而"按摩"这一名称也取自这种技术的两种常用手法，即"按法"和"摩法"。

推拿疗法作为一种自然疗法，既没有药物的毒副作用，又是一种无创疗法。

推拿临床应用广泛，可用于伤科、内科、外科、妇科、儿科等。根据手法动作结构不同，推拿手法分为摆动类、摩擦类、振动类、叩击类、挤压类、活动关节类手法，根据不同病情选择不同种类的手法。根据施术对象不同，推拿手法又分为成人推拿手法（图2-46）和小儿推拿手法（图2-47），成人推拿手法主要用于治疗急慢性疼痛疾病，最常见的是颈肩腰腿痛；小儿推拿手法主要用于治疗小儿积食、便秘、发热、惊风等疾病，由于小儿对外界刺激敏感，小儿推拿手法在临床中有非常好的疗效。

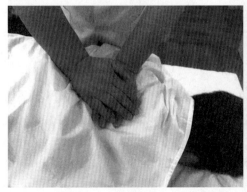

图 2-46　成人推拿手法

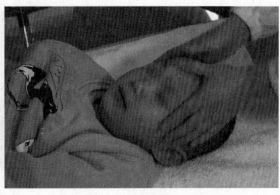

图 2-47　小儿推拿手法

常见的推拿保健操——眼保健操

第一节：揉天应穴。

第二节：挤按睛明穴。

第三节：按揉四白穴。

第四节：按太阳穴，轮刮眼眶。

眼保健操涉及的穴位如图 2-48 所示。

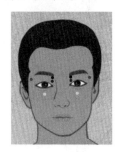

- 天应穴
- 睛明穴
- 四白穴
- 太阳穴

图 2-48　眼保健操涉及的穴位

扁鹊救虢太子

有一次，扁鹊在行医过程中，经过虢国，看到当时虢国正在举行悼念仪式，国家大事都被搁置。扁鹊感到非常奇怪，遂询问当地百姓，得知虢国太子死了，国王非常伤心，下令全国悼念三天。于是，扁鹊找到太子的侍从官中庶子，问道："太子患的是什么病？"中庶子答："太子是血气运行不顺畅，阴阳交错而不能泄出，精神不能抑制住邪气的扩散，就中邪昏死过去了。"

扁鹊问："那太子是什么时候死的呢？"中庶子答："从鸡鸣到现在。"此时，扁鹊说："请禀告虢君说，我是渤海郡的秦越人，听说太子死了，也许我能使他复活。"

中庶子不相信扁鹊可以起死回生，不肯去通报。

扁鹊气愤地说："你去看看太子，他此时肯定耳朵鸣响、鼻翼扇动，他的身体一定还是温热的，这都证明他还没有死。"中庶子听了扁鹊的话不禁目瞪口呆，总算相信扁鹊的话了，赶紧回到皇宫禀报。

虢君听后十分震惊，心想只要能救回太子，何不一试？便接见了扁鹊。

扁鹊为太子看诊后，说："太子得的病，就是人们所说的'尸厥'，实际没有死。"

听到这句话后，虢君喜上眉梢，让扁鹊赶快医治太子。于是，扁鹊叫他的学生磨砺针石，取穴百会下针。过了一会儿，太子果然苏醒了。扁鹊又让学生子准备能入体五分的药熨，再加上药剂混合煎煮，交替在两胁下熨敷。之后，太子便能够坐起来了。

所有人都惊呆了，觉得扁鹊简直就是一个活神仙。扁鹊给太子准备了汤剂，说："太子还需要进一步调和阴阳。"太子仅仅服用汤剂二十天，身体就恢复得和从前一样了。此后，全天下的人都认为扁鹊能使死人复活，说他是神医。

四、艾灸疗法

艾灸疗法（图 2-49）是指点燃由艾叶制成的艾绒、艾炷、艾条等，借灸火的热力，给人体以温热性刺激，并使药力内透，通过经络腧穴的传导，达到温通气血、散寒止痛、温补阳气等效果。

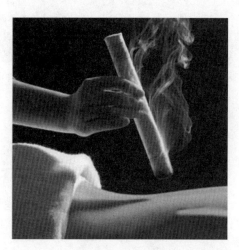

图 2-49　艾灸疗法

灸法是除中药汤剂、中成药、针刺之外的一种重要的中医治疗方法。艾灸是中药艾叶和物理的复合作用。艾叶是常用的中药之一，适用于治疗乏力、畏寒、疼痛、易感冒及过敏等虚寒性病证。怕冷、疼痛、易感冒、易过敏症状的疾病。它具有温阳补肾、温经通络、散寒止痛、消瘀散结、补中益气等功效，可广泛用于治疗内科、外科、妇科、儿科疾病。在没有疾病的情况下，艾灸具有一定的养生保健的作用。身体较虚弱者，可以在足三里、肚脐、丹田部位进行艾灸，长期坚持可以达到强身健体的效果。民间有言"常灸足三里，胜吃老母鸡"，说明艾灸足三里的保健效果得到了人们的认可。

艾灸具有简便易行、效果明显、经济实用的优点，既是大多数疾病的辅助治疗，又是家庭养生保健的常用方法。

艾灸的方法多种多样，常用的有艾条灸、艾炷灸和艾灸器，如图 2-50 所示。

艾条灸是指将艾条的一端点燃，对准应灸的腧穴部位或患处，距皮肤 2~3 cm，进行熏烤。熏烤时以局部有温热感而无灼痛为宜，一般每处灸 10~15 分钟，至皮肤产生红晕为度，要注意随时调节施灸的距离以防止烫伤。此外，可将艾条点燃在身体不适的部位上方 2~3 cm 处轻绕圈子。

艾炷灸是指将大小适宜的艾炷直接放在皮肤上施灸。此外，可将艾炷放于姜片、蒜片上灸疗，称为"隔姜灸""隔蒜灸"，这种方法既安全，又能发挥艾草与姜、蒜的共同作用。

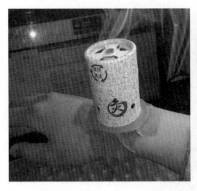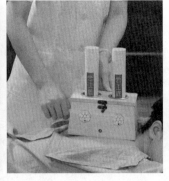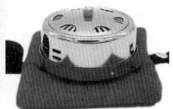

图 2-50　艾灸的方法

五、刮痧疗法

刮痧疗法（图 2-51）是指用刮痧板蘸润滑油，在体表反复刮动、摩擦，使皮肤局部出现红色粟粒状，或暗红色出血点等"出痧"变化，从而达到疏通经络、活血化瘀的效果。在日常生活中，人们感到身体某一部位不适时，常会用刮痧的方法清除体内痧毒。不得不说，刮痧的确是一种神奇的疗法。

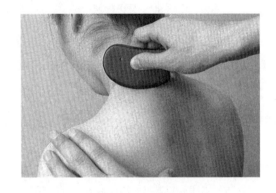

图 2-51　刮痧疗法

刮痧疗法属于传统自然疗法，是以中医皮部理论为基础。刮痧时，常用边缘光滑的牛角、嫩竹板、瓷器片、小汤匙等器具作为刮痧板。中医学认为，刮痧可以打开人体毛孔，此时，淤积在体内的邪气就会顺着毛孔排至体外。

刮痧疗法常被应用于两个领域，即治疗疾病和养生。用于治疗疾病时，刮痧疗法能够扩张毛细血管，增加汗腺分泌，促进血液循环，尤其对高血压、中风、肌肉酸痛、慢性疲劳综合征等病证具有良好效果。用于养生时，刮痧疗法能够起到健脑醒脑、聪耳明目、延缓衰老的作用。例如，夏日炎炎，长时间在室外工作的人很容易中暑，此时，可进行刮痧以解表清暑。

刮痧的作用仅仅是清除体内的邪气吗？其实不然，刮痧遵循中医基本治则，即"虚则补之，实则泻之"。刮痧的补与泻和腧穴的治疗作用息息相关，也与人的体质相关。刮痧的补泻作用主要取决于刮痧的操作，即操作力度、速度急缓、时间长短、刮拭长短、刮拭方向等。

六、拔罐疗法

拔罐疗法（图 2-52），又称"角法"，是指以竹筒罐、陶瓷罐、玻璃罐、抽气罐等为工具，利用燃烧或抽气等方式产生负压，使罐吸附在人的体表，造成局部皮肤瘀血，达到通经活络、消肿止痛、行气活血、祛风散寒等效果。

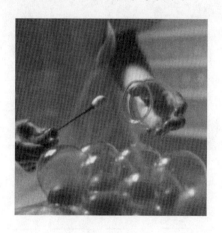

图 2-52　拔罐疗法

很早以前，医生就用拔罐治疗疮疡脓肿，之后又发展出用拔罐治疗肺痨、风湿等内科疾病。随着科学技术的进步，拔罐疗法不断发展并改进，其临床应用也越来越广泛。其中，拔火罐是中医临床常用的治疗方法，同时，这种方法也常用于养生保健，可达到解除疲劳、增强体质等效果。

拔罐疗法最常用的罐具是玻璃罐，因为玻璃罐可以清楚地看到拔罐过程中人体皮肤颜色的变化。除了玻璃罐，中医还运用陶罐、竹罐为患者治疗。在家拔罐可以使用的罐具包括抽气罐、橡胶罐、智能拔罐器等，这些罐具操作起来都比较安全。

拔罐疗法常用手法包括留罐法、闪罐法、走罐法、刺血拔罐法等。留罐法是最简单、最基本的方法，操作方法是用火探子在罐中晃一晃，撤出，将罐子迅速放在治疗部位并使其吸附于体表，留 10 分钟左右。闪罐法多用于治疗虚寒、肌肉萎缩等症状，操作方法是拔上罐子，再迅速取下，反复多次。走罐法是通过推拉罐体治疗后背酸痛、头晕、感冒、发凉等症状，疗效与刮痧类似。刺血拔罐法可用于治疗发热、热毒引起的疾病，操作方法是在选定的穴位或脓肿处，用三棱针刺几下，再在上面拔罐。

拔罐疗法简单、经济，而且疗效显著，深受患者的欢迎。

中医治疗方法种类繁多，除上述方法外，还有中药熏蒸技术、穴位敷贴技术、放血疗法、正骨技术、骨科小夹板固定技术、药膳疗法等。

拓展阅读

民间土法拔火罐

清朝时，人们极其重视拔罐疗法，尤其是火罐疗法。当时，老百姓使用陶罐，撕下一小块纸，将其点燃并放进罐内，然后将罐子快速扣合在患处。这种拔罐方法的吸拔部位应与地面成90°左右的角度，以防烫伤皮肤。

第三篇

应用篇

第一章 疾病

第一节 内科疾病

一、感冒

▶ 案例

患者，男，28 岁。患者在一周前暴感风寒，左臂骤然作痛，咳嗽剧烈，夜不安枕，经服药及针灸治疗，未见显效，昨晚忽又咯血，大便四日未下，体温 38.8 ℃。舌苔黄，脉浮紧。

如何初步诊疗？

感冒是感受触冒风邪引起的以鼻塞、流涕、喷嚏、咳嗽、头痛、恶寒、发热、全身不适等为主要症状的病证。病位主要在上焦肺卫，外感风邪或时行外邪客于肺卫，引起肺卫功能失调，肺失宣肃而发病。一般病程为 3~7 天，整个病程中很少传变。西医学中的上呼吸道感染及其他呼吸系统疾病出现感冒特征者，皆可参照本节内容进行辨证论治。

▶ 病因病机

感冒是因外感六淫或时行之邪，侵袭肺卫，以致卫表不和，卫外失常，肺失宣降而为病。

1. 外感六淫

主因为风邪。风为六淫之首，四时皆有，故外感为病，常以风为先导。但在不同季节，风邪常与当令之气相合伤人，而表现为不同证候。例如，秋冬寒冷之季，风与寒合，多见风寒证；春夏温暖之时，风与热合，多见风热证；夏秋之交，暑多夹湿，表现为风暑夹湿证候。一般以风寒、风热为多见，夏令暑湿之邪亦常杂感为病。至于梅雨季节之夹湿、秋季兼燥等，亦常可见之。若四时六气失常，非其时而有其气，伤人致病者，一般较感受当令之气为重。

2. 时行疫毒

非时之气夹时行疫毒伤人，则症状较重而多变，往往相互传染，造成广泛流行，且不限于季节。正如《诸病源候论·时气令不相染易候》所言："夫时气病者，此皆因岁时不和，温凉失节，人感乖戾之气而生，病者多相染易。"

3. 素体虚弱

素体虚弱，卫外不固，风寒之邪外束肌表，卫阳被郁，肺气不宣，临床上多见气虚感冒。体虚复感外邪，迁延不愈，致卫表失和，肺失清肃，临床上多见气阴两虚感冒。

▶ 治则治法

本病的病位在肺，与外邪侵袭肺卫有关，或从口鼻而入，或从皮毛内侵。风性轻扬，为病多犯上焦。《素问·太阴阳明论》云："伤于风者，上先受之。"肺处胸中，位于上焦，主呼吸，气道为出入升降的通路，喉为其系，开窍于鼻，外合皮毛，职司卫外，为人身之藩篱。故外邪从口鼻、皮毛入侵，肺卫首当其冲，感邪之后，随即出现卫表不和及上焦肺系症状。

本病的治疗应因势利导，从表而解，遵《素问·阴阳应象大论》"其在皮者，汗而发之"之义，采用解表达邪的治疗原则。风寒证治以辛温发汗；风热证治以辛凉清解；暑湿杂感者，又当清暑祛湿解表；虚体感邪者，则应扶正与解表并施。

▶ 预防调护

本病在流行季节须积极预防。常易患感冒者，可坚持每天按摩迎香穴，并服用防治方药。冬春风寒当令季节，可服贯众汤（贯众、紫苏叶、荆芥各 10 g，甘草 5 g）；夏令暑湿当令季节，可服藿佩汤（广藿香、佩兰各 5 g，薄荷 15 g，鲜者用量加倍）；如时邪毒盛，流行广泛，可将贯众、板蓝根、生甘草煎服。注意煎药和服药方法。汤剂煮沸后 5~10 分钟即可，过煮则降低药效。趁热温服，服后避风覆被取汗，或进热粥、米汤以助药力。得汗、脉静、身凉为病邪外达之象，无汗是邪尚未祛。出汗后尤应避风，以防复感。

治疗期间应认真护理，发热者须适当休息。感冒重症者、老年人、婴幼儿、体虚者，须加强观察，注意病情变化，警惕高热动风、邪陷心包、合并或继发其他疾病等。日常生活中应慎起居、适寒温，冬春之际尤其注意防寒保暖，盛夏亦不可贪凉露宿。加强锻炼，增强体质，以御外邪。

二、咳嗽

▶ 案例

患者，男，35岁。初诊：2003年1月14日。患者自1999年开始咳嗽，迁延至今不愈，胸片显示慢性支气管炎，咽部炎症常见发作，目前咳嗽不畅，咳痰不多，痰色白质黏。舌暗红，苔薄黄，脉细弦滑。

如何初步诊疗？

咳嗽是邪犯肺系、肺失宣肃、肺气上逆所致的一种肺系病证。它既是肺系疾病中的一个症状，又是独立的一种疾病。咳嗽是呼吸系统疾病最常见的症状，有利于清除呼吸道分泌物和有害因子，是机体的一种保护性防御反射，但频繁剧烈的咳嗽容易对患者的工作、生活和社会活动造成严重的影响。西医学中的急性上呼吸道感染、急性气管支气管炎、慢性支气管炎等以咳嗽为主要症状的疾病，可参照本节内容进行辨证论治。

西医学按持续时间将咳嗽分为急性咳嗽、亚急性咳嗽和慢性咳嗽三类。急性咳嗽的持续时间 < 3 周，常见于普通感冒、急性气管支气管炎等疾病；亚急性咳嗽的持续时间为 3~8 周，常见于感染后咳嗽、上气道咳嗽综合征等疾病；慢性咳嗽的持续时间 > 8 周，常见于嗜酸粒细胞性支气管炎、咳嗽性哮喘、胃食管反流性咳嗽、慢性支气管炎等疾病。

▶ 病因病机

咳嗽的病因分外感和内伤两大类。

1. 外感六淫

外感咳嗽多因天气突变或气候异常，机体卫外功能失调，感受六淫之邪，从口鼻或皮毛而入，侵袭肺系，郁闭肺气，肺失宣肃，而致肺气上逆作声，咳吐痰液。寒、暑、燥、湿、风、火六气，皆能令人咳，但因四时主气不同，故感邪亦有别，表现为风寒、风热、风燥等不同证候。而风为六气之首，因此外感咳嗽常以风为先导，挟其他外邪侵袭人体。

2. 内伤失调

内伤咳嗽多因饮食不节、情志不遂，脏腑功能失调，病及肺脏，发为咳嗽。脏腑功能失调，既可表现为内生五邪（风、寒、燥、湿、火），内邪干肺；又可引起脏腑气机失常，表现为肝气犯肺、肺不主气、肾不纳气，而致肺宣肃失常、肺气上逆，引起咳嗽。

本病的病变主脏在肺，与肝脾相关，久则及肾。外感或内伤之病邪犯肺，导致肺失宣发肃降，均会使肺气上逆而引起咳嗽。肺与肝、脾、肾既有经络内在的络属关系，又有五行生克的内在联系，其功能失调亦波及肺而致肺气上逆，发为咳嗽。如肝郁化火，木火偏旺或金不制木，木火刑金，则气火上逆犯肺为咳。又如脾为肺之母，脾失运化，痰浊内生，上渍犯肺，则肺失宣肃，肺气上逆而咳。再如肺为气之主，肾为气之根，肺司呼吸，肾主纳气，且有五行相生的关系，因此久咳肺虚，金不生水，则肺病及肾，肾虚气逆犯肺而咳喘。

本病的发病机理，概而言之，不论外感咳嗽还是内伤咳嗽，均为肺系受累、肺失宣肃、肺气上逆所致。外感咳嗽为六淫之邪从外而入，侵袭犯肺，肺气被郁，肃降无权，肺气上逆作咳；内伤咳嗽为饮食失当、情志刺激等诱发，致脏腑内伤，功能失调，内邪干肺或气机失畅，而致肺失肃降，上逆为咳。

本病的病理性质有虚实两端，有外感、内伤之分，可互为因果，相互为病。外感咳嗽多是新病，常在不慎受凉后突然发生，伴随有鼻塞流涕、恶寒发热、全身酸痛等症状，属于实证，多以风寒、风热、风燥为主。内伤咳嗽多是宿疾，起病较为缓慢，咳嗽病史较长，伴有其他脏腑病证，属邪实正虚，标实为主者，以痰、火为主；本虚为主者，有肺虚、脾虚等区分。外感咳嗽迁延不愈，伤及肺气，更易反复感邪，咳嗽频作，肺脏日益耗伤，可成内伤咳嗽，若夹有湿邪，则病势更为缠绵，难以痊愈。内伤咳嗽，肺虚卫外不固，更易感受外邪，侵袭肺脏而致咳嗽加重。外感咳嗽，大多预后良好，但若反复罹患或调治失当，则可能会转变为内伤咳嗽。内伤咳嗽若治疗不彻底或迁延难愈，日久则导致肺、脾、肾等脏腑亏虚，甚至会演变成肺胀、肺不张等病，预后相对较差。

▶ 治则治法

治疗总则分清邪正虚实。咳有六淫为患，也有内伤之异，可分为外感咳嗽与内伤咳嗽。外感咳嗽可分为风寒、风热、风燥等证候，内伤咳嗽可分为痰湿、痰热、肝火伤肺及肺阴亏虚等证候。治随证出，除止咳之外，还有散寒、清热、润燥、疏风、缓急、泻肝、化痰、宣肺、养阴等法。

▶ 预防调护

注意四时调摄，积极锻炼，调理饮食，提高身体免疫力，必要时辅以药物预防。药物预防可根据患者体质，辨证用药。平素自汗、易感冒、肺卫不固者，可服玉屏风散，还可配合使用足三里艾灸、面部迎香穴保健按摩等方法预防感冒；气阴两虚者，可服生脉饮。痰多者，应尽量将痰排出。咳而无力者，可翻身拍背以助痰排出，必要时吸痰。咳嗽痰多者，饮食不宜肥甘厚味，以免蕴湿生痰。风热、风燥、肺阴虚咳嗽者，不宜食辛辣香燥之品或饮酒，以免伤阴化燥助热，戒除烟酒等不良习惯。对于慢性久咳的肾虚患者，应嘱其进行适当的体育锻炼，以提高肺的通气功能，增强抗病能力。

三、哮病

▶ 案例

患者，男，55 岁。初诊：1978 年 6 月 19 日。主诉：原有肺结核病史，患哮喘病 10 多年，有肺气肿（胸部 X 线透视：肺纹理增加，肺气肿，肺门淋巴结钙化）。近半个月来，喘咳发作，下午重，畏寒鼻塞，口干。服氨茶碱 10 天无效。舌苔黄腻，脉象浮弦。

如何初步诊疗？

哮病，又称"哮证"，是一种发作性的痰鸣气喘疾病。发病时，喉中哮鸣有声，呼吸气促困难，甚则喘息不能平卧。哮必兼喘，故哮病亦称"哮喘"。西医学中的支气管哮喘、喘息性支气管炎及其他急性肺部过敏性疾病所致的哮喘均可参照本节内容进行辨证论治。

▶ 病因病机

宿痰内伏于肺致哮病的发生，每因外感、饮食、情志、劳倦等而引出，以致痰阻气道，肺失肃降，肺气上逆，痰气搏击而发出痰鸣气喘声。

本病的病位主要在肺，与脾、肾关系密切。肺虚不能主气，气不化津，则痰浊内蕴，肃降无权，加之卫外不固，更易受外邪的侵袭而诱发。脾虚不能化水谷精微，上输养肺，反而积湿生痰，上贮于肺，影响肺气的升降。肾虚精微匮乏，纳摄失常，则阳虚水泛为痰，或阴虚烁津生痰，上干于肺，而致肺气出纳失司。哮病发作的基本病理因素为痰，痰的产生主要由于人体津液不归正化，凝聚而成，若痰伏于肺则成为引发哮病的潜在"夙根"。多种因素如气候、饮食、情志、劳累都能诱导本病发作，这些因素错杂相关，尤以气候变化为主。《景岳全书·喘促》曰："喘有夙根，遇寒即发，或遇劳即发者，亦名哮喘。"哮病之"夙根"实质在于机体脏腑阴阳失调，素体偏盛偏虚，对津液的运化失常，肺不布津，脾不输化水精，肾不蒸化水液，而致凝聚成痰，痰伏于肺即为潜在病理因素。哮病发作的基本病理变化为"伏痰"遇感引触，痰随气升，气因痰阻，相互搏结，痰气壅塞气道，气道狭窄挛急，通畅不利，肺气宣降失常而喘促，痰气相互搏击而致痰鸣有声。

哮病发作时的病理环节为痰阻气闭，以邪实为主。若病因于寒，素体阳虚，痰从寒化，属寒痰为患，则发为冷哮；病因于热，素体阳盛，痰从热化，属痰热为患，则发为热哮；因"痰热内郁，风寒外束"而发作者，可表现为外寒内热的寒包热哮；痰浊伏肺、肺气壅实、风邪触发者，可表现为风痰哮；反复发作、正气耗伤、素体肺肾不足者，可表现为虚哮。本病发作时以标实为主，表现为痰鸣气喘；平时以肺、脾、肾等脏器虚弱之候为主，表现为气短、疲乏，常有轻度哮病。若哮病反复发作，寒痰伤及脾肾之阳，痰热伤及肺肾之阴，则可从实转虚，表现为脾、肺、肾脏虚弱；三脏之间可相互影响致病，表现为肺脾气虚或肺肾两虚之象。若哮病大发作，每易持续不解，邪实与正虚错综并见，肺肾两虚而痰浊又复壅盛，严重者肺不能治理调节心血的运行，命门之火不能上济于心，则累及心阳，甚至发生"喘脱"危候。

▶ 治则治法

本病治疗当宗《丹溪治法心要·喘》"未发以扶正气为主，既发以攻邪气为急"之旨，"发时治标，平时治本"是本病的治疗原则。发时攻邪治标，祛痰利气，寒痰宜温化宣肺，热痰当清化肃肺，表证明显者兼以解表，属风痰者又当祛风涤痰。平时正虚为主，治以扶正固本，阳气虚者予以温补，阴虚者予以滋养，肺虚者补肺，脾虚者健脾，肾虚者益肾，以冀减轻、减少或控制其发作。至于病深日久，发时虚实兼见者，不可拘泥于祛邪治标，当标本兼顾，攻补兼施，寒热错杂者，当温清并用。

▶ 预防调护

本病经常反复发作，病程颇长，病情顽固，迁延难愈，难以根除。如能控制其发作，平时注意调养正气，坚持服用扶正固本方药，部分患者有望获得根治，即使未得根治也有望减少或减轻发作。

在预防方面，注意气候影响，做好防寒保暖，防止外邪诱发。避免接触刺激性气体及易致过敏可疑异物。饮食宜清淡而富营养，忌生冷、肥甘、辛辣、海膻发物等，以免伤脾生痰。防止过度疲劳和情志刺激。鼓励患者根据个人身体情况选择太极拳、八段锦等运动，增强体质，预防感冒。

在调护方面，哮病发作时，应密切观察哮鸣、喘息、咳嗽、咳痰等病情变化，哮鸣、咳嗽、痰多、痰声辘辘、痰黏难咳者，可用拍背、雾化吸入等法，助痰排出；喘息哮鸣、心中悸动者，应限制活动，防止喘脱。

四、心悸

▶ 案例

患者，男，42岁。主诉：期前收缩、发作性室性心动过速9年。患者于2002年因饮酒首次引发室性心动过速，心率达260次/分钟。

如何初步诊疗？

心悸是以患者自觉心中悸动、惊惕不安甚则不能自主为主症的一种病证，每因情志波动或劳累过度而发作，发作时常伴有胸闷、气短甚至喘促、眩晕、晕厥等表现，脉象或数、或迟、或结、或代。病情较轻者为惊悸，病情较重者为怔忡，可呈持续性。西医学中的心动过速、心动过缓、期前收缩、心房颤动或扑动、病态窦房结综合征、房室传导阻滞等原因引起的心律失常，表现以心悸为主症者，均可参照本节内容进行辨证论治。

▶ 病因病机

心悸多因感受外邪、七情内伤、药食不当、体虚劳倦，致邪滞心脉、心神不宁或正气不足、心神失养而发病。

心悸的病位在心，与肝、脾、肾、肺四脏密切相关。若肝失疏泄，气滞血瘀，或气郁化火，心脉不畅，心神被扰，可发为心悸；若脾胃虚弱，心之气血化生乏源，或脾失健运，痰湿内扰心神，可发为心悸；若肾阴不足，不能上制心火，或肾阳亏虚，心阳失于温煦，可发为心悸；若热毒犯肺，内舍于心，或肺气亏虚，不能助心治节，心脉运行不畅，可发为心悸。心悸的基本病机为气血阴阳亏虚，心失所养；或饮、瘀、痰、火扰心，心神不宁。

本病的病理性质有虚实两端，虚实之间可以相互夹杂或转化。实证日久，病邪伤正，可兼见气、血、阴、阳之亏损；虚证也可因虚致实，兼见实证表现。例如，临床上阴虚者常兼见火盛或痰热，阳虚者易夹杂水饮、痰湿，气血不足者易见气滞、血瘀、痰浊。预后转归主要取决于本虚标实的程度及治疗当否等因素。若患者气血阴阳虚损程度较轻，病损脏腑单一，呈偶发、阵发，治疗及时得当，病证多能痊愈；反之，若患者病久阴损及阳，或阳损及阴，可出现气血不足、气阴两虚、阴阳俱虚之候，脉象可见过数、过迟、频繁结代或乍疏乍数等。若病情恶化，心阳暴脱，则可出现喘促、水肿、厥、脱等危候，预后较差。

▶ 治则治法

气血阴阳亏虚、心神失养所致心悸者，治当补益气血、调理阴阳，配合应用养心安神之品。水饮、瘀血、痰火等实邪所致心悸者，治当逐水饮、化瘀血、清痰火等，配合应用重镇安神之品。临床上心悸表现为虚实夹杂时，应灵活应用益气养血、滋阴温阳、祛痰涤饮、活血化瘀、清心泻火等法，同时配合养心安神、重镇安神之法。

▶ 预防调护

心悸每因劳倦、七情、药食不当而发作，故患者应适当锻炼，劳逸结合，保证生活有规律，保持精神乐观、情绪稳定，避免诱发或加重心悸。饮食有节，进食营养丰富且易消化吸收的食物，平素饮食忌过饱、过饥，戒烟酒、浓茶，宜低脂、低盐饮食，心阴虚者忌食辛辣炙煿，心阳虚者忌过食生冷，水饮凌心者宜少食盐，瘀血、痰火者忌过食肥甘。心悸病势缠绵，应坚持长期治疗。积极治疗原发病，如胸痹、痰饮、肺胀、喘证、痹证等，对预防心悸发作具有重要意义。应及早发现变证、坏病的先兆症状，配合心脏电生理检查，积极做好防治。

五、胸痹

▶ 案例

患者，女，53岁。主诉：胸痛隐隐，胸闷，气短乏力，喜温饮，昼时汗出，汗后不恶风，腰膝酸痛，头晕健忘，寐艰梦扰，纳少便调。舌紫暗有裂纹，苔白腻，脉沉缓。

如何初步诊疗？

胸痹是以胸部闷痛甚则胸痛彻背、喘息不得卧为主症的一种病证。轻者仅感胸闷如窒，呼吸欠畅，多持续数分钟，一般不超过15分钟，经休息或治疗后症状可在短时间内缓解；严重者心痛彻背，背痛彻心，持续不能缓解。据文献记载，胸痹有广义、狭义之分，广义者可涉及胃痛等多种疾病，狭义者指由心之病变引起的疾病，后者为本节主要讨论的内容。西医学中冠状动脉粥样硬化性心脏病之心绞痛、心肌梗死及心包炎等疾病，表现胸痹临床特征者，均可参照本节内容进行辨证论治。

▶ 病因病机

胸痹的发生多与寒邪内侵、饮食不节、情志失调、劳倦内伤、年迈体虚等因素有关，可二者、三者并存，也可交互为患。

胸痹的基本病机为心脉痹阻。病位主要在心，涉及肝、脾、肾等。心主血脉，心病失于推动，血行瘀滞；肝病疏泄失职，气滞血瘀；脾虚失其健运，聚生痰湿，气血乏源；肾虚藏精失常，或肾阴亏虚，或肾阳虚衰，均可引致心脉痹阻而发胸痹。病理性质为本虚标实，虚实夹杂。本虚有气虚、阴虚、阳虚，并可表现气阴两虚、阴阳两虚，甚至阴竭阳脱；标实为血瘀、气滞、痰浊、寒凝，又可交互为病，如气虚血瘀、气滞血瘀、寒凝气滞、痰瘀交阻等。病机转化可因实致虚，亦可因虚致实，虚实夹杂是其常见病理状态。痰瘀踞于心胸，胸阳痹阻，病延日久，每可耗气伤阳，向心气不足或阴阳并损转化；阴寒凝结，气失温煦，伤及阳气，病向心阳虚衰转化；痰阻脉络，血行滞涩，留瘀日久，心气痹阻，遏抑心阳。此三者皆因实致虚。心气不足，鼓动无力，易为风寒邪气所伤；心肾阴虚，津不化气，水亏火炎，炼液为痰；心阳虚衰，阴阳并损，阳虚生外寒，寒痰凝络。此三者皆由虚致实。胸痹治疗及时得当，可获较长时间稳定缓解，如反复频繁发作，则病情较为严重顽固。若失治误治或调理不当，病情进一步发展，心脉骤然闭塞，可发为真心痛；若心气不足，鼓动无力，可发为心悸；若心肾阳虚，水饮凌心射肺，则发为心力衰竭，属危重病证。

胸痹的治疗原则为急则治其标，缓则治其本，或标本同治。标实当通，针对血瘀、气滞、痰浊、寒凝而活血化瘀、疏理气机、泄浊豁痰、辛温通阳，尤重活血通脉。本虚宜补，权衡气血阴阳亏虚之不同，或补气温阳，或养血滋阴，尤重补气滋阴。真心痛发作，应采取紧急救治，以免发生猝死。临证必须辨清证候之危重顺逆，一旦发现脱证之先兆，宜采用中西医结合治疗，可尽早投用益气固脱之品。

▶ 预防调护

胸痹常因寒冷刺激、情绪激动、饮食过饱、劳累过度等诱发或加重。故预防胸痹发作，应注意防寒保暖；调摄精神，保持心情平静愉快；调节饮食，忌过食肥甘，宜低盐清淡饮食，保持大便通畅；戒除吸烟、酗酒；劳逸结合，坚持适当活动；保证睡眠，做到动中有静，动而有节。胸痹发病时要加强巡视，密切观察舌脉、体温、呼吸、血压及精神情志变化，必要时给予吸氧、心电监护及保持静脉通道，同时做好各种抢救准备。

六、胃痛

▶ 案例

患者，男，42岁。主诉：患十二指肠溃疡已13年，秋冬、冬春季节之交，易发胃痛。经钡餐透视十二指肠球部有龛影，大便潜血阳性，最近胃痛，以空腹为重，精神不佳，大便正常，小便时黄。舌红，苔少黄，脉弦急。

如何初步诊疗？

胃痛，又称"胃脘痛"，是指以胃脘部疼痛为主要症状的病证，常伴有胃脘部痞闷胀满、嗳气、吞酸、嘈杂、恶心、呕吐、纳呆等脾胃症状。西医学中的急性胃炎、慢性胃炎、胃溃疡、十二指肠溃疡、十二指肠炎、胃黏膜脱垂、胃癌、胃肠功能紊乱等以上腹部疼痛为主症的疾病，均可参照本节内容进行辨证论治。

▶ 病因病机

胃痛的病位在胃，但与肝、脾的关系至为密切。胃与脾以膜相连，胃主受纳、腐熟水谷，以和降为顺；脾主饮食精微的运化转输，以上升为常。二者同为后天之本，仓廪之官，在生理上相互配合，在病理上亦相互影响，如劳倦内伤、饥饱无常，每多脾胃同病。肝属木，为刚脏，喜条达，主疏泄。肝气横逆，木旺乘土，或中土壅滞，木郁不达；或肝火亢炽，迫灼胃阴；或肝血瘀阻，胃失滋荣，故胃病亦多关乎肝。

▶ 治则治法

本病的主要病机特点是气机郁滞、虚实相兼、寒热错杂，故治疗宜疏导气机、补虚泻实、平调寒热。

1. 疏导气机，通则不痛

胃痛发病的基本病理是不通则痛，治疗上多用通法，使脾胃纳运升降复常，气血调畅，其痛自已。清代医学家高世栻指出："通之之法，各有不同，调气以和血，调血以和气，通也；上逆者使之下行，中结者使之旁达，亦通也；虚者助之使通，寒者温之使通。"故因于寒凝者当散寒行气，因于湿热者当清热利湿，因于食积者当消积导滞，因于肝郁者当疏肝理气，因于血瘀者当活血化瘀。尤其"久痛入络"者，应用辛润通络之法。

2. 辛开苦降，平调寒热

寒热错杂，中焦枢机不利。《素问·至真要大论》曰："寒淫所胜，平以辛热……热淫所胜，平以咸寒，佐以苦甘。"故常以干姜、半夏、桂枝等辛温之品助脾升清，以黄连、黄芩、栀子等苦寒之品佐胃降浊，如此则升降有序，阴阳无所偏胜。

3. 扶助脾胃，从本论治

胃痛日久，脾胃多虚，当细辨而分治。脾胃虚弱者当健脾益气，中阳不足者当温阳益气，阴津亏损者当养阴益胃。如果辨证准确，可达到不止痛而痛自止的效果。相反，见痛止痛，从标论治，往往事倍功半。

4. 行气止痛，中病即止

胃痛多兼气滞，故常用辛香理气药，一般应中病即止，不可过剂。清代医学家叶天士谓："胃为阳明燥土，喜润恶燥。"过则易耗伤气阴，故可用理气之柔剂，如佛手、香橼、绿萼梅等。

▶ 预防调护

胃痛之起，多与情志不遂、饮食不节有关。

在预防方面，要重视精神与饮食的调摄。情绪宜保持愉快、开朗。饮食切忌暴饮暴食，或饥饱不匀；必要时可少食多餐，以清淡易消化的食物为宜。舌苔黄腻或灰腻、久而不化者，应限制肥甘厚味，烈性酒尤当禁忌；舌红无苔或舌红苔少者，要忌食辛辣刺激性食物。胃痛持续不已者，应及时就医，必要时进流质或半流质饮食。

在调护方面，胃痛持续不已、疼痛较剧烈者，应卧床休息，缓解后才可下床活动。若患者出现大量黑便，或吐血、便血，或满腹剧烈疼痛，应及时住院治疗。内服汤药时，虚寒性胃痛者，宜温服，并宜在疼痛发作前服药；虚热性胃痛者，则宜稍凉服。若患者服药呕吐，可在服药前用鲜生姜擦舌面，汤药改为多次分服。有些丸药质地较硬，须用温开水化开服用。

七、便秘

▶ 案例

患者，女，58 岁。初诊：2006 年 9 月 12 日。主诉：便秘 25 年。患者来诊时便秘，大便量少，胃脘胀满，纳差，疲乏无力，不喜饮水，水入则烧心、呕吐，失眠，喜甜食，面色晦滞。舌淡，苔薄白，脉虚弦。

如何初步诊疗？

便秘是指多种原因导致大肠传导功能失常，主要临床表现为大便排出困难，排便间隔时间延长，或大便干结难解，或虽有便意但排出不畅的病证。便秘既是一种独立病证，又是在多种急慢性疾病过程中经常出现的一种症状，本节仅讨论前者，与西医学中的功能性便秘关系密切。直肠及肛门疾病、机械性梗阻所致便秘可谨慎参照本节内容进行辨证论治。

▶ 病因病机

便秘的病因较多，包括外感寒热之邪、内伤饮食情志、病后体虚、年迈体衰、劳逸失度等。便秘的基本病机为实证邪滞大肠，腑气闭塞不通，虚证肠失温润，推动无力，导致大肠传导功能失常。

本病的病位在大肠，并与脾、胃、肺、肝、肾密切相关。脾虚失于运化，大肠传导功能失常，糟粕内停而成便秘；胃与肠相连，胃热炽盛，下传大肠，燔灼津液，大肠热盛，燥屎内结，而成便秘；肺与大肠相表里，肺之燥热下移大肠，则大肠传导功能失常，而成便秘；肝气郁滞，则气滞不行，腑气不能畅通而成便秘；肾主五液而司二便，若肾阴不足则肠道失润，若肾阳不足则大肠失于温煦而传送无力，都可致大便不通，即便秘。

▶ 治则治法

依据便秘的基本病机，其治疗之道当细辨虚实之证，分别施治。治疗原则是实证以祛邪为主，据热、冷、气秘之不同，分别施以泄热、温散、理气之法，辅以导滞之品，标本兼治，邪去便通；虚证以养正为先，依阴阳气血亏虚的不同，主用滋阴养血、益气温阳之法，酌用甘温润肠之药，标本兼治，正盛便通。其六腑以通为用，大便干结，解便困难，可用下法，但应在辨证论治基础上以润下为基础，个别证型虽可暂用攻下之药，也以缓下为宜，以大便软为度，不得一见便秘，便用大黄、芒硝、巴豆、牵牛之属。

▶ 预防调护

多饮水，适当多食粗粮、蔬菜、水果，避免辛辣之食。增加体力活动，加强腹肌锻炼，避免久坐少动。便秘与睡眠有密切关系。良好的睡眠有助于增强脾胃运化功能，从而维持正常排便。积极治疗引起便秘的其他疾病。气机不畅所致便秘者，可时常揉压脐腹部，顺时针、逆时针交替进行。早起早睡，定时排便。保持心情舒畅，戒忧思恼怒。长期便秘者，时常调意，精神内守，有助于减轻症状。不要过度用力排便。

八、泄泻

▶ 案例

患者，女，23岁。患者近1个月腹泻次数增多，夜间较频，故请诊治。诊时白天大便两三次，夜间一两次，便前肠鸣腹胀作痛，矢气频泄，窘迫难忍，便后腹内即舒，伴有多汗、手心热、口干思饮、食少、腰酸、下肢沉困、腰部喜温、月经闭阻。脉象沉细，舌淡，苔白滑腻。

如何初步诊疗？

泄泻是以大便次数增多，粪质稀薄或完谷不化，甚至泻出如水样为临床特征的一种病证。泄是指大便溏薄，时作时止，病势较缓；泻是指大便直下，如水倾注，清稀如水而势急。但临床上难以将二者截然分开，多泄、泻并称，统称"泄泻"。西医学中的急慢性肠炎、肠结核、肠易激综合征、吸收不良综合征等具有本病特征者，可参照本节内容进行辨证论治。需要注意，本病与西医学中腹泻的含义不完全相同。

▶ 病因病机

泄泻的病因分为多个方面，包括外感邪气、饮食所伤、情志失调、脾胃虚弱、命门火衰等。这些病因导致脾虚湿盛，脾失健运，大小肠传化失常，升降失调，清浊不分，从而引起泄泻。

本病的基本病机为脾病与湿盛，致肠道功能失司。病位在肠，主病之脏属脾，同时与肝、肾密切相关。脾主运化，大小肠司泌浊、传导；肝主疏泄，调节中焦升降；肾主命门之火，能暖脾助运，且肾司开阖。以上脏腑功能失职，均可引起泄泻。

本病的病理因素主要为湿邪，湿为阴邪，易困脾阳，故《医宗必读》有"无湿不成泻"之说，可夹寒、夹热、夹滞。病理性质有虚实之分。实证者，外感湿邪夹寒直伤脾胃，或湿邪寒化，寒湿困脾而泄；外感暑（热）湿之邪，或湿从热化，损伤脾而致泄；宿食内停，肠道传化失常，发生泄泻；肝气犯胃，横逆侮脾，气机升降失调，运化失职，遂见肝气乘脾之泄泻。有脾虚见证者往往虚实夹杂。久泻者以虚证为主，由于湿困日久，或久病失治，或素体脾胃虚弱，运化无权而致；脾病日久，或因其他原因损伤肾阳，以致脾肾同病，甚者出现命门火衰之五更泄泻。

▶ 治则治法

泄泻的治疗原则为运脾祛湿。急性泄泻以湿盛为主，重用祛湿，辅以健脾，再依寒湿、湿热的不同，分别采用温化寒湿、清化湿热之法。兼夹表邪、暑邪、食滞者，分别佐以疏表、清暑、消导之剂。慢性泄泻以脾虚为主，当予健脾补虚，辅以祛湿，并根据不同证候，分别施以益气升提、温肾健脾、抑肝扶脾之法。久泻不止者，尚宜固涩。

▶ 预防调护

（1）起居有常，注意调畅情志，保持乐观。慎防风、寒、湿、邪侵袭。

（2）饮食有节，宜食用清淡、富营养、易消化的食物，还可食用一些对消化吸收有帮助的食物，如山楂、山药、莲子、白扁豆、芡实等。避免进食生冷不洁之品，忌食难消化或清肠润滑食物。

（3）急性泄泻者，宜选择流质或半流质饮食，忌食辛热炙煿、肥甘厚味、荤腥油腻食物；某些对牛奶、面筋等不耐受者，宜禁食牛奶、面筋。因泄泻而耗伤胃气者，宜食用淡盐汤、饭汤、米粥，以养胃气。虚寒腹泻者，宜饮用淡姜汤，以振奋脾阳、调和胃气。

九、胁痛

▶ 案例

患者，女，50岁。患者近1个月两侧胁肋部疼痛，腰酸，下肢沉困喜温，月经闭阻。舌淡，苔白滑腻，脉象沉细。

如何初步诊疗？

胁痛是指以一侧或两侧胁肋部疼痛为主要表现的病证。胁，指侧胸部，为腋以下至第十二肋骨部的总称。西医学中的急性肝炎、慢性肝炎、急性胆囊炎、慢性胆囊炎、胆囊结石、胆道蛔虫病、肋间神经痛等，凡以胁痛为主要表现者，均可参照本节内容进行辨证论治。

▶ 病因病机

胁痛的病因主要是情志不遂、饮食不节、跌仆损伤、久病体虚等导致肝气郁结，湿热、瘀血阻滞脉络或肝阴不足，脉络失养。

胁痛的病变脏腑主要在肝、胆，且与脾、胃、肾有关。因肝居胁下，经脉布于两胁，胆附于肝，其脉亦循于胁，故胁痛之病，当主要责之肝胆；脾胃居于中焦，主受纳水谷，运化水湿，若因饮食所伤，脾失健运，湿热内生，郁遏肝胆，疏泄不畅，亦可发为胁痛；肝肾同源，精血互生，若因肝肾阴虚，精亏血少，肝脉失于濡养，则胁肋隐隐作痛。基本病机为肝络失和，病理变化可归结为不通则痛和不荣则痛两类。

胁痛的病理性质有虚实之分，肝郁气滞、瘀血停滞、湿热蕴结所致胁痛者多为实证，属不通则痛；阴血不足、肝络失养所致胁痛者则为虚证，属不荣则痛。一般胁痛以实证为多。病理因素主要有气滞、血瘀、湿热。胁痛初病在气，由肝郁气滞、气机不畅所致。气为血之帅，气行则血行，故气滞日久，血行不畅，其病理因素由气滞转为血瘀，或气滞血瘀并见。气滞日久，易于化火伤阴；饮食所伤、肝胆湿热所致胁痛者，日久亦可耗伤阴津，导致肝阴耗伤，脉络失养，从而转为虚证或虚实夹杂证。

▶ 治则治法

胁痛的治疗应依据"通则不痛"的理论，以疏肝和络止痛为基本治则。实证宜采用理气、活血、清利湿热之法；虚证宜补中寓通，采用滋阴、养血、柔肝之法。

▶ 预防调护

胁痛的发生与肝的疏泄功能失常有关，因此，要调摄情志，保持精神愉快，情绪稳定，气机条达。平时应注意休息，劳逸结合，起居有常，多食蔬菜、水果、瘦肉等有营养的食物。忌酒、辛辣肥甘、生冷不洁之品。不宜过量或长期服用香燥理气之品。患病后应积极治疗，按时服药。

十、眩晕

▶ 案例

患者，男，62岁。主诉：眩晕阵作40年。患者近期因生气出现眩晕，心悸，胸闷，脘腹胀痛，进食后欲吐，前额胀痛，双下肢水肿，口干欲饮，小便不利，纳差，眠可，大便可。舌红，苔薄黄，舌下青紫，脉弦滑。

如何初步诊疗？

眩晕是以目眩、头晕为主要表现的病证。目眩是指眼花或眼前发黑，头晕是指感觉自身或外界景物旋转。二者常同时并见，故统称"眩晕"。轻者闭目即止；重者如坐车船，旋转不定，不能站立，或伴有恶心、呕吐、汗出甚至仆倒等症状。西医学中的良性阵发性眩晕、后循环缺血、梅尼埃病、高血压等具有本病特征者，可参照本节内容进行辨证论治。

▶ 病因病机

眩晕的发生主要与情志不遂、年老体弱、饮食不节、久病劳倦、跌仆坠损以及感受外邪等因素有关，内生风、痰、瘀、虚，导致风眩内动、清窍被扰或清阳不升，脑窍失养而突发眩晕。

本病的病位在脑，其病变与肝、脾、肾三脏相关。肝乃风木之脏，其性主动主升，若肝肾阴亏，水不涵木，阴不维阳，阳亢于上，或气火暴升，上扰头目，则发为眩晕。脾为后天之本，气血生化之源，若脾胃虚弱，气血亏虚，清窍失养，或脾失健运，痰浊中阻，或风阳夹痰，上扰清空，则发为眩晕。肾主骨生髓，脑为髓海，肾精亏虚，髓海失充，则发为眩晕。

本病的发病机理主要有风、痰、虚、瘀诸端，以内伤为主。因于风者，多责之情志不遂，气郁化火，风阳上扰。因于痰者，多责之恣食肥甘，脾失健运，痰浊中阻，清阳不升，所谓"无痰不作眩"。因于虚者，多责之年高体弱，肾精亏虚，髓海空虚，或久病劳倦，饮食衰少，气血生化乏源，甚合"无虚不作眩"。若风、痰、虚日久，久病入络，或因跌仆外伤，损伤脑络，皆可因瘀而眩。上述诸因常相互影响，或相兼为病。

在眩晕的病变过程中，各个证候之间相互兼夹或转化。如脾胃虚弱，气血亏虚而生眩晕，而脾虚又可聚湿生痰，二者相互影响，临床上可表现为气血亏虚兼有痰湿中阻的证候。再如痰湿中阻，郁久化热，形成痰火为患，甚至火盛伤阴，形成阴亏于下，痰火上蒙的复杂局面。又如肾精不足，本属阴虚，若阴损及阳，或精不化气，可转为肾阳不足或阴阳两虚之证。此外，风阳每夹有痰火，肾虚可导致肝旺，久病入络形成瘀血，故临床常形成虚实夹杂之证候。中老年患者阴虚阳亢，风阳上扰，往往有中风晕厥的可能。

▶ 治则治法

眩晕的治疗原则是补虚泻实、调理阴阳。眩晕多属本虚标实之证，一般眩晕发作时以治标为主，眩晕减轻或缓解后应标本兼顾。虚证当滋养肝肾，补益气血，填精生髓；实证当平肝潜阳，清肝泻火，化痰行瘀。

▶ 预防调护

眩晕的发生多与饮食不节、劳倦过度、情志失调等因素有关。

在预防方面，应避免和消除可导致眩晕发生的各种内、外致病因素；要坚持适当的体育锻炼，增强体质；保持心情舒畅，情绪稳定，防止七情内伤；注意劳逸结合，避免体力和脑力的过度消耗；饮食有节，防止暴饮暴食，过食肥甘醇酒及过咸伤肾之品，尽量戒烟戒酒。

在调护方面，眩晕发病后要及时治疗，注意休息，严重者应卧床休息；注意饮食清淡，保持情绪稳定，避免突然、剧烈的体位改变和头颈部运动，以防眩晕症状加重，或发生昏仆。有眩晕史的患者应避免剧烈体力活动，避免高空作业。

十一、面瘫

▶ 案例

患者，男，43岁。患者口眼歪斜2天，无其他不适症状。舌红，舌苔薄黄，脉滑。如何初步诊疗？

面瘫，又称"口僻"，俗称"吊线风"，其主要症状为口眼歪斜，历代医学家多将其归入风门中。明代医学家楼英在《医学纲目·口眼㖞斜》中提到"凡半身不遂者，必口眼㖞斜，亦有无半身不遂而㖞斜者"，其观察到单纯口眼歪斜而不伴偏瘫者患有口僻。面瘫相当于西医学中的面神经麻痹，表现为一侧鼻唇沟变浅，口角歪向另一侧，口歪重的则口角流涎，咀嚼时食物滞留在患侧齿颊之间，还会因面瘫口歪而吐字不清。

▶ 病因病机

面瘫的病因是正气不足，脉络空虚，卫外不固，风邪乘虚入中脉络，气血痹阻。《诸病源候论·偏风口喝候》曰："偏风口喝是体虚受风,风入于夹口之筋也。足阳明之筋,上夹于口,其筋偏虚,而风因乘之,使其经筋急而不调,故令口喝僻也。"可见古人认为本病主要由脉络空虚受风所致,而感受风寒与风热则会导致不同的症状表现。此外,风痰瘀血阻滞脉络也可导致面瘫。

1. 症状

面瘫的主要表现为口眼歪斜,可伴有畏恶风寒、发热、汗出或无汗、肢体拘挛、肌肉关节酸痛、耳下有压痛等。舌苔薄白或薄黄,脉浮数、浮缓或浮紧,也有见细弦脉者。兼有畏恶风寒、发热、肢体拘挛、肌肉关节酸痛、脉浮者,是风邪侵入、正邪相争所出现的表证,应当仔细分辨有无汗出,如气虚卫表不固则自汗出,舌苔薄白而脉象浮缓;如因内热蒸表汗出,舌苔可见薄黄,脉象浮数或细弦;如表实无汗当兼恶寒发热,肢体拘挛、酸痛,脉浮紧。无论表虚表实,诸症都可兼有耳下压痛,此属脉络阻痹、气血循行不畅所致。

2. 转归

本病的主要表现为口眼歪斜,是风中脉络,病邪尚浅。如治疗及时确当,一般2~3周可开始恢复,1~2个月可完全恢复正常。逾期未恢复者,多为病久气滞,痰浊瘀血壅塞脉络,恢复较慢;治疗6个月以上仍效果不佳者,往往恢复比较困难。

▶ **治则治法**

本病的治疗原则是祛风通络、养血和营。主要使用牵正散为主方。"牵正"的目的是将已歪斜的口眼部肌肉恢复如初,本方用全蝎、僵蚕、白附子三药以祛风化痰。急性期可用汤剂,并可在原方基础上加羌活、防风、当归、赤芍、香附等。羌活、防风可加强散风祛邪之力;当归、赤芍可养血活络,乃"治风先治血,血行风自灭"之意;香附为气中血药,既可理气,又能和血。本方对表实属风寒入中较宜。因表虚自汗者,可去羌活,加入桂枝、黄芪;因内热蒸表汗出、舌苔薄黄者,可去羌活,加入夏枯草、黄芩、菊花。治疗2个月以上未能恢复者,多有痰浊瘀血阻滞脉络。

十二、头痛

▶ **案例**

患者,女,42岁。主诉:偏头痛18年,每于气候变化或劳累时发作,月经前后加剧,脑电图、脑血流图、X线片等检查均显示正常。患者就诊时适值经期,头痛剧作,右侧颞部跳痛,痛连目眶,精神委顿,面色暗滞,经来不畅、色暗夹块,伴有腹痛。舌紫苔薄白，脉沉涩。

如何初步诊疗？

头痛，又称"头风"，是一种以自觉头部疼痛为特征的常见病证，既可单独出现，又可在多种疾病过程中出现。西医学中的偏头痛、紧张性头痛、丛集性头痛、外伤性头痛等，可参照本节内容进行辨证论治。

▶ 病因病机

头痛的病因一般可分为外感、内伤两类。若感受外邪，上犯巅顶，阻遏清阳，可引发头痛；若内伤诸疾，脏腑功能失调，气血逆乱，痰瘀阻窍，可引发头痛；若外伤久病，气滞血瘀或气血亏虚，脑脉失养，可引发头痛。

本病的病变部位在脑。脑为髓海，依赖肝肾精血和脾胃精微物质的充养，故内伤头痛多与肝、脾、肾三脏的功能失调有关。本病的发病机理，概而论之，外感多责之于风、寒、湿、热，内伤多责之于气、血、痰、瘀、虚，其既可单独为因，又可相兼为害，导致经气不通，不通则痛，或经脉失养，不荣则痛。

本病的病理性质有虚实两端，且可相互转化。外感头痛一般起病较急，痛势剧烈，病程较短，病性多属表属实，病因是以风邪为主的六淫邪气，预后较好。内伤头痛大多起病较缓，病程较长，病性较为复杂，一般来说，气血亏虚、肾精不足之头痛属虚证，肝阳、痰浊、瘀血所致之头痛多属实证。虚实在一定条件下可以相互转化，如痰浊中阻日久，脾胃受损，气血生化不足，营血亏虚，不荣头窍，可转为气血亏虚之头痛；肝郁日久化热，阳热伤阴，肾虚阴亏，可转为肾精亏虚的头痛，或阴虚阳亢，虚实夹杂。此外，若头痛迁延不愈，病久入络，可转变为瘀血头痛。

▶ 治则治法

头痛的发生，实者多属不通则痛，虚者多属不荣则痛。外感头痛属实证，以风邪为主，故治疗主以疏风，兼以散寒、清热、祛湿。内伤头痛多属虚证或虚实夹杂证，虚者以滋阴养血、益肾填精为主；实者以平肝、化痰、行瘀为主；虚实夹杂者，酌情兼顾并治。

▶ 预防调护

头痛患者宜注意休息，保持环境安静，光线不宜过强。外感头痛是外邪侵袭所致，故平时当顺应四时变化，寒温适宜，起居定时，参加体育锻炼，增强体质，抵御外邪侵袭。内伤头痛者，宜情绪舒畅，避免精神刺激，注意休息。肝阳上亢者，禁食肥甘厚腻、辛辣发物，以免生热动风，而加重病情。肝火头痛者，可用冷毛巾敷头部。痰浊所致头痛者，饮食宜清淡，勿进肥甘之品，以免助湿生痰。精血亏虚者，应加强饮食调理，多食脊髓、牛乳、蜂乳等血肉有情之品。各类头痛患者均应戒烟戒酒。此外，可选择合适的头部保健按摩法，以疏通经脉、调畅气血，防止头痛发生。

十三、消渴（糖尿病）

▶ 案例

患者，男，50 岁。主诉：糖尿病 10 年，伴有高血压，常服降压药控制。患者善饥，口干，尿多不显，仅有尿频、尿急，常苦头昏、肢麻、腿软乏力。苔黄腐腻，质暗紫，中裂，脉弦。

如何初步诊疗？

消渴是以口渴、多饮、多食、多尿、消瘦、乏力、尿浊、尿有甜味为主要临床表现的病证。西医学中的糖尿病属于本病范畴，尿崩症具有本病特征者也可参照本节内容进行辨证论治。

▶ 病因病机

1. 禀赋不足

禀赋不足，先天肾精亏虚，五脏柔弱，易发消渴。

2. 饮食失节

长期过食肥甘，醇酒厚味，辛辣香燥，损伤脾胃，致运化失职，积热内蕴，化燥伤津，消谷耗液，发为消渴。

3. 情志失调

郁怒伤肝，气机郁结，郁久化火，火热内燔，发为消渴；忧思伤脾，脾失健运，水湿内停，郁而化火，消灼阴津，发为消渴。

4. 劳逸失调

房室不节，劳欲过度，或过于安逸少动，肾精亏损，虚火内生，上炎肺胃，发为消渴。

本病的病变脏腑在肺、胃（脾）、肾，以肾为主。肺为燥热所伤，肺燥伤津则口渴多饮；肺不布津液而直趋下行，随小便排至体外，故小便频数、量多。胃为热郁，胃火炽盛，脾阴不足，则口渴多饮，多食善饥；脾气虚不能转输水谷精微，则水谷精微下注入小便，故小便味甘；水谷精微不能濡养肌肉，故形体日渐消瘦。肾精亏虚，虚火内生，上燔肺胃，则烦渴多饮，消谷善饥；肾失濡养，开阖失司，固摄无权，则水谷精微直趋下泄，随小便而排至体外，故尿多而甜。三脏腑之中，虽可有所偏重，但往往又互相影响。若肺燥津伤，津液失于敷布，则脾胃不得濡养，肾精不得滋助；若胃燥热偏盛，上可灼伤肺津，下可耗伤肾阴；若肾阴不足则阴虚火旺，亦可上灼肺胃，终致肺燥胃热肾虚，故"三多"之证常可相互并见。

本病的基本病机是阴虚燥热。阴虚为本，燥热为标，阴虚与燥热互为因果，阴愈虚则燥火愈盛，燥热愈盛则阴愈虚。燥热伤阴，阴虚则内热，内热则伤津灼液成瘀血；或阴损及阳，阳气不足，则气虚血瘀。血瘀日久，久病伤络，致病情加重及变生他病。消渴日久，则易发诸多变证。如肺失滋润，日久则发肺痨；肾阴亏损，肝失涵养，肝肾精血不能上承耳目，则可并发白内障、雀目、耳聋；燥热内结，营阴被灼，脉络瘀阻，蕴毒成脓，则发为痈疽、脱疽；阴虚燥热，炼液成痰，痰阻血瘀，闭阻神窍，则发为中风；阴损及阳，脾肾阳衰，水湿潴留，泛溢肌肤，则发为水肿；痰瘀互结，痹阻心脉，则发为胸痹；严重者，阴津极度损伤，虚阳浮越，则见烦躁神昏，或阴竭阳亡而见昏迷、厥脱等危象。

▶ 治则治法

本病以阴虚为本、燥热为标，故清热润燥、养阴生津为本病的治疗大法。本病常发生气阴两虚、痰瘀阻滞、气虚血瘀、血脉瘀滞、阴损及阳等病变，还易并发中风、痈疽、眼疾、肺痨等病证，故应针对具体病情，及时合理地选用益气养阴、化痰行瘀、益气行血、活血化瘀、清热解毒、滋补肾阴、温补肾阳等治法。

▶ 预防调护

本病重在预防。有家族史、肥胖、嗜烟酒以及40岁以上者为重点防护对象，要定期体检，及时发现，及时诊断。已患消渴者，要重点定期检查有无中风、胸痹等病证先兆，有无雀目、跛行，及时调护并早期干预治疗。除药物干预外，生活调摄也对本病的治疗具有十分重要的意义。首先，要加强体育锻炼，可以练习太极拳、五禽戏、八段锦或慢跑，以身出微汗为度。其次，要减滋味、戒嗜欲、节喜怒。减滋味是指要节制饮食，在保证机体合理需要的情况下，合理限制粮食、油脂的摄入，忌食糖类，宜食用适量杂粮，配以蔬菜、豆类、瘦肉、鸡蛋等，定时定量进餐；戒嗜欲是指要戒烟酒、浓茶及咖啡等；节喜怒是指要保持情志平和，尤其不能恼怒、忧思。

十四、肥胖

▶ 案例

患者，男，35 岁。患者身体肥胖，头昏沉，倦怠乏力，动则易汗，多梦健忘，食后腹胀，大便溏薄，每天 2~3 次。舌淡，舌体胖大，边有齿痕，苔白腻，脉濡缓。

如何初步诊疗？

肥胖是一种以体内膏脂堆积过多、体重超过一定范围为主症的病证，常伴有头晕乏力、神疲懒言、少动气短等症状，是多种疾病发生的基础。西医学中的单纯性（体质性）肥胖、代谢综合征等疾病可参照本节内容进行辨证论治。无症状的 2 型糖尿病合并肥胖者，也可参照本节内容进行辨证论治。其他具有明确病因的继发性肥胖，应以治疗原发病为主。

▶ 病因病机

肥胖的病因多为年老体弱、过食肥甘、缺乏运动、情志所伤、先天禀赋等导致湿浊痰瘀内聚，留滞不行。

本病的病变部位主要在脾、胃和肌肉，与肾虚关系密切，也与心、肺的功能失调及肝失疏泄有关。本病的发病机理是胃强脾弱，酿生痰湿，导致气郁、血瘀、内热壅塞。阳明阳盛，胃强者易于化热，胃热消灼，使水谷腐熟过旺。脾为土性，易伤阳气，易受湿阻，乃生痰之源。胃纳太过，壅滞脾土，一则酿生湿热，进而化生痰湿；二则损伤脾阳，脾失运化而生痰湿。痰湿阻碍气机而致气郁。痰湿、气郁均可壅郁生热。痰阻、气郁、内热可形成瘀血。

本病的病理性质有虚实两端，且相互转化。本虚多为脾肾气虚，或兼心肺气虚；标实为胃热、痰湿，痰湿常与气郁、瘀血、水湿相兼为病，故痰瘀互结、痰气交阻、痰饮水肿者常见。临床病机之间的转化常见于三种情况。一是虚实之间的转化。如肥胖早期阶段，胃强者过食肥甘，水谷精微超过机体的需要而化为痰湿，聚为膏脂，形成肥胖。但若长期饮食太过，加上痰湿郁遏，则可损伤脾胃，使脾阳不振、脾虚不运，也可导致胃失受纳，后天失养，正气渐耗，病性逐渐由实转虚，久则脾病及肾，终致脾肾两虚。脾虚失于运化，痰湿内生，停于脏腑，阻于经络，气因湿阻，瘀因痰生，而致痰湿、气郁、瘀血相杂，从而转为以邪实为主之证，或正虚与邪实兼杂。二是病理产物之间的相互转化。如痰湿内停日久，阻滞气血的运行，可导致气滞或血瘀。而气滞、痰湿、瘀血日久，常可化热，转化为郁热、痰热、湿热或瘀热互结。三是肥胖病变日久，常变生他病。《黄帝内经》认为肥胖与消渴等病证有关，极度肥胖者常易合并消渴、头痛、眩晕、胸痹、中风、胆胀、痹证等。

▶ 治则治法

补虚泻实是本病治疗的基本原则。虚则补之，多用益气健脾；病及于肾，则当益气补肾。实则泻之，常用清胃降浊或祛湿化痰法，并结合消导通腑、行气利水、行气化瘀或痰瘀同治等，以消除膏脂、痰浊、水湿、瘀血及郁热。虚实夹杂者，当补虚泻实并举。

▶ 预防调护

本病重在预防。肥胖的预防应从儿童开始，其关键在于控制饮食和增加体力活动。忌食肥甘厚味、辛香燥烈等高热量饮食，宜清淡、低脂、低盐饮食。坚持长期有规律的运动，包括走路、跑步、游泳、打球、登山、打太极拳等。长期肥胖者，应在医生指导下进行调护。

十五、高血压

调查显示，我国平均每15秒钟就会有一个人死于心脑血管疾病。而高血压为目前最主要、最常见的心脑血管疾病。目前，人口日趋老龄化，除非广泛采取有效的措施，否则，高血压的发生率会继续升高。高血压易诱发脑卒中、冠状动脉粥样硬化性心脏病、肾脏疾病，并且随着血压的持续攀升，心肌梗死、心力衰竭、脑卒中、肾脏疾病的发病风险也会增加，人体的心脏、大脑、肾脏都会受到严重的危害。

1. 心脏

从发病机制上看，高血压对脏器的损害以及引发脏器病变是个漫长的过程。临床资料表明，高血压首先危害的就是心脏。调查结果显示，收缩压在120~139 mmHg的时候，冠状动脉粥样硬化性心脏病的发病风险比收缩压低于120 mmHg的时候上升40%。由此可以看出，高血压与冠状动脉粥样硬化性心脏病的发生有一定的关系。血压迅速升高还可诱发心肌梗死，加速心力衰竭。高血压会对心脏冠状动脉产生损害，对心脏细小动脉的损害较小。血压上升时，冠状动脉会扩张，刺激血管内皮下平滑肌细胞增生，导致动脉壁胶原蛋白、弹力蛋白、糖胺聚糖增多，此时，胆固醇、低密度脂蛋白容易进入到动脉壁里面，久而久之，形成纤维增生。此外，平滑肌细胞内溶酶体增多，对动脉壁上胆固醇的清除率就会降低，造成冠状动脉狭窄，出现粥样硬化，心肌供血量下降，导致冠状动脉粥样硬化性心脏病或缺血性心脏病。

研究表明，高血压引发的冠状动脉粥样硬化性心脏病的发病率在逐年上升，而且调查显示，冠状动脉粥样硬化性心脏病患者中50%以上的人都存在高血压病史。从这里我们也能看出，高血压对心脏冠状动脉的损害很严重。高血压容易使心脏的结构、功能发生改变。由于血压长期高升不下，左心室长期受累，负担日趋加重，左心室就会因代偿而逐渐扩张，形成高血压心脏病。患者处于心功能代偿期时，除了偶尔会出现心悸、气短等，不会出现其他症状。

代偿功能失调会导致左心衰竭，表现为稍微活动就会出现气喘、咳嗽、心悸、呼吸困难、痰中带血，甚至出现肺水肿。X线检查和心脏超声等影像检查可能显示左心室肥厚。因此，高血压患者如果血压水平控制得不好，很可能会在数年之后出现高血压心脏病。

2. 肾脏

肾脏是泌尿系统中的重要脏器，对肾脏危害较大的因素除炎症、细菌感染外就是高血压了。病理研究表明，高血压对肾脏的危害是从细小动脉开始的，初期时，肾脏的形态和功能不会发生明显改变，只是某些肾单位出现纤维化玻璃样变，另一些正常肾单位代偿性肥大；随着病情的发展，肾脏表面会呈颗粒状，皮层变薄，出现萎缩，进而发生肾功能不全，甚至发展成尿毒症。由此可见，高血压对肾脏的危害是个漫长的过程。

肾功能代偿不全的时候，患者很可能因肾脏浓缩功能下降而出现多尿、口渴、多饮、尿比重低等症。肾功能不全继续发展会导致尿量明显减少，全身水肿，电解质紊乱，酸碱平衡失调，血液中的肌酐、非蛋白氮、尿素氮升高，双侧肾脏呈现对称性轻度缩小。肾功能不全或发展为尿毒症，对肾脏的损害是不可逆转的。不过，处于肾脏功能不全阶段的患者如果注意保护肾功能，合理用药，则可维持较长的生存期。随着肾移植、血液透析的出现，肾衰竭患者的生存期有所延长。但无论如何，高血压对肾脏的损害很大，一定要提高重视程度。

3. 大脑

高血压主要通过影响动脉血管而危害大脑。高血压早期，血管不会出现明显的器质性损害。如果持续多年高血压，血管壁会慢慢硬化、失去弹性，管腔会越来越狭窄、闭塞。大脑中的小动脉肌层、外膜不发达，血管自动调节功能较差，长时间血压升高、血压波动大、精神紧张、降压药使用不当等因素都可能引发脑血管病。临床上，高血压引发的脑血管病包括脑出血、高血压脑病、腔隙性梗死等。脑出血为晚期高血压的常见并发症。防止脑出血要从控制血压入手。脑出血的病变部位、出血量、紧急处理情况对患者的预后影响很大。脑出血的病死率较高，幸存者大多会留下后遗症，如偏瘫、失语等。

4. 眼底

眼底检查不仅是眼科疾病诊断的依据，也是判断高血压程度、了解其预后的重要检查手段。高血压会对眼底造成损害。高血压早期，眼底检查多为正常，若血压长时间升高，视网膜动脉容易硬化，随病情发展而出现视网膜渗出、水肿、出血，甚至视神经盘水肿，若治疗不及时，眼底会出现放射状蜡样小黄点，引发视觉障碍，如视物不清、视物变形等，最后导致失明。眼底病变程度通常分为四级：第一级为视网膜小动脉稍出现狭窄、轻度硬化；第二级为视网膜动脉明显硬化，动脉出现"眼线反应"，动静脉出现交叉症状；第三级为视网膜出血、渗出、水肿加重；第四级伴随着视神经盘水肿。眼底病变程度的分级显示了高血压的进展程度，即眼底病变程度越高，高血压患病时间就越久，病情也越重。视网膜出血、渗出和视神经盘水肿预示着体内重要脏器，如大脑、心脏、肾脏等都有着不同程度的损害。特别是出现增殖期视网膜病变的时候，说明病情已经发展到了不可逆转的程度。

第二节　外科疾病

一、乳癖

▶ 案例

患者，女，37 岁。主诉：双侧乳房结块已 4 年余，月经来前双侧乳房胀痛，肿块变硬，经净后则变软。患者素来月经不调，有时胸胁胀痛。查体可见双侧乳房散在结节，呈条索样、片样，质地中等，轻度压痛。

如何初步诊疗？

乳癖是乳腺组织的良性增生性疾病，既非炎症，也非肿瘤。其临床特点是单侧或双侧乳房疼痛并出现肿块，乳痛和肿块与月经周期及情志变化密切相关。乳房肿块大小不等，形态不一，边界不清，质地不硬，活动度好。本病好发于 25~45 岁的中青年妇女，其发病率约占乳房疾病的 75%，是临床上最常见的乳房疾病。据文献记载，乳癖又称"乳中结核""乳痞"。明代医学家龚居中在《外科活人定本·卷二》中指出"乳癖，此症生于正乳之上，乃厥阴，阳明经之所属也……何谓之癖，若硬而不痛，如顽核之类"，首次将乳癖定义为乳房肿块。《医宗金鉴·外科心法要诀》称其为乳中结核，并阐述了其辨证论治，曰："初起气实者宜清肝解郁汤，气虚者宜香贝养荣汤。若郁结伤脾，食少不寐者，服归脾汤，外俱用木香饼灸法消之甚效。"本病相当于西医学中的乳腺增生症。研究发现，本病有一定的癌变倾向，尤其有乳腺癌家族史的患者更应重视。

▶ **病因病机**

（1）情志不遂，久郁伤肝，或受到精神刺激，急躁易怒，导致肝气郁结，气机阻滞于乳房，经脉阻塞不通，不通则痛，引起乳房疼痛；肝气郁久化热，热灼津液为痰，气滞、痰凝、血瘀，即可形成乳房肿块。

（2）肝肾不足，冲任失调，使气血瘀滞；或脾肾阳虚，痰湿内结，经脉阻塞而致乳房结块、乳房疼痛、月经不调。

▶ **治则治法**

止痛与消块是治疗本病的要点。根据具体情况，进行辨证论治。若患者长期服药，但肿块不消反而增大，且质地较硬，边缘不清，疑有恶性变，应手术切除。

1. 内治法

（1）肝郁痰凝证。

证候：多见于青壮年妇女，乳房出现肿块，质韧不坚，胀痛或刺痛，症状随喜怒消长；伴有胸闷胁胀，善郁易怒，失眠多梦，心烦口苦；苔薄黄，脉弦滑。

治法：疏肝解郁，化痰散结。

方药：逍遥蒌贝散加减。

（2）冲任失调证。

证候：多见于中年妇女，乳房肿块月经前加重，经后减缓，乳房疼痛较轻或无疼痛；伴有腰酸乏力，神疲倦怠，月经失调，量少色淡，或闭经；舌淡，苔白，脉沉细。

治法：调摄冲任，和营散结。

方药：二仙汤合四物汤加减。

2. 外治疗法

阳和解凝膏掺黑退消或桂麝散盖贴，或用大黄粉以醋调敷。过敏者忌用。

▶ **预防调护**

（1）应保持心情舒畅，情绪稳定。

（2）应适当控制脂肪类食物的摄入。

（3）及时治疗月经失调等妇科疾病和其他内分泌疾病。

（4）高危人群要重视定期检查。

二、湿疹

▶ 案例

患者，男，36岁。主诉：全身红斑、丘疹、水疱、糜烂伴剧烈瘙痒10天。患者有类似病史2年，反复发作，此次发病前曾食用海鲜。刻诊：全身泛发红斑、丘疹、丘疱疹、水疱、糜烂、渗液，并有散在脓疱，境界不清。伴有剧烈瘙痒，胸闷纳呆，口苦，大便干，小便赤少。舌红，苔薄黄，脉滑数。

如何初步诊疗?

湿疹是一种过敏性炎症性皮肤病，因皮损总有湿烂、渗液、结痂而得名。其临床特点是皮损对称分布，多形损害，剧烈瘙痒，有渗出倾向，反复发作，易成慢性等。根据病程，湿疹可分为急性、亚急性、慢性三类。急性湿疹以丘疱疹为主，炎症明显，易渗出；慢性湿疹以苔藓样变为主，易反复发作。

本病男女老幼皆可发病，但以先天禀赋不耐者为多；无明显季节性，但冬季常复发。根据皮损形态不同，名称各异。例如，浸淫全身、滋水较多者，称为浸淫疮；以丘疹为主者，称为血风疮或粟疮。根据发病部位的不同，其名称也不同。例如，发于耳部者，称为旋耳疮；发于手足部者，称为㿗疮；发于阴囊部者，称为肾囊风；发于脐部者，称为脐疮；发于肘、膝弯曲部者，称为四弯风；发于乳头者，称为乳头风。《医宗金鉴·外科心法要诀》记载："浸淫疮……此证初生如疥，搔痒无时，蔓延不止，抓津黄水，浸淫成片，由心火、脾湿受风而成。"该书中还指出："血风疮……此证由肝、脾二经湿热，外受风邪，袭于皮肤，郁于肺经，致遍身生疮，形如粟米，搔痒无度。抓破时，津脂水浸淫成片，令人烦躁、口渴、搔痒，日轻夜甚。"

▶ 病因病机

由于禀赋不耐，饮食失节，或过食辛辣刺激荤腥腥动风之物，脾胃受损，失其健运，湿热内生，又兼外受风邪，内外两邪相搏，风湿热邪浸淫肌肤，发为湿疹。急性者以湿热为主；亚急性者多与脾虚湿蕴有关；慢性者则多病久耗伤阴血，血虚风燥，乃致肌肤甲错。发于小腿者，常为经脉弛缓、青筋暴露，气血运行不畅，湿热蕴阻，肤失濡养所致。西医学认为，湿疹的病因尚不清楚，发病机制与各种外因（食物、吸入物等）、内因（慢性感染病灶、内分泌及代谢改变等）相互作用有关，某些患者的症状可能由迟发性变态反应所引发。

▶ **治则治法**

本病以清热利湿止痒为主要治法。急性者以清热利湿为主，慢性者以养血润肤为主。外治宜用温和的药物，以免加重病情。

1. 湿热蕴肤证

证候：发病快，病程短，皮损潮红，有丘疱疹，灼热瘙痒无休，抓破渗液流脂水；伴心烦口渴，身热不扬，大便干，小便短赤；舌红，苔薄白或黄，脉滑或数。

治法：清热利湿止痒。

方药：龙胆泻肝汤合萆薢渗湿汤加减。

2. 脾虚湿蕴证

证候：发病较缓，皮损潮红，有丘疹，瘙痒，抓后糜烂渗出，可见鳞屑；伴纳少，腹胀便溏，易疲乏；舌淡胖，苔白腻，脉濡缓。

治法：健脾利湿止痒。

方药：除湿胃苓汤或参苓白术散加减。

3. 血虚风燥证

证候：病程久，反复发作，皮损色暗或色素沉着，或皮损粗糙肥厚，剧痒难忍，遇热或肥皂水洗后瘙痒加重；伴有口干不欲饮，纳差，腹胀；舌淡，苔白，脉弦细。

治法：养血润肤，祛风止痒。

方药：当归饮子或四物消风饮加减。

▶ **预防调护**

（1）急性湿疹忌用热水烫洗，忌用肥皂等刺激物洗患处。

（2）避免搔抓，以防感染。

（3）忌食辛辣以及鱼、虾、鸡、鹅、牛、羊肉等发物，亦忌食香菜、韭菜、芹菜、姜、葱、蒜等辛香之品。

（4）急性湿疹或慢性湿疹急性发作期间，应暂缓预防注射各种疫苗。

三、蛇串疮（带状疱疹）

▶ **案例**

患者，男，32岁。患者5天前自觉左侧胸背作痛，于当地医院行X线检查未见异常；2天前局部出现水疱，皮肤灼热刺痛，可见粟米至黄豆大小成簇水疱，色红，局限于躯干左侧，呈带状排列。

如何初步诊疗？

蛇串疮是一种急性疱疹性皮肤病，患者皮肤会出现成簇水疱，多呈带状分布，痛如火燎。其临床特点是皮肤上出现红斑、小丘疹、水疱或丘疱疹，累累如串珠，排列成带状，沿一侧周围神经分布区出现，局部刺痛或伴同侧附近臖核。多数患者痊愈后很少复发，极少数患者可多次发病。好发于成人，老年人病情尤重。本病首见于《诸病源候论·疮病诸候》，曰："甑带疮者，绕腰生。此亦风湿搏血气所生，状如甑带，因以为名。"其多发于胸胁部，故又称"缠腰火丹"，亦称"火带疮""蛇丹""蜘蛛疮"等。本病相当于西医学中的带状疱疹。

▶ 病因病机

由于情志内伤，肝气郁结，久而化火，肝经火毒蕴积，或夹风邪上窜头面，或夹湿邪下注，发于阴部及下肢；火毒炽盛者多发于躯干。年老体弱者常因血虚肝旺，湿热毒蕴，导致气血凝滞，或气血亏虚，气虚血瘀，经络阻塞不通，以致疼痛剧烈，病程迁延。总之，本病初期以湿热火毒为主，后期是正虚血瘀兼夹湿邪为患。西医学认为，带状疱疹与水痘是由同一病毒（水痘 - 带状疱疹病毒）引起的不同疾病。

▶ 治则治法

本病以清热利湿、行气活血止痛为主要治法。初期以清热利湿为主，后期以活血通络止痛为主，体虚者以扶正祛邪与通络止痛并用。

1. 辨证论治

（1）肝经湿热证。

证候：皮损鲜红，灼热刺痛，疱壁紧张；口苦咽干，心烦易怒，大便干燥，小便黄；舌质红，苔薄黄或黄腻，脉弦滑数。

治法：清热解毒，利湿止痛。

方药：龙胆泻肝汤加减。

（2）脾虚湿蕴证。

证候：皮损色淡，疼痛持续，疱壁松弛；口不渴，食少腹胀，大便时溏；舌淡或正常，苔白或白腻，脉沉缓或滑。

治法：健脾利湿，解毒止痛。

方药：除湿胃苓汤加减。

（3）气滞血瘀证。

证候：皮疹减轻或消退后局部疼痛不止，放射到附近部位，痛不可忍，坐卧不安，重者可持续数月或更长时间；舌暗，苔白，脉弦细。

治法：理气活血，通络止痛。

方药：桃红四物汤加减。

2. 外治疗法

（1）初起用浓茶水调二味拔毒散外涂；或外敷玉露膏；或外搽双柏散、三黄洗剂、清凉乳剂（麻油加饱和石灰水上清液充分搅拌成乳状），每天3次；或将鲜马齿苋、野菊花叶、玉簪花叶捣烂外敷。

（2）水疱破后用黄连膏、四黄膏或青黛膏外涂。

（3）若水疱不破或水疱较大，可用三棱针或消毒空针刺破，吸尽疱液或使疱液流出，以减轻胀痛不适感。

▶ 预防调护

（1）发病期间应保持心情舒畅，以免肝郁气滞化火而加重病情。

（2）急性期忌食肥甘厚味和鱼腥海味之物，饮食宜清淡，多吃蔬菜、水果。

（3）忌用热水烫洗患处，内衣宜柔软宽松，以减少摩擦。

（4）皮损局部保持干燥、清洁，忌用刺激性强的软膏涂敷，以防皮损范围扩大或加重病情。

四、瘾疹（荨麻疹）

▶ 案例

患者，女，40岁。主诉：全身泛发风团伴瘙痒2天。患者5天前出现发热、头痛、咽痛、咳嗽，查体温38.5 ℃；2天前全身出现鲜红色风团，大小不一，形态各异，忽起忽消，风团持续半小时消退，消退后不留痕迹，伴有剧烈瘙痒。

如何初步诊疗？

瘾疹，又称"风疹块"，是一种瘙痒性、过敏性皮肤病，患者皮肤会出现风团，时隐时现。其临床特点是皮肤上出现风团，色红或白，形态各异，发无定处，骤起骤退，退后不留痕迹，自觉瘙痒。《诸病源候论》曰："邪气客于皮肤，复逢风寒相折，则起风瘙瘾疹。"本病相当于西医学中的荨麻疹。

▶ 病因病机

本病多为禀赋不足，复感外邪所致。先天禀赋不足，表虚不固，风寒、风热外袭，客于肌表，致使营卫失调而发；或饮食不节，过食辛辣肥厚，或有肠道寄生虫，使肠胃积热，复感风邪，内不得疏泄，外不得透达，郁于皮毛腠理之间而发。此外，情志内伤，冲任不调，肝肾不足，血虚生风生燥，阻于肌肤也可发病。西医学认为，荨麻疹的病因复杂，约3/4的患者找不到原因，特别是慢性荨麻疹。

▶ 治则治法

寻找病因，对症处理。中医以辨证论治为主，特殊类型者可采用中西医结合治疗。

1. 辨证论治

（1）风寒束表证。

证候：风团色白，遇寒加重，得暖则减；恶寒，口不渴；舌淡红，苔薄白，脉浮紧。

治法：疏风散寒，解表止痒。

方药：荆防败毒散。

（2）风热犯表证。

证候：风团鲜红，灼热剧痒，遇热加重，得冷则减；伴有发热，恶寒，咽喉肿痛；舌红，苔薄白或薄黄，脉浮数。

治法：疏风清热，解表止痒。

方药：消风散加减。

（3）胃肠湿热证。

证候：风团片大色红，瘙痒剧烈；发疹的同时伴脘腹疼痛，恶心呕吐，神疲纳呆，大便秘结或泄泻；舌红，苔黄腻，脉弦滑数。

治法：疏风解表，通腑泄热。

方药：防风通圣散加减。

（4）血虚风燥证。

证候：反复发作，迁延日久，午后或夜间加剧；伴心烦易怒，口干，手足心热；舌红少津，脉沉细。

治法：养血祛风，润燥止痒。

方药：当归饮子加减。

2. 外治疗法

（1）中药熏洗。

瘙痒明显、无胸闷气憋者，可进行中药熏洗。风团红、瘙痒明显者，选用马齿苋、白鲜皮等解毒止痒中药熏洗；风团色淡白、皮肤干燥者，选用当归、茯苓、白术等健脾养血中药熏洗，每天 1 次。

（2）中药保留灌肠。

因饮食不慎而诱发者，可采取苦参、黄柏等中药保留灌肠以泻浊解毒，每天 1 次。

▶ **预防调护**

（1）观察日常生活，积极寻找过敏原。

（2）禁用或禁食某些致敏药物或食物，避免接触致敏物品，积极防治某些肠道寄生虫病。

（3）忌食鱼腥虾蟹、辛辣、酒等。

（4）注意气温变化，自我调摄寒温，加强体育锻炼。

第三节　妇科疾病

一、月经先期

▶ **案例**

患者，女，33 岁。主诉：连续 3 个月经周期提前 8 天。舌红，苔黄，脉弦数。如何初步诊疗？

月经周期提前 7 天以上，甚至 10 余天一行，并且连续发生 2 个周期以上者，称"月经先期"，又称"经期超前""经行先期""经早""经水不及期"等。月经先期属于以月经周期异常为主的月经病，常与月经过多并见，严重者可发展为崩漏，应及时进行治疗。西医学中的功能失调性子宫出血和盆腔炎等出现月经提前征象者，可参照本节内容进行辨证论治。

▶ **病因病机**

本病的病因主要是气虚和血热；病机是冲任不固，经血失于约制。气虚则统摄无权，冲任不固；血热则热扰冲任，伤及子宫，血海不宁，均可使月经先期而至。

▶ 治则治法

本病的辨证着重于周期的提前及经量、经色、经质的变化情况，结合全身证候及舌脉，辨其属实、属虚、属寒、属热。周期提前，或兼量多，色淡红，质清稀，唇舌淡，脉弱者，为脾气虚；周期提前，经量或多或少，色淡暗，质清稀，腰膝酸软者，为肾气虚；月经周期提前，经量多，色深红或紫红，质黏稠，舌红，脉数有力者，为阳盛血热；周期提前，经量少，色红，质稠，脉虚而数者，为阴虚血热；周期提前，经量或多或少，经色紫红，质稠，或有血块，胸胁少腹胀满，脉弦者，为肝郁血热。若仅见周期提前，而经量、经色、经质无明显异常，还应根据素体情况、全身证候及舌脉进行辨证论治。

月经先期的治疗重在调整月经周期，使之恢复正常，故须重视平时的调治，按其证候属性，具体治法或补或清。若脉证无火，则应补虚，或补中气，或补益心脾，或固命门，或脾肾双补；若为血热证，则应清热，清热又当"察其阴气之虚实"，或清热凉血，或滋阴清热，或疏肝清热。然不论实热、虚热，皆不宜过用寒凉，以免损伤阴血。常见症候如下。

1. 气虚证

主要证候：月经周期提前，或经血量多，色淡红，质清稀；神疲肢倦，气短懒言，小腹空坠，纳少便溏，或有心悸；舌淡红，苔薄白，脉细弱。

治法：补脾益气，摄血调经。

方药：补中益气汤加减。

2. 血热证

主要证候：月经周期提前，经血量多，色深红或紫红，质黏稠；或伴心烦，面红口干，小便短黄，大便燥结；舌红，苔黄，脉数或滑数。

治法：清热凉血调经。

方药：清经散加减。

▶ 预防调护

（1）节饮食：不宜过食肥甘滋腻、生冷寒凉、辛烈香燥之品，以免损伤脾胃，或生热灼血。

（2）调情志：保持心情舒畅，避免忧思郁怒，损伤肝脾，或七情过极，五志化火，冲任蕴热，而引起本病。

（3）适劳逸：经期不宜过度劳累和剧烈运动，以免损伤脾气，致统摄无权而引起本病。

（4）节房事和节制生育：避免生育（含人工流产）过多、过频，避免经期、产褥期交合，否则易损伤冲任，耗损精血，或感染邪毒导致月经病。

二、月经后期

▶ **案例**

患者，女，36岁。主诉：连续3个月经周期 $\quad$ 舌红，苔黄，脉弦数。如何初步诊疗？

月经周期延后7天以上，甚至3~5个月一 $\quad$ 个周期以上者，称"月经后期"，又称"经行后期""月经延后" $\quad$ 迟"等。若每次月经周期仅延后4~5天，或偶然延后1次，下次仍如期来 $\quad$ 作月经后期论。此外，青春期月经初潮后1年内，或围绝经期，月经周期时有延后， $\quad$ 无其他证候者，亦不作病论。月经后期如伴经量过少，常可发展为闭经。西医学中的功能失调性子宫出血等出现月经延后征象者，可参照本节内容进行辨证论治。

▶ **病因病机**

本病的病机有虚实之别。虚者多因肾虚、血虚而精血不足，冲任不充，血海不能按时满溢而经迟；实者多因血寒、气滞、痰湿等而血行不畅，冲任受阻，血海不能如期满盈，致使月经后期而来。

1. 肾虚

先天肾气不足，或房劳多产，损伤肾气，肾虚精亏血少，血海不能按时满溢，故月经后期而至。

2. 血虚

体质素弱，营血不足，或久病失血，或产育过多，耗伤阴血，或脾气虚弱，化源不足，均可致血虚，血海不能按时满溢，故月经后期而至。

3. 血寒

（1）虚寒：素体阳虚，或久病伤阳，阳虚内寒，脏腑失于温养，生化失期，气虚血少，血海不能如期满溢，故经行后期。

（2）实寒：经期产后，外感寒邪，或过食寒凉，寒搏于血，血为寒凝，运行不畅，血海不能如期满溢，故经行后期。

4.气滞

平素忧郁，气机不畅，气血运行不畅，血海不能如期满溢，故经行后期。

月经后期的病因病机并非仅限于以上，还有血瘀、痰湿等，只是上述病因病机较常见。临床上需要具体情况具体分析。此外，临床上单一病机较少见，常虚实夹杂，医生须抽丝剥茧，理清整个疾病的来龙去脉，灵活运用多种治法。

▶ 治则治法

本病的辨证应根据月经的量、色、质及全身证候，结合舌脉辨其虚、实、寒、热，进行综合分析。周期延后，经量少，色淡，质清稀，腰膝酸软，舌淡白，舌体瘦或薄，尺脉弱者，为肾虚；周期延后，经量少，色淡，质稀，头晕，心悸失眠，唇白舌白，脉细者，为血虚；周期延后，经量少，色淡质稀，小腹隐痛，喜暖喜按，舌淡，脉沉迟者，为虚寒；周期延后，经量少，色黑，或有块，小腹冷痛拒按，疼痛明显，舌暗，脉沉弦者，为实寒；周期延后，经量少或正常，色暗红，或有块，小腹胀而痛，舌暗红或红，脉弦者，为气滞。

本病的治疗以调整周期为主，治法以"虚则补之，实则泻之"为原则。虚证治以补肾健脾养血，或温经养血；实证治以疏肝理气，或温经活血。虚实夹杂者，分清主次而兼治。本病属虚属寒者多，不宜过用辛燥及破血之品，以免劫伤阴津或损伤气血，常在补肾养血的基础上，进行疏肝理气，温经活血。

▶ 预防调护

（1）适寒温：经前及经期注意调摄寒温，经期身体抵抗力差，应避免淋雨、涉水等，以防血为寒湿所凝，导致月经病的发生。

（2）节饮食：经期不宜过食寒凉冰冷之物，以免经脉壅涩，气血运行不畅。此外，寒冷伤胃，影响脾胃运化功能。

（3）调情志：经期要情绪稳定，心态平和，避免七情过度。此外，须做好计划生育，选择切实可行的避孕措施，以防生育过多或流产手术过多，导致耗伤精血，损伤冲任。

三、月经先后不定期

▶ 案例

患者，女，31岁。主诉：连续3个月经周期推后8天。舌红，苔黄，脉弦数。如何初步诊疗？

月经周期时或提前、时或延后 7 天以上，并且连续发生 3 个周期以上者，称"月经先后无定期"，又称"经乱""月经愆期"等。本病以月经周期紊乱为特征，可表现为连续 2~3 个周期提前又出现 1 次延后，或 2~3 个周期延后又出现 1 次提前，或提前、延后错杂更迭不定。若仅提前或延后 3~5 天，不作月经先后无定期论。西医学中的功能失调性子宫出血等出现月经先后无定期征象者，可参照本节内容进行辨证论治。

▶ 病因病机

本病的发病机理主要是肝肾功能失调，冲任功能紊乱，导致血海蓄溢失常。其病因多为肝郁和肾虚，易发展为肝肾同病，临床应予重视。

1. 肝郁

肝藏血，司血海，主疏泄。疏泄正常，气机条达，血海如期满溢，则月经周期正常。若情志抑郁，或忿怒伤肝，以致肝气逆乱，疏泄失司，气血失调，血海蓄溢失常。如疏泄太过，则血不循经而妄溢，月经先期而至；如疏泄不及，则气滞血滞，月经后期而来，终致月经先后无定期。肝为肾之子，肝之疏泄功能失常，子病及母，而致肾之封藏失司，故常发展为肝肾同病，正如《傅青主女科·调经·经水先后无定期》所谓"肝气之或开或闭，即肾气之或去或留，相因而致，又何疑焉"。

2. 肾虚

肾主蛰，封藏之本，精之处也。从经血而论，肾又主施泄，正如《景岳全书·妇人规·经脉类》所谓"经血为水谷之精气……施泄于肾"。若素体肾气不足或多产房劳，大病久病伤肾或少年肾气未充，或绝经之年肾气渐衰，肾气亏损，藏泄失司，冲任失调，血海蓄溢失常。肾气虚应藏不藏，则经水先期而至；当泄不泄，则月经后期而来，以致月经先后无定期。

▶ 治则治法

本病的辨证应结合月经的量、色、质及脉诊综合分析。经量时多时少，经行不畅，色暗红，或有血块，胸胁、少腹胀痛，舌苔正常，脉弦者，为肝郁；经量少，色淡红，质清稀，腰部酸痛，舌淡脉细弱者，为肾虚；经量或多或少，色暗红或暗淡，或有血块，胸胁、少腹胀满，腰膝酸软者，为肝郁肾虚。

本病的治疗以疏肝、补肾、调理冲任气血为原则，或疏肝解郁调经，或补肾调经，或疏肝补肾调经，随证治之。肝肾调，气血和，则经自如期。

1. 肝郁证

主要证候：月经周期先后无定，经量或多或少，色暗红或紫红，经行不畅，或有血块；经前乳房或少腹胀痛，脘闷不舒。精神烦闷，时欲叹息，两胁胀痛，嗳气食少；苔薄白或薄黄，脉弦或弦数。

治法：疏肝解郁，养血调经。

方药：逍遥散。

2. 肾虚证

主要证候：月经周期或先或后，经量少，色淡暗，质清，带下清稀量多；伴腰骶酸痛，头晕耳鸣；舌淡，苔白，脉细弱。

治法：补肾调经。

方药：固阴煎。

▶ 预防调护

（1）调情志：避免强烈的精神刺激，保持心情舒畅，以利气血畅达，肝之疏泄功能正常。

（2）节房事：避免房劳多产，以免伤肾，以利肾之封藏施泄功能正常。

四、月经过多

▶ 案例

患者，女，34 岁。主诉：连续 3 个月经量较前明显增多。舌红，苔黄，脉弦数。如何初步诊疗？

月经量较正常明显增多，而周期基本正常，并且连续发生 2 个周期以上者，称"月经过多"，又称"经水过多"。一般月经量以 30~50 mL 为适宜，超过 80 mL 为月经过多。病程长者，可有血虚之象，或伴有痛经、不孕、癥瘕等病证。本病可与月经周期异常并发，如月经先期伴经量多、月经后期伴经量多、经期延长伴经量多，尤以前者为多见。西医学中的排卵性功能失调性子宫出血、子宫肌瘤、子宫肥大症、盆腔炎、子宫内膜异位症等疾病及宫内节育器引起的月经过多，可参照本节内容进行辨证论治。

▶ 病因病机

月经过多的主要病机是冲任不固，经血失于制约。中气不足，冲任不固，血失统摄；或阳盛血热，迫血妄行；或瘀阻冲任，血不归经，是引起本病的主要原因。

1. 气虚

素体虚弱，或饮食失节，或过劳久思，或大病久病，损伤脾气，致使中气不足，冲任不固，血失统摄，以致经行量多，久之可使气血俱虚，又可导致心脾两虚，或脾损及肾，致脾肾两虚。

2. 血热

素体阳盛，或肝郁化火，或过食辛燥动血之品，或外感热邪，热扰冲任，迫血妄行，因而经量增多。

3. 血瘀

平素情志多抑郁，气滞而致血瘀；或经期产后余血未尽，感受外邪或不禁房事，瘀血内停。瘀阻冲任，血不归经，以致经行量多。

本病在发展过程中，病程日久，常致气随血耗，阴随血伤，或热随血泄而出现由实转虚或虚实兼夹之象，如气虚血热、阴虚内热、气阴两虚而夹血瘀等证。

▶ 治则治法

本病的辨证着重于经色、经质等变化，结合伴随症状与舌象、脉象，辨其寒、热、虚、实。经量多，色淡红，质清稀，气短懒言，舌淡，脉虚者，为气虚；经量多，色鲜红或紫红，质黏稠，口渴便结，舌红，脉数者，为血热；经量多，色暗，有块，伴小腹疼痛，舌紫，脉涩者，为血瘀。

中西医在本病的治法上有明显差别。

西医基本采用雌孕激素止血方法或使用促排卵药物，以治标为主；中医则重在辨证求因，调理冲任，以治本为主。针对本病的治法，应掌握经期与平时的不同，采取不同的治疗方法。经期以辨证止血固冲为主，目的在于减少血量，防止失血伤阴；平时应根据辨证，采用益气、清热、养阴、化瘀等法以治本。用药不可过于温燥，以防动血耗血。

▶ 预防调护

（1）调情志，避免精神刺激。

（2）注意饮食调理，少食辛辣温燥之品，饮食要富有营养，易于消化。

（3）经期要注意休息，避免过度劳累。

五、月经过少

▶ 案例

患者，女，35岁。主诉：连续2个月经量较前明显减少。舌红，苔黄，脉滑。如何初步诊疗？

月经量较其正常量（一般为 30~50 mL）明显减少（少于 5 mL），或行经时间缩短（不足 2 天），甚至点滴即净，而月经周期正常，连续发生 2 个周期以上者，称"月经过少"，又称"经水涩少""经水少""经量减少"等。本病有时与月经周期异常并现，如月经先期伴经量少、月经后期伴经量少。

▶ **病因病机**

本病的发病机理有虚有实。虚者多因精亏血少，冲任血海亏虚，经血乏源而月经过少；实者多由瘀血内停，或痰湿阻滞，冲任阻塞，血行不畅而月经过少。临床以肾虚、血虚、血瘀、痰湿为多见。

1. 肾虚

素秉不足或少年肾气未充，或多产（含人工流产、屡孕屡堕），房劳伤肾，以致肾气不足，精血不充，冲任血海亏虚，经血化源不足以致经行量少。

2. 血虚

素体血虚，或久病伤血，营血亏虚，或饮食、劳倦、思虑伤脾，脾虚化源不足，冲任血海不充，遂致月经量少。

3. 血瘀

感受寒邪，寒客子宫，血为寒凝；或素多忧郁，气郁血滞，均使冲任受阻，血行不畅，经血受阻致经行量少。

4. 痰湿

素多痰湿，或脾失健运，湿聚成痰、痰阻经脉，血不畅行，经血受阻而经行量少。

月经过少的病因病机虽有虚实之分，但临床以虚证或虚中夹实者为多，应掌握其病机转化。例如，肾阳虚、肾气不足均可致血亏，即为肾虚血枯；血虚气弱，亦可致瘀；肾阳不足，不能温煦脾阳，脾失健运，常并发为肾虚痰湿。本病伴见月经后期者，常可发展为闭经，临床应予重视。

▶ **治则治法**

月经过少应从月经的色、质、有无腹痛，结合全身症状及舌脉以辨虚实。属虚者一般经色淡，质清稀，小腹无疼痛。肾虚者大多经量素少，伴腰膝酸软，头晕耳鸣等；血虚者大多经量渐少，伴头晕目眩、心悸怔忡等。属实者经色多紫暗、有块或质黏如痰，小腹疼痛或满闷不适，且多突见经量减少。血瘀者伴见块下痛减，舌质紫暗等；痰湿者多见形体肥胖、带多黏稠等。具体应结合病史综合分析。

本病的治疗，虚者重在补肾滋肾，或濡养精血以调经，不可妄行攻破，以免重伤精血；实者宜活血通利，佐以温经、行气、祛痰，中病即止，不可过量久用；虚实错杂者，攻补兼施。

▶ **预防调护**

（1）经期应注意保暖，不宜冒雨涉水，不宜过食生冷寒凉，以免因寒而滞血。

（2）保持心情舒畅，避免情志刺激。

（3）节制房事，节制生育，避免手术损伤。

（4）及早积极治疗原发病，如子宫发育不良、子宫内膜结核等。

六、痛经

▶ **案例**

患者，女，30岁。主诉：连续2个月经行前后出现周期性小腹疼痛。舌红，苔黄，脉滑。

如何初步诊疗？

经期或经行前后出现周期性小腹疼痛或痛引腰骶，甚则剧痛难忍，并伴有恶心呕吐、头昏厥逆等症者，称"痛经"，又称"经行腹痛"。西医学将痛经分为原发性痛经和继发性痛经。原发性痛经，又称"功能性痛经"，是指生殖器官无器质性病变。由盆腔器质性疾病如子宫内膜异位症、子宫腺肌症、盆腔炎、宫颈狭窄等引起的痛经，属于继发性痛经。原发性痛经以青少年女性多见，继发性痛经则常见于育龄期妇女。

▶ **病因病机**

痛经的病位在子宫、冲任，病机以不通则痛、不荣则痛为主。

1. 气滞血瘀

素性抑郁，或恚怒伤肝，气郁不舒，血行失畅，瘀阻子宫、冲任。经前、经期气血下注冲任，或复为情志所伤，壅滞更甚，不通则痛，发为痛经。《张氏医通》云："经行之际……若郁怒则气逆，气逆则血滞于腰腿心腹背肋之间，遇经行时则痛而重。"

2. 寒凝血瘀

经期产后，感受寒邪，或过食寒凉生冷，寒客冲任，与血相搏，以致子宫、冲任气血失畅。经前、经期气血下注冲任，子宫气血更加壅滞，不通则痛。若经前或经期冒雨、涉水、游泳，久居阴湿之地，则发为痛经（寒湿凝滞证）。《傅青主女科》云："夫寒湿乃邪气也,妇人有冲任之脉居于下焦……经水由二经而外出,而寒湿满二经而内乱,两相争而作疼痛。"

3. 湿热瘀阻

素体湿热内蕴,或经期、产后摄生不慎感受湿热之邪,与血相搏,流注冲任,蕴结宫中,气血失畅。经前、经期气血下注,子宫、冲任气血壅滞更甚,不通则痛,致使经行腹痛。

4. 气血虚弱

脾胃素虚,化源匮乏,大病久病或大失血后气血不足,冲任气血虚少,行经后血海气血愈虚,不能濡养冲任、子宫;兼之气虚无力流通血气,发为痛经。《景岳全书·妇人规》云:"凡人之气血犹源泉也,盛则流畅,少则壅滞,故气血不虚则不滞。"

5. 肾气亏损

禀赋素弱,或多产房劳伤损,精血不足,经后血海空虚,冲任、子宫失于濡养,不荣则痛,发为痛经。《傅青主女科》云:"妇人有少腹疼于行经之后者,人以为气血之虚也,谁知是肾气之涸乎。"

▶ 治则治法

本病的辨证应先辨识疼痛发生的时间、部位、性质以及疼痛的程度。一般而言,痛发于经前或经行之初者,多属实;经将净或经后始作痛者,多属虚。辨痛之部位以察病位在肝或在肾,在气或在血。痛在少腹一侧或双侧多属气滞,病在肝;少腹是子宫所居之地,痛在少腹正中常与子宫瘀滞有关;痛及腰脊多属病在肾。详查疼痛的性质、程度是本病辨证的重要内容。隐痛、坠痛、喜揉、喜按属虚,掣痛、绞痛、灼痛、刺痛、拒按属实;灼痛得热反剧属热,绞痛、冷痛得热减轻属寒;痛甚于胀、持续作痛属血瘀,胀甚于痛、时痛时止属气滞。临证须结合经期、量、色、质以及伴随症状、舌脉、素体、病史进行综合分析。痛经以实证居多,而虚证较少,亦有证情复杂、实中有虚、虚中有实、虚实兼夹者,应知常达变。

本病的病位在子宫、冲任,变化在气血,故治疗以调理子宫、冲任气血为主。经期重在调血止痛以治标,及时控制、缓减疼痛;平时辨证求因而治本;标本急缓,主次有序分阶段调治。子宫发育不良、畸形或位置过度倾屈、宫颈狭窄等所致经行腹痛者,应根据具体情况,选择最佳治疗方案。

▶ 预防调护

(1)注重经期、产后卫生。

（2）经期注意保暖，避免受寒。

（3）调节情志，保持精神愉快，气机畅达，经血流畅。气血调和有助于经血调畅，从而减轻疼痛。

（4）注意调摄，慎勿为外邪所伤；不过用寒凉或滋腻的药物，不过食生冷之品。

七、绝经前后诸证

▶ 案例

患者，女，49岁。主诉：发作性烘热汗出、烦躁易怒3月余。舌红，苔黄，脉滑数。如何初步诊疗？

妇女在绝经前后，出现烘热汗出、烦躁易怒、潮热面红、眩晕耳鸣、心悸失眠、腰背酸楚、面浮肢肿、皮肤蚁行样感、情志不宁，伴有月经紊乱等症状，称"绝经前后诸证"，又称"经断前后诸证"。这些症状往往轻重不一，参差出现，持续时间或长或短，短者仅数月，长者迁延数年，甚者可影响生活和工作，降低生活质量，危害妇女的身心健康。本病相当于西医学中的围绝经期综合征，旧称"更年期综合征"。双侧卵巢切除或放射治疗后，或提早绝经卵巢功能衰竭所致诸证，可参照本节内容进行辨证论治。

▶ 病因病机

《素问·上古天真论》曰："女子七岁，肾气盛，齿更发长；二七而天癸至，任脉通，太冲脉盛，月事以时下，故有子……七七任脉虚，太冲脉衰少，天癸竭，地道不通，故形坏而无子也。"这是女性生长衰老的自然规律，多数妇女可以顺利度过，但部分妇女由于体质、产育、疾病、营养、劳逸、精神、社会环境等方面的影响，不能很好地调节这一生理变化，导致阴阳平衡失调，引发本病。此外，肾阴阳失调，常涉及其他脏腑，尤以心、肝、脾为主。若肾阴不足，不能上济心火，则心火偏亢；乙癸同源，肾阴不足，精亏不能化血，导致肝肾阴虚，肝失柔养，肝阳上亢；肾与脾先后天互相充养，脾阳赖肾阳以温煦，肾虚阳衰，火不暖土，导致脾肾阳虚，而易出现水湿、痰浊、瘀血、气郁等兼夹证。综上所述，妇女在绝经前后，肾气渐衰，天癸渐竭，冲任二脉虚衰，月经将断而至绝经，生殖能力降低而至消失，此本是妇女正常的生理衰退变化，但由于体质因素，肾虚天癸竭的过程加剧或加深，或因工作和生活的不同境遇以及来自外界的种种环境刺激，难以较迅速地适应这一阶段的过渡，使阴阳失去平衡，脏腑气血不相协调，因而围绕绝经前后出现诸多证候。

▶ 治则治法

绝经前后诸证以肾虚为本，治疗上应注重平调肾中阴阳，清热不宜过于苦寒，祛寒不宜过于温燥，更不可妄用克伐，以免犯虚虚之戒，并注意有无水湿、痰浊、瘀血之兼夹证而综合施治。本病的持续时间长短不一，短则几个月或 2~3 年，长则 5~10 年。该阶段的妇女若未能对肾气衰退、天癸渐竭加以足够的重视，施以必要的改善措施，或因长期失治或误治，则易发生情志异常、心悸、心痛、贫血、骨质疏松症等。

▶ 预防调护

定期进行体格检查、妇科检查、防癌检查、内分泌学检查。若因崩漏行开腹手术，应尽量保留或不损伤无病变的卵巢组织。维持适度的性生活，调畅情志，防止心理早衰。适当参加体育锻炼、散步，增强体质，调节阴阳气血。注意劳逸结合，生活规律，睡眠充足，避免过度疲劳和紧张。适当限制高脂、高糖类食物的摄入，注意补充新鲜水果、蔬菜以及钙、钾等矿物质。进入绝经前后期，注重参加社会保健，每年进行一次妇科普查和一次全面体检。

第四节　儿科疾病

一、发热

小儿外感发热属于中医学的"外感热病"范畴，为儿科常见症状，临床上多在明确原因后，对因或对症治疗。

▶ 病因病机

本病的主要病机为外感丛生，风邪夹湿，阻中化热。本病的主要病因为湿邪。小儿稚阴稚阳之体，脏腑娇嫩，形气未充，肺脾多虚，水液代谢失调，脾虚生内湿；小儿饮食不知自节，贪食无度，损伤脾胃，脾失运化，湿邪内停；小儿寒热不知自调，嬉水玩耍，坐卧湿地，雨雾浴淋，衣被过厚，汗出沾身，湿邪外侵，皆为湿邪为病居多的原因。湿邪有外湿、内湿之分，常相互影响，常以内湿为发病基础，复以风邪为诱因，内外合邪，滞里碍表。小儿阳气偏盛，湿邪易从阳化热，从而呈现湿热征象。

▶ 治则治法

1. 外感发热，卫气营血，兼顾防变

小儿外感发热起病急，传变快，变证多。小儿外感单纯表证极为少见，常伴有里热征象。邪在卫分时，是小儿热病的初起阶段，以解表为主，兼予清气，可使邪热消失在瞬间之中；邪入气分时，是病机转换的关键时刻，重剂清气，佐以凉营论治，以截断邪热向纵深发展；邪入营血时，是疾病发展的危重时刻，在清营凉血的同时，适当加入开窍、护阴的药物，严防突变。

2. 寒温并用，表里同治，权衡用药

外感风寒，有时表寒未解，里热已炽。针对临床上寒热兼有、表里同病这一错综复杂的征象，遣方用药上应视外感病邪的性质和兼夹证的不同，审明表证与里证的多少及病情的轻重缓急，采用寒温并用、表里同治、权衡用药的治疗方法。

3. 表热里虚，攻补兼施，扶正祛邪

小儿的生理病理特点为"易寒易热，易虚易实"，"邪之所凑，其气必虚"，肺脾常虚，腠理疏松，卫外功能薄弱，极易感触外邪，且易感易发，甚至不出房门也难防范。一旦感染，单纯解表往往使病程迁延，甚至一次未愈，又出现复感现象。邪伤正气，以致造成恶性循环，缠绵难愈，变证丛生。

4. 善于鉴别，证变法变，药味随变

小儿外感发热是指上呼吸道局部炎症引起的发热，很多疾病尤其是小儿传染病初期大多具有上感发热的征象。临床应善于鉴别，精心诊断，不能一见发热便按上感论治，稍有疏忽即可影响疗效，甚至贻误病机，后患无穷。

5. 遣方用药，药少而精，量大味浓

根据小儿"脏器清灵，随拨随应，但能确得其本而撮取之，则一药可愈"的治疗特点，临床应详察患儿，精心辨证，推究病机，审因论治。处方用药力求精专，药味少而精，一药多用，药简效宏，切忌君臣难辨，繁杂无章，而影响疗效。

▶ 预防调护

应尽快驱除病邪，顿挫热势，保存正气，切不可拘泥于稳妥，姑息养奸，贻误病机。在组方力求"药味少而精"的同时，强调"剂量大而猛"的原则。处方用量几乎与成人相近，所不同者在于小儿的服药量较小。鉴于小儿服药难的情况，若剂量过小则药味淡薄，加之喂药哭闹，强行咽下又易呕吐，或药洒碗沾，浪费成半，疗效甚微。采用量大味浓的投药方法，服少量即可生效，频服则药力持续，从而达到见效快、疗效高的目的。同时主张用药"毋伐太过"，中病即止。

二、厌食

厌食，又称"恶食"，是小儿常见的一种脾胃病，临床以较长时期食欲不振、见食不贪甚至不思摄食为主要特征。厌食可见于各年龄段的儿童，以 1~6 岁的小儿多见。本病可发生于任何季节，尤以夏季暑湿之时多发，城市儿童发病率高于农村。厌食主要由于脾胃受纳功能失职，故一般预后良好，长期不愈可致机体气血生化乏源，抵抗力下降，易于感受外邪，并发他病，甚或影响生长发育转变为疳证。

▶ 病因病机

本病主要是由先天禀赋不足、后天喂养不当、饮食不节、他病伤脾、感染诸虫、感受外邪、情志失调等引起，导致脾胃受运功能失调。小儿脏腑娇嫩，形气未充，脾常不足，若胎禀不足，运化无力，则不欲吮乳；若后天调养失衡，则脾胃怯弱，乳食难进。小儿"寒暖不能自调，乳食不知自节"，家长喂养失当或乱用滋补之品，可致其过食肥甘厚味，超越脾胃正常的纳运功能，导致脾胃受损，产生食欲不振，厌恶乳食，正如《素问·痹论》所谓"饮食自倍，肠胃乃伤"。脾为太阴，喜燥恶湿，得阳则运，胃为阳明，得阴则和。《明医指掌》云："脾不和，则食不化；胃不和，则不思食；脾胃不和，则不思而且不化。"若苦寒伤脾，或温燥伤胃，或暑湿熏蒸，脾阳失展，脾为湿困，导致受运失常，进而引起厌食、呕吐、腹胀等症。小儿肺脾之气常虚，肺卫不能固守于外，容易导致外邪入里传脾，脾失健运，或饮食脏腐之物，感染虫体，虫体寄生于内，损害脾胃，皆可影响受纳运化机能，因而产生厌食、不喜食，甚或进食异物。小儿乃纯阳之体，神气怯弱，心肝之气有余，若暴受惊恐，或所求不予，或环境改变，均可导致肝失疏泄、条达，肝木乘脾土，胃失肃降，饮食不能下达于肠，进而影响小儿进食，久之产生厌食、不思食，或腹胀、腹痛。

小儿厌食的病位主要在脾、胃，也涉及心、肝、胆、肠等脏腑，病机主要是脾胃纳运功能失常。小儿的病因、病程、体质有差异，因而临床证候亦有偏重。脾胃运化功能失调，多为家长喂养失当所致，或长期感受湿浊之邪，湿困脾阳，患儿往往恶食肥厚之品，呕吐，腹胀，病程缠绵，脾运若不复，则长期厌食。以脾胃虚弱证候为特征者，往往病程较长，素体不足或先天禀赋欠佳，脾气运化乏力，或久食煎炸炙烤之物，胃阴亏损，津液不足，以致不思乳食。脾胃运化功能失调与脾胃气虚、胃阴不足之间，既可相互兼杂，又可相互转化。如脾气虚间或多食，多食后加重运化负担，进而易形成积滞，病性上则虚中夹实。脾胃失健，若拖延不治，或调治不当，病程延长，久病体弱，严重者往往容易转变为疳证。

▶ 治则治法

本病主要辨虚实，可根据病程和临床表现辨识。病程短，仅表现纳呆食少，食而乏味，形体尚可，舌脉正常，少有其他表现，脾失健运者，为实证；病程长，除食欲不振、食量减少外，尚伴面色少华、形体偏瘦、大便不调者，为虚证。面色萎黄，大便溏薄，舌淡苔薄，多属脾胃气虚；口舌干燥，大便秘结，舌红少津，苔少或剥脱，多属脾胃阴虚。

本病的治疗以运脾开胃为基本原则，根据临床表现不同，分别治以运脾和胃、健脾益气、滋养胃阴等法。同时，应注意患儿的饮食调养，纠正其不良饮食习惯，方能取效。本病的治疗除了口服药物，还可选择推拿、针灸、敷贴等疗法。

▶ 预防调护

（1）科学育儿，合理喂养，引导小儿不偏食、不嗜食，使其养成良好的饮食习惯。

（2）及时纠正小儿的不良饮食习惯，减少零食摄入，避免餐前或餐中大量饮水。

（3）病后胃气刚恢复者，要逐渐增加饮食，切勿暴饮暴食而致脾胃复伤。

（4）注意精神调护，营造良好的进食环境。变换生活环境时，应逐步适应，防止情志损伤。

（5）遵循"胃以喜为补"的原则，先用小儿喜爱的食物诱导开胃，暂不需要考虑营养价值，待小儿食欲增进后，再按需补给。

三、遗尿

遗尿是指小儿睡中小便自遗、醒后方觉的一种病证。本病多见于10岁以下的儿童，男孩多于女孩，有明显的家族遗传倾向，部分患儿可自愈，但也有部分患儿的症状持续到成年。诊断注意：3~5岁的小儿每周至少出现5次上述症状，5岁以上的小儿每周至少出现2次，持续6个月以上，即为遗尿。

▶ 病因病机

遗尿的常见病因包括下元虚寒、肺脾气虚、心肾失交及肝经湿热；病位主要在膀胱，与肾、脾、肺、心密切相关。尿液的生成和排出与肺、脾、肾三脏对水液代谢的调节和膀胱的气化功能密切相关。小儿脏腑娇嫩，肺脾常不足，肾常虚。先天禀赋不足，后天发育迟滞，肾气不固，下元虚寒；或病后失调，肺脾气虚，肺虚治节不行，脾虚不能运化水湿，三焦气化失司，皆可致膀胱约束不利，津液不藏而致遗尿。小儿心常有余，若情志失调，致心神不宁，水火不济，故夜梦纷纭，梦中遗尿，或欲醒不能，小便自遗。此外，湿热郁滞肝经，肝失疏泄，湿热下注，移热于膀胱，也可致膀胱开阖失司而遗尿。

▶ 治则治法

本病重在辨清虚实、寒热，从病程、临床表现方面进行鉴别。遗尿初起，尿黄短涩，量少灼热，形体壮实，睡眠不宁者，多为实热；遗尿日久，小便清长，量多次频，兼见形寒肢冷、面白神疲、乏力自汗者，多为虚寒。

遗尿的治疗以固涩止遗为基本原则，对症予以温补肾阳、补肺健脾、清心滋肾、清热利湿等法。

▶ 预防调护

（1）自幼培养小儿按时排尿、睡前排尿的良好习惯。

（2）白天勿使小儿过度疲劳。

（3）白天可饮水，晚餐不进食稀饭、汤水，睡前尽量不饮水。如需要服用汤药，尽量在白天服完，不宜晚间服用，以减少膀胱尿量。

（4）给小儿以信心和支持，帮助其排除负面情绪。

（5）在夜间尤其是易发生遗尿的时间点前，及时唤醒小儿，督促其排尿。

（6）积极治疗引起遗尿的原发疾病。

四、积滞

积滞是以不思乳食、脘腹胀满、嗳气酸腐甚至吐泻酸臭乳食、便秘、舌苔厚腻为特征的小儿常见病证。本病一年四季均可发生，尤以夏秋两季为多。本病的发病人群以婴幼儿为多。本病既可单独发生，也可兼夹于感冒、泄泻、疳证等其他疾病中，多数预后良好，但若迁延失治，则影响小儿的营养水平和生长发育，甚至转化成疳证。西医学中的消化功能紊乱、功能性消化不良，可参照本节内容进行辨证论治。

▶ 病因病机

积滞的主要病因是喂养不当，病机关键为乳食停聚中焦，积而不化，气滞不行。小儿脾常不足，若喂养不当，或饮食不节，则影响脾胃的腐熟运化功能，脾胃运化失常，导致乳食不消，停聚中脘，发为积滞；若小儿禀赋不足，脾胃素虚，或病后失调，脾胃虚弱，稍有乳食增加，或喂养失宜，即致食而不化，而成积滞。积滞日久，水谷精微不能化生气血，则可转化成疳证，故有"积为疳之母，无积不成疳"之说。

本病的病位主要在脾、胃，病属实证，但若患儿素体脾气虚弱，可呈虚实夹杂证。应根据病史、病程、伴随症状，辨别其虚、实、寒、热。初起多实，积久则虚实夹杂，或实多虚少，或实少虚多。脾胃虚弱所致积滞者，初起即表现虚实夹杂证候。若素体阴盛，喜食肥甘辛辣之品，致不思乳食，脘腹胀满或疼痛，面赤唇红，烦躁易怒，口气臭秽，呕吐酸腐，大便秘结，舌红苔黄厚腻，此属实热证；若素体阳虚，贪食生冷，或过用寒凉药物，致脘腹胀满，面白唇淡，四肢欠温，朝食暮吐，或暮食朝吐，吐物酸腥，大便稀溏，小便清长，舌淡苔白腻，此属虚寒证；若素体脾虚，腐熟运化不及，乳食停留不消，日久形成积滞，此属虚中夹实证。

▶ **治则治法**

本病为乳食停积之证，病性属实，但也有虚实夹杂之证，可根据病史、病程、伴随症状辨别虚实。初起多实，积久多虚实夹杂。有明确伤乳、伤食史，病程短，腹胀明显者，为实证；素体脾胃虚弱，无明显过度乳食史，病程相对较长，腹胀喜按者，为虚中夹实证。

本病的治疗以消食导滞为基本原则。实证以消为主，虚实夹杂证宜消补兼施。本病的治疗除了内治法，还可选择推拿、针灸、敷贴等疗法。

▶ **预防调护**

（1）合理喂养，乳食宜定时定量、富含营养、易于消化，忌暴饮暴食，忌过食肥甘、生冷之物。

（2）暂时控制患儿乳食，病愈后再逐渐恢复正常饮食。

（3）注意病情变化，给予适当处理。呕吐者，除了暂停进食，还可服用生姜汁数滴加少许糖水；腹胀痛者，加揉摩脐部；便秘者，可冲服蜂蜜 10~20 mL，严重者可予开塞露通便。

第五节　骨科疾病

一、颈椎病

颈椎病属于中医学的"项强""血痹""眩晕"范畴。中医学认为颈椎病是积劳伤颈，外感于邪，内损肝肾所致。西医学中的颈椎病，又称"颈椎综合征""颈肩综合征"，是指颈椎退行性变、颈椎骨质增生以及颈部损伤等引起脊柱内外失衡，刺激或压迫颈部脊髓、神经、血管而产生一系列症状的临床综合征，主要表现为颈肩痛、头晕、头痛、上肢麻木、肌肉萎缩，严重者出现双下肢痉挛、行走困难，甚至四肢麻痹、大小便障碍、瘫痪。本病多发生在中老年人群，男性的发病率高于女性。颈椎病是临床常见病、多发病，其发病率随年龄的增加而升高，但近年来有年轻化趋势。

在颈椎病的发生发展过程中，慢性劳损是首要致病因素，长期不良姿势使局部肌肉、韧带、关节囊损伤，可引起局部出血水肿，发生炎症改变，病变部位逐渐出现炎症机化，形成骨质增生，影响局部的神经及血管。外伤也是颈椎病发生的常见诱因。另外，颈椎的发育不良或缺陷也是颈椎病发生的重要原因之一。颈椎病的主要病理变化是颈椎间盘的退行性病变。颈椎间盘运动范围较大，容易受到过多的细微创伤和劳损。颈椎间盘发生退行性病变时，颈椎间盘脱水，髓核的含水量减少，纤维环的纤维肿胀，继而发生变性，甚至破裂。颈椎间盘变性后，耐压性能及耐牵拉性能减低，导致椎间盘间隙变窄、关节突错位、椎骨增生以及椎间孔的纵径变小，从而引发颈椎病。

▶ 病因病机

1. 中医分型

（1）痹证型。

痹证型以颈、肩上肢或胸背疼痛（包括心前区痛），兼见麻木为主症。痹者，痹塞不通之意。《素问·痹论》云："风寒湿三气杂至，合而为痹也。"肝肾不足，筋骨虚寒，风、寒、湿邪乘虚侵袭，筋脉拘挛，经络痹阻，气血营卫不和乃为本病。

（2）肝阳上亢型。

《素问·至真要大论》云："诸风掉眩，皆属于肝。"肝风上窜巅顶，属肝肾亏损，水不涵木，肝肾不足，不能潜阳。症见头眩目花，头痛脑涨，项强硬，腰膝酸软，脉弦，舌红少苔。治宜镇肝熄风，活血通络，解痉止痛。

（3）晕厥型。

《素问·五脏生成论》云："诸髓者，皆属于脑。"后人从《黄帝内经》多篇文章中提炼总结出"肾主骨生髓通于脑"。诸髓者，周身气血凝聚而成，故气虚下陷，诸阳不升，则营血不能上承，清窍失养。症见头痛头晕，耳鸣耳聋，视力下降，心悸恶心，面色苍白，晕厥冷汗，腰酸腿软，舌暗，脉细涩。属肝肾阴虚，气血亏损。治宜补肝肾益气血，祛风湿定眩晕。

（4）痿躄型。

《素问·痿论》云"肝气热……筋膜干，筋膜干则筋急而挛"，又云"阳明者，五脏六腑之海，主润宗筋，宗筋主束骨而利机关也"。症见颈肩背臂刺痛，肢重膝痛，酸困乏力，尿频便难，步态不稳，下肢痉挛，脉细弱，舌淡苔黄，兼有瘀斑。属肝脾两虚，气血不足，气滞血瘀。治宜滋补肝肾，健脾化湿，祛瘀通络。

2. 西医分型

（1）神经根型。

神经根型是指颈椎退行性变、骨质增生的刺激压迫脊神经根，引起项强、活动受限。常见症状为颈、肩、臂放射痛，可伴有手指麻木、上肢发沉等症状。本病多见于单侧，X线检查可见颈椎生理曲度改变、椎间隙变窄、椎体和钩椎关节增生等。

（2）脊髓型。

脊髓型表现为早期双侧或单侧下肢发紧发麻，行走困难，继而双侧或单侧上肢发麻，肌力减弱，持物不稳，甚至大小便困难、卧床不起等。X线检查可见颈部脊柱变直或向后成角、颈椎退行性变等。

（3）椎动脉型。

椎动脉型是指钩椎关节退行性变的刺激压迫椎动脉，造成椎基底动脉供血不足。常见症状为头晕、头痛，可伴有恶心、耳鸣、耳聋、视物不清、猝倒等症状，与颈部旋转有关。

（4）交感神经型。

交感神经型是指颈椎退行性变的刺激压迫颈部交感神经纤维，引起偏头痛或颈枕痛。常见症状为头昏头沉，可伴有心慌、胸闷、视物模糊、肢体发凉或手足发热等症状。X线检查可见颈椎退行性变、颈椎骨质增生等。

（5）混合型。

混合型是指伴有两种或两种以上类型的各种症状。

▶ **治则治法**

本病的治疗以滋养肝肾、补益气血、祛风散寒、解痉止痛为主，补则益气养血，培补肝肾，筋骨得以濡养。通法有二：风寒、湿邪沉伏经络者，以舒风通络为主；肝阳上亢、上扰清窍者，宜滋阴潜阳，以降为通。结合临床症状辨证既要针对病因又要针对病位，全面考虑，内服中药，外敷中药二乌膏，再配合牵引、手法按摩、颈托支撑固定、自我练功、纠正睡眠姿势等综合措施，可达到良好的治疗效果。

二、腰椎间盘突出症

腰椎间盘突出症是指腰椎退行性病变或外力作用引起腰椎间盘内、外压力平衡失调，导致腰椎纤维环破裂、髓核突出，从而压迫腰椎内神经根、血管、脊髓或马尾神经所致的一系列临床症状。

中医学有关腰椎间盘突出症的认识，散见于"痹病""痿病""腰痛""肾亏"等病证的论述之中。中医学强调辨证论治和整体观念，不同患者的体质特点、主要症状和体征各有不同，因此，中医学对腰椎间盘突出症的病名描述多种多样，有的以主要病机命名，有的以主要症状命名，有的以主要体征命名，由于条件限制，没有明确提出腰椎间盘突出症的具体名称。《黄帝内经》根据疼痛的部位和影响范围将之分为腰背痛、腰脊痛、腰尻痛、腰肌痛、腰胁痛、腰腹痛等。《灵枢·五癃津液别》云："虚，故腰背痛而胫酸。"

▶ 病因病机

中医学对腰椎间盘突出症基本病因的认识如下。

1. 外因

腰部疾病的外因主要包括外伤、慢性劳损及外感风寒湿邪三大方面。

（1）外伤。

《素问·生气通天论》云："因而强力，肾气乃伤，高骨乃坏。"外力作用于腰部可导致肌肉、韧带、脊髓损伤或骨折、脱位等。常见的外力有跌仆、扭闪、坠落、撞击等。高处坠地可导致胸腰椎压缩性骨折，或伴截瘫。《医宗金鉴》描述了脊椎损伤的症状，"若脊筋陇起，骨缝必错，则成伛偻之形"，同时也描述了腰椎损伤的症状，"身必俯卧，若欲仰卧、侧卧，皆不能也，疼痛难忍，腰筋僵硬"。《伤科汇纂》将腰椎骨折分为"突出"和"陷入"两种类型。目前，腰椎间盘突出症确与外伤有密切关系。

（2）慢性劳损。

《素问·宣明五气论》曰："久视伤血，久卧伤气，久坐伤肉，久立伤骨，久行伤筋，是谓五劳所伤。"久行、久立、长期姿势不正确地工作，导致肢体某部位之筋骨受到持久的或反复多次的牵拉、摩擦等，均可使脊椎因受到持续性的外力作用而损伤。长时间保持单一姿势弯腰工作可导致慢性腰肌劳损，长久站立，支撑过度，腰背、膝、胫等承受较大的应力，肾脏精华多集中于腰骨，如腰部骨骼中精髓相对缺乏，则筋骨失养，可引发腰痛。腰部活动频繁，为一身之要，日久可导致腰椎间盘发生退行性病变，从而出现一系列腰腿痛的症状。

（3）外感风寒湿邪。

风寒湿邪既是引起腰部疾病的直接原因，也是腰部疾病的诱发刺激因素。《素问·痹论》曰："风寒湿三气，杂至合而为痹也。其风气盛者为行痹，寒气盛者为痛痹，湿气盛者为著痹也。"风寒湿邪侵袭人体，流注经络、关节，导致气血凝滞，营卫不得宣通，不通则痛，故腰椎间盘突出症以疼痛为主要症状，且多遇寒则症状加重，得热则舒。风寒湿邪侵袭腰背肌肉，引起肌肉痉挛，可使已经发生退行性病变的腰椎间盘压力增高，导致腰椎间盘破裂。《素问·至真要大论》云"太阳在泉，寒复内余，则腰尻痛，屈伸不利，股胫足膝中痛"，又云"湿淫所胜……病冲头痛，目似脱，项似拔，腰如折，髀不可以回，腘如结"。《素问·气交大变论》云："岁火不及，寒乃大行……胁下与腰背相引而痛，甚者屈不能伸，髋髀如别。"《诸病源候论》云："夫劳伤之人，肾气虚损，而肾主腰脚，其经贯肾络脊，风邪乘虚，卒入肾经，故卒然而患腰痛。"

2. 内因

内因是指人体内部导致腰椎发生病变的因素。外因固然是导致腰部疾病的重要因素，但腰部疾病的内因及其发病规律也不容忽视。

▶ 治则治法

腰椎间盘突出症属于中医学的"筋伤病"范畴。但从严格意义上讲，腰椎间盘突出症并不能完全看作"筋伤病"。从解剖学角度来看，椎间盘与相邻的椎体构成了椎间关节，椎间盘的疾病更应归属于"关节病"范畴；此外，某些情况下的神经根压迫及炎症反应是"小关节"的骨赘增生所致，称为"神经根管狭窄"，涉及"骨病"。因此，并不能因为椎间盘不属于骨组织而就将其简单地归为"筋伤病"。中医学之所以认为腰椎间盘突出症属于"筋伤病"范畴，是因为其临床表现以腰痛、放射至臀部或腿部的疼痛为主，这样的疼痛往往表现为深部软组织的刺痛、放射痛、酸胀痛等，伴有相应区域皮肤感觉麻木、减退甚至丧失，严重者还伴有对应骨骼肌功能丧失，而这些表现符合中医"筋伤病"的特点。

腰椎间盘突出症患者中，少数情况是严重的创伤（如车祸）所致，多数情况是日常劳作中的累积性损伤、不良姿势所致，属于脊柱劳损性疾病。研究表明，髓核突出的压迫并不是造成疼痛的唯一原因，椎旁软组织病变导致的脊柱生理关系改变以及由此而引发的整个脊柱乃至全身的生物力学改变，也是导致腰椎间盘突出症患者出现疼痛的主要因素。对于脊柱劳损性疾病，往往首先是"筋"的损伤，表现为疼痛、麻痹、无力等症状，在此基础上，又会继发脊柱骨关节的错位。

三、肩周炎

肩关节周围炎，简称"肩周炎"，是一组表现为肩痛及运动功能障碍的综合征，广义的概念包括肩峰下滑囊炎、冈上肌肌腱炎、肩袖撕裂、肱二头肌长头腱炎及其腱鞘炎、喙突炎、冻结肩、肩锁关节病变等多种疾病，狭义的概念仅指冻结肩（又称"五十肩"）、中年以后突发性的肩关节疼痛及关节挛缩症。本节主要讨论的是冻结肩。

▶ 病因病机

肩周炎，又称"肩不举""痛肩"，属于"痹证"范畴。中医学认为肩周炎是年老体衰，气血虚损，筋失濡养，风寒湿外邪侵袭肩部，经脉拘急所致。气血虚损、血不荣筋为内因，风寒湿侵袭为外因，内外因相互作用，共同影响，导致本病。《古今医鉴》指出："病臂痛为风寒湿所搏，或睡后手在被外为寒邪所袭，遂令臂痛；及乳妇以臂枕儿，伤手风寒而致臂痛者……有血虚作背痛，盖血不荣筋故也；因湿臂痛，因痰饮流入四肢，令人肩背酸痛，两手软痹。"《圣济总录·诸痹门》也认为本病的发生是"肾脂不长，则髓涸而气不利，骨肉痹，其症风寒也"。

根据不同的病理过程，本病可分为 3 个阶段。

1. 急性期（冻结肩进行期）

急性期起病急骤，疼痛剧烈，肌肉痉挛，关节活动受限。夜间疼痛加重，难以入眠。压痛范围广泛，喙突、喙肱韧带、肩峰下、冈上肌、肱二头肌长头腱、四边孔等部位均可出现压痛。X 线检查一般无异常发现。关节镜检查可见滑膜充血，绒毛肥厚、增殖，充填于关节间隙及肩盂下滑膜皱襞间隙，关节腔狭窄，容量减少。肱二头肌长头腱被血管翳覆盖。急性期可持续 3~10 周。

2. 慢性期（冻结期）

慢性期疼痛症状相对减轻，但压痛范围仍较广泛。急性期肌肉保护性痉挛造成的关节功能受限发展为关节挛缩性功能障碍。关节僵硬，梳头、穿衣、举臂托物等动作均感困难。肩关节周围软组织呈"冻结"状态，冈上肌、冈下肌及三角肌出现挛缩。X 线检查偶可观察到肩峰、大结节骨质稀疏，囊样变。关节造影可见腔内压力增高，容量减小至 5~15 mL（正常成人容量 15~30 mL）；肩胛下肌下滑液囊闭锁不显影，肩盂下滑膜皱襞间隙消失，肱二头肌长头腱腱鞘充盈不全或闭锁。

3. 功能康复期

功能康复期，盂肱关节腔、肩峰下滑囊、肱二头肌长头腱滑液鞘以及肩胛下肌下滑囊的炎症逐渐吸收，血液供给恢复正常，滑膜逐渐恢复滑液分泌，粘连吸收，关节容积逐渐恢复正常。在运动功能逐步恢复过程中，肌肉的血液供应及神经营养功能有所改善。大多数患者的肩关节功能可恢复正常或接近正常。肌肉的萎缩需要较长时间的锻炼才能恢复正常。

▶ **治则治法**

冻结肩是肩周炎的一种类型。目前中医治疗方法主要包括口服汤剂、手法推拿、针刀、针灸、外洗、熏蒸等，或联合多种方法进行综合治疗，临床效果参差不齐。西医治疗方法主要包括口服非甾体镇痛药、理疗、封闭、关节腔注射、关节镜微创等。中西医治疗的共同目的都是终止肩周炎"炎症渗出→粘连形成→疼痛加剧→活动减少→肌肉萎缩"的恶性循环，建立"疼痛缓解→渗出吸收→功能恢复→组织复原"的良性循环。

四、骨性关节炎

骨性关节炎是指关节面软骨发生原发性或继发性退变及结构紊乱，伴随软骨下骨质增生、软骨剥脱，导致关节逐渐破坏、畸形，最终引发关节功能障碍的一种退行性疾病，尤以膝关节最为多见。其发病率随年龄的增加而升高，是老年人常见、多发和较难治的一种骨关节病。

▶ **病因病机**

骨性关节炎是一种累及关节软骨、软骨下骨、关节滑膜等多组织的疾病，主要在骨骼、肌肉系统发生衰老、退变的过程中形成。一般认为本病的发病与年龄、创伤、炎症、肥胖、遗传、体质和代谢障碍等因素有关。目前，虽然骨性关节炎的治疗方法很多，但我们对其病因及发病机制缺乏足够的了解。因此，骨性关节炎没有单一的特效治疗方法，远期则倾向于关节置换。保守治疗的目的是以缓解疼痛症状、延缓病情进展为主。

本病属中医学的"骨痹""筋痹"范畴，以肝肾亏虚为本，以风寒湿邪与痰瘀痹阻经络、筋骨失养为标，与肝、脾、肾三脏关系密切，血瘀、痰阻为主要病理改变。《中药新药临床研究指导原则》将骨性关节炎分为三型，分别为肝肾不足、筋脉瘀滞型，脾肾两虚、湿注骨节型，肝肾亏虚、痰瘀交阻型。

骨性关节炎的诊断应结合患者的临床表现，此外还必须进一步分析，明确病变部位、性质、程度等，判断疾病的主要矛盾，才能制订出合理有效的治疗方案。

1.依据病变部位分类

（1）髌骨骨性关节炎：病变仅局限于髌骨关节，而膝关节的股胫关节未被侵犯或病变表现轻微，症状、体征等都集中于髌骨关节。

（2）股胫骨性关节炎：病变集中在股胫关节。股胫关节由内、外两部分组成，临床上以内侧股胫关节多发病，故股胫骨性关节炎又可分成内侧、外侧、全股胫关节三种类型。

（3）全膝骨性关节炎：病变侵犯整个膝关节。

2. Kellgren–Lawrence（K–L）分级标准

0级：正常。

Ⅰ级：关节间隙疑似变窄，可能有骨赘。

Ⅱ级：有明显的骨赘，关节间隙变窄（少于正常关节间隙的1/2）。

Ⅲ级：有中等量骨赘，关节间隙变窄较明显，有硬化性改变（多于正常关节间隙的1/2）。

Ⅳ级：有大量骨赘，关节间隙明显变窄，严重硬化性病变。

▶ **治则治法**

中医治疗骨性关节炎具有明显的特色和优势，采取标本兼治、内外结合的系统治疗。其中，内治法包括辨证口服汤剂、中成药等，外治法包括外用中药敷贴法、热熨法、熏洗法、熏蒸法、涂抹法、电热针法、温针灸法、中药离子导入、手法推拿以及可较好缓解疼痛的小针刀治疗等，均能在一定程度上缓解临床症状。

西医治疗骨性关节炎的方法分为非手术治疗和手术治疗。非手术治疗包括口服药物（包括抗炎止痛药、营养软骨的盐酸氨基葡萄糖和硫酸氨基葡萄糖等药物）、关节腔注射玻璃酸钠、物理疗法（如电疗、超声、磁疗）等。非手术治疗无效时，可采取手术治疗，包括滑膜切除术、游离体摘除术、关节镜下灌洗、刨削、软骨成形术、人工关节置换术及关节融合术等。

五、肱骨外上髁炎

肱骨外上髁炎，又称"肱桡关节滑囊炎""网球肘"，是前臂伸腕肌群的起点部反复受到牵拉刺激而引起的一种慢性损伤性疾病。肱骨外上髁炎是一种前臂伸肌起点特别是桡侧腕短伸肌的慢性撕拉伤。这些肌肉反复收缩牵拉肌肉起点，造成累积性损伤，肌纤维的肱骨外上髁部发生撕裂、出血，形成骨膜下血肿，继而肌化、骨化，导致骨膜炎，引发肱骨外上髁骨质增生（多呈一锐边或结节状）。有时伴有关节囊的撕裂，关节滑膜因长期受肌肉的牵拉刺激而增生变厚。肱骨外上髁炎患者劳累后偶感肘外侧疼痛，疼痛甚至可向上臂及前臂放散，影响肢体活动，做拧毛巾、扫地、端壶倒水等动作时疼痛加剧，前臂无力，甚至持物落地。

▶ **病因病机**

上肢骨骼较小，关节囊薄且松弛，关节腔较大，韧带少且力量弱，故运动时易损伤；而伸肌相对于屈肌，较弱且活动度较小，桡侧腕短伸肌肌腱介于腕长伸肌肌腱和肱骨外上髁之间，长期劳损致使伸腕肌起点反复受到牵拉、刺激引起部分撕裂、慢性无菌性炎症、局部滑膜增厚，进而导致局部肉芽组织间形成粘连，出血机化，引发关节疼痛僵硬、活动障碍。此外，滑囊炎、神经血管束绞窄、相关周围神经嵌压症、肱桡关节滑膜炎刺激等均可导致肱骨外上髁炎。

中医学讲肺心有邪，其气留于两肘，肱骨外上髁是手太阴肺经循行，故肱骨外上髁炎的疼痛部位多在手太阴肺经及手阳明大肠经循行路线。中医学认为"通则不痛，不通则痛"，由于肘腕长期操劳，风寒之邪积聚肘关节，日久可致气血壅滞，劳伤气血，或风寒敛缩脉道，筋经、脉络失和而成。

本病分为关节外型、关节内型和混合型。

1. 关节外型

症状：肘关节外侧疼痛，劳作时加重，休息后减轻，基本没有静止痛。

体征：压痛局限在肱骨外上髁，肘关节活动度基本无限制，米尔斯征及腕伸肌紧张试验阳性，X线检查可见肱骨外上髁有骨质增生。

2. 关节内型

症状：肘部疼痛较重，肘关节被动外翻活动时肱桡关节内疼痛，可有明显的静止痛、夜间痛。

体征：压痛主要位于肱桡关节间隙，肱桡关节间隙可触及滑膜肥厚感，肘关节屈伸有部分障碍，X线检查可见肱桡关节周围有肥厚的滑膜阴影。

3. 混合型

混合型是指同时存在关节外型和关节内型的症状和体征。

▶ **治则治法**

本病的治疗原则是舒筋活血通络，消除局部炎症，加速肌腱粘连与瘢痕组织的修复。

特别注意：肱骨外上髁炎作为临床常见病，发病率高是其主要特点，临床治疗采用封闭注射、外用药物、中药外洗等方法，多数情况可取得较好的疗效。然而，本病具有高复发性，病情反复发作可能发展为顽固性肱骨外上髁炎，为治疗带来困难。一般认为，经过各种保守治疗3~6个月以上仍不能有效缓解肘部疼痛时，应进行手术治疗，保守治疗无效是进行手术治疗的最大适应证。肱骨外上髁炎的手术治疗基本可分为开放手术、关节镜下手术和经皮手术。

第二章　针灸推拿

第一节　内科疾病

一、感冒

1. 针灸推拿疗法

针灸以祛风解表为治法。用三棱针中等刺激叩刺合谷、列缺（定位在前臂，腕掌侧远端横纹上 1.5 寸，拇短伸肌腱与拇长展肌腱之间，拇长展肌腱沟凹陷中）和大椎（定位在脊柱区，第 7 颈椎棘突下凹陷中，后正中线上）。在风门（定位在背部，当第二胸椎棘突下，旁开 1.5 寸）和肺俞（定位在背部，第 3 胸椎棘突下，旁开 1.5 寸）用拔罐法。

推拿以舒筋通络、解表散邪为治法。头面及项部操作：患者取端坐位或仰卧位。医生站于一侧，按揉太阳、迎香，每穴 1 分钟；一指禅推印堂 1 分钟；抹前额 3~5 遍；拿揉太阳 1 分钟。背部操作：患者取俯卧位。医生按揉风府、肺俞，每穴 1 分钟；拿揉风池 1 分钟；反复拿揉颈项部（从天柱至肩中俞）3~5 遍；擦肩外俞至肺俞，以透热为度。上肢部操作：患者取端坐位或俯卧位。医生拿捏或按揉曲池、尺泽、外关、合谷，每穴 1 分钟；掌推尺泽至大陵 5~6 遍。

2. 其他中医特色疗法

（1）穴位敷贴疗法。

药物：白芥子净末 50 g，延胡索 50 g，甘遂、细辛各 25 g。

操作：将上述药物共研细末，过 100 目筛，混匀，用生姜汁、甘油，按甘油 60 mL、生姜汁 40 mL、药粉 120 g 的比例调成糊状，敷肺俞、膏肓、心俞、大椎，用 4 cm×4 cm 的膏药固定。每天 1 次，每次 4~6 小时。

（2）中药泡脚疗法。

风寒型感冒：表现为鼻塞、喷嚏、咳嗽、头痛、畏寒、低热、无汗、肌肉疼痛、流清涕、吐稀薄白色痰、咽喉红肿疼痛、口不渴或喜渴热饮、苔薄白。选用生姜 8~10 片加水浸泡 1 小时，量以能没过脚踝为宜，煮沸泡脚。

风热型感冒：表现为鼻塞、流涕、咳嗽、头痛、发热重、痰色黄质黏稠、喉咙痛、便秘。选用桑叶、菊花、牛蒡子、连翘、桔梗各 10 g，加水煮沸泡脚。

暑湿型感冒：表现为畏寒、发热、口淡无味、头痛、头胀、腹痛、腹泻，多发生在夏季。选用苏叶、杏仁、桔梗、炒枳壳、前胡、制香附、陈皮、荆芥、甘草各 10 g，加水煮沸泡脚。

（3）三伏灸疗法。

药物：生白芥子、细辛各 1 份，甘遂、延胡索各半份，烘干磨粉，用生姜汁调成稠糊状，做成直径约 2.0 cm、厚度约 0.5 cm 的圆形药饼，正中放少许麝香备用。

主穴：大椎、风门（双）、肺俞（双）、定喘（双）、膏肓（双）。

操作：将新鲜生姜切成 5 分硬币厚、2 cm×2 cm 大小的姜片备用，取艾绒制作成柱底直径约 1 cm 的圆锥形艾炷数壮。每次敷贴药饼前先于大椎、风门行隔姜灸，每穴灸 3 壮，灸至皮肤潮红为度，然后将做好的药饼置于穴位上，用 4 cm×4 cm 的风湿膏固定。贴药时间视年龄而定，15 岁以下者贴 4~6 小时，15 岁以上者贴 6~24 小时，于每年夏季三伏天为佳，初、中、末伏各贴药 1 次。贴药期间感觉皮肤特别疼痛者，可提前取下，如局部水疱较大，应用消毒针筒穿破水疱并排干，局部搽甲紫即可。

3. 调护

（1）食醋熏蒸法：每天用食醋在室内熏蒸 15~20 分钟，能杀死或抑制居室病菌。

（2）饮葱姜糖茶法：取葱白、生姜、红糖各适量，煮水代茶饮用，可有效防治感冒。

（3）艾灸足三里法：在感冒高发季节或接触感冒患者后，艾灸足三里 20 分钟，每天一次，可增强免疫功能，预防感冒。

（4）按摩预防法：两手对搓，待掌心热后，按摩迎香和大椎（位于鼻翼外缘中点平齐的鼻唇沟内）十余次。

二、咳嗽

1. 针灸推拿疗法

针灸以理肺止咳为治法。在腰背部的督脉、足太阳膀胱经用拔罐法，重点是肺俞、风门、膏肓、大椎。在项后、背部第 1 胸椎至第 2 腰椎两侧足太阳膀胱经、颈前喉结两侧足阳明胃经用皮肤针循经叩刺。针对受寒引起的咳嗽，可在肺俞、风门、膏肓、大椎、至阳、膻中施以隔姜灸。

推拿以舒筋通络、理肺止咳为治法。胸背部操作：患者取侧卧位。医生按揉风门、肺俞、膏肓、大椎，每穴 3 分钟；拿揉风池 1 分钟；反复拿揉颈项部（从天柱至肩中俞）3~5 遍；顺时针揉膻中穴；擦背部、胸前、胸胁部，以透热为度。上肢部操作：患者取坐位或俯卧位。医生按揉尺泽、孔最、列缺、太渊、合谷，每穴 2 分钟；痰多时，按揉丰隆 2 分钟。

2. 其他中医特色疗法

三伏灸疗法。

药物：白芥子、甘遂、麻黄、延胡索、细辛、半夏等。

主穴：①初伏：大椎、肺俞、天突、心俞；②中伏：大杼、身柱、膻中、肾俞；③末伏：定喘、风门、脾俞。

操作：将上述药物按一定比例研粉，装瓶密封备用。使用时，用新鲜姜汁将药粉调成膏状，穴位常规消毒，取黄豆大小的药膏，用 4 cm×4 cm 的胶布固定于上述穴位。初、中、末伏各贴药 1 次，双侧取穴；若中伏为 20 天，则在中伏第 2 个 10 天内加贴 1 次。成年人每次贴 6~8 小时，儿童的贴药时间视年龄而定。贴药后皮肤可能有热感、灼痛感，若皮肤出现水疱，应注意保护创面，避免抓破引起感染。一般 3 年为 1 个疗程。

3. 调护

（1）平时可参加体育锻炼，以增强体质，提高抗病能力。

（2）天气突然转寒时，及时增加衣物，佩戴口罩。此外，还可在背部先行搓法、拳叩击法，再行艾条灸法，以预防疾病的发生。

三、哮喘

1. 针灸推拿疗法

针灸以化痰平喘为治法。在腰背部的督脉、足太阳膀胱经、胸部用拔罐法，重点是肺俞、定喘、肺俞、膏肓、肾俞、膻中、中脘。还可在肺俞、定喘、肺俞、膏肓进行艾炷灸，用艾条灸中府、膻尺，以热度透达肺脏为度。

推拿以止咳平喘为治法。点揉法：取天突、肺俞、大杼等穴，手握空拳，拇指伸直并紧靠食指中节，用拇指点按揉，时间约 5 分钟。

推摩法：患者取仰卧位。医生坐其患侧，用拇指偏峰着力吸定于胸部正中线，从任脉及肋间隙循序做上下，左右缓缓往返移动，其余四指则在胸廓部做相应的环形摩动（多用于男性患者）；也可取患者背部足太阳膀胱经做推摩法，涂少量冬青油以减少摩擦力，于大鱼际做推摩，力沉于掌，以背部足太阳膀胱经透热为度，时间约 10 分钟。此法有温肺化痰、宽胸理气之效。治疗为每天 1 次，10 次为 1 个疗程，连续 3 个疗程。

2. 其他中医特色疗法

（1）天灸疗法。

药物：白芥子、细辛、甘遂、延胡索。

主穴：①肺俞、胃俞、志室、膻中；②脾俞、风门、天突；③肾俞、定喘、心俞、中脘。

操作：将白芥子、细辛、甘遂、延胡索按 4 ∶ 4 ∶ 1 ∶ 1 比例共研细末，过 80 目筛。将新鲜老生姜去皮，用石磨磨碎，再用纱布包裹过滤绞汁，用密闭容器保存在 4~8 ℃低温环境，用时倒出（姜汁低温保存不得超过 48 小时，常温暴露在空气中的姜汁的有效使用时间不超过 2 小时）。使用时，将药末、姜汁按照一定比例（每 8 g 药末加入 9 mL 姜汁）调和，制成 1 cm × 1 cm × 1 cm 大小的药饼（质地干湿适中），用 5 cm × 5 cm 大小的胶布固定于穴位。患者背对医生，取坐位或站位，暴露背部（要求背部皮肤干燥）。医生将药饼贴于穴位上，每次贴药 1 小时，10 天贴 1 次，治疗 3 个月，共 9 次。背部穴位均取双侧，每次 1 组，3 组交替使用。

（2）刮痧疗法。

主穴：①足太阳膀胱经：风门、肺俞、心俞、胃俞、脾俞、肾俞；②手太阴肺经：中府、尺泽、太渊；③手阳明大肠经：曲池、商阳；④经外奇穴：定喘等；⑤足阳明胃经：足三里、丰隆；⑥督脉：风府、大椎。

操作：刮拭顺序为脊背部—肘掌侧—手腕掌侧—小腿外侧。常规消毒后，在相应部位涂刮痧油，先从颈部风府刮至大椎，再重刮定喘、风门、肺俞、心俞、脾俞、胃俞、肾俞、中府、尺泽、太渊、足三里、丰隆，以皮肤发红及皮下有瘀点、瘀斑为度，刮肾俞时令患者配合做深度腹式呼吸，部分穴位闪火罐、走罐，并留罐 5~10 分钟，最后用板尖点压合谷、少商、商阳和中冲。嘱咐患者重点选择在夏季每伏的第 1 天辰时进行刮拭，之后可每 3~7 天 1 次，最多不超过 10 次。

3. 调护

（1）加强体育锻炼，增强体质。

（2）过敏性哮喘患者应认真查找过敏原，避免接触致敏物质。对花粉过敏者，花期非必要不出门，出门时一定要戴口罩、眼镜。对食物过敏者，一定要避免进食致敏食物。

四、心悸

1. 针灸推拿疗法

针灸以宁心定悸为治法。皮肤针法：用皮肤针叩刺心俞、厥阴俞、巨阙、内关、膻中，以皮肤潮红为度。艾灸法：患者取侧卧位或俯卧位，医生在背俞取厥阴俞至膈俞段（双侧），用特制固定器同时点燃 2 支清艾条，在所取范围往返温和熏灸，艾条与穴位距离以患者能耐受为度，施灸结束时灸处应皮肤潮红，患者自觉有股温暖之气由背部向胸部（心脏）部位透散者为良，约 30 分钟 / 次，每天 1 次，10 天为 1 个疗程，疗程间休息 5 天，共治疗 2~4 个疗程。

推拿以安神定悸为治法。胸背部操作：患者取俯卧位，医生用拇指重按心俞、厥阴俞、巨阙、内关、膻中、至阳，每穴 3 分钟，重按的同时加揉法。

2. 其他中医特色疗法

穴位敷贴疗法。

药物：吴茱萸。

主穴：双侧内关、心俞。

操作：将吴茱萸打成粉末，置于干燥容器内，每次取适量，醋调，取调好的吴茱萸粉约 2 g，将其置于 2 cm × 2 cm 的胶布上并贴在指定穴位上，每天 1 次，每次贴 8 小时。

3. 调护

（1）针灸治疗的同时，应注意饮食，调畅情志，适当参加体育锻炼。

（2）针灸推拿治疗本病有一定疗效，但器质性心脏病出现心力衰竭倾向时，应及时采用综合治疗措施，以免延误病情。

五、不寐

1. 针灸推拿疗法

针灸以宁心安神为治法。皮肤针法：用皮肤针叩刺神门、三阴交、心俞、申脉、照海、安眠，以皮肤潮红为度。艾灸法：患者取仰卧位，暴露百会及双足，医生点燃艾条，先灸百会 15 分钟，再灸涌泉（双侧）5 分钟，可采用雀啄灸、回旋灸等，每天 1 次，10 次为 1 个疗程。拔罐法：取心俞、膈俞、肝俞、胆俞、脾俞、胃俞、肾俞、神道，先各行拔罐，再留罐 15 分钟。

推拿以宁心安神、调和阴阳为治法。头面部操作：患者取仰卧位，医生站于一侧，一指禅推印堂至神庭 1 分钟；按揉攒竹、睛明、鱼腰、太阳、神庭、角孙、百会，每穴

1分钟；抹前3~5遍。患者取坐位，医生从前额发际至风池做五指拿法，往返3~5遍；扫散头颞侧部约1分钟；指击前额至头顶，往返3~5遍。腹部操作：患者取仰卧位，医生按揉中脘、关元、气海，每穴1分钟；顺时针摩腹1分钟，逆时针摩腹1分钟；掌振中脘1分钟。腰背部操作：患者取俯卧位，医生自心俞至肾俞施术5分钟；捏脊3~5遍；自下而上掌推背部督脉3~5遍；横擦命门、腰骶部，以透热为度。

2. 其他中医特色疗法

（1）中药香袋穴位敷贴法。

药物：取肉桂1.5 g、冰片0.5 g等中药饮片按配方混合，用高速中药粉碎机粉碎至80~100目，每份10 g，用棉花纸包裹，外用棉布包裹缝制袋状，备用。

主穴：神阙。

操作：每晚临睡前用丝带将香袋固定贴于神阙上，至次日早晨起床时取下香袋，放入密封袋中，连续使用14天。

（2）刮痧疗法。

主穴：头颈部为百会、四神聪、印堂、神庭、攒竹、太阳、角孙、风池、鱼腰，背部为神道、心俞，上肢部为神门，下肢部为三阴交。

操作：在上述穴位进行刮痧，由轻到重，以皮肤发红为度。

（3）中药足浴。

药物：远志、红花各9 g，枣仁、磁石、龙骨、桃仁各15 g。

操作：水煎2次，待温度适宜时将双足浸于药液中，使药液浸过足面，每晚睡前1次，每次浸泡30分钟，半个月为1个疗程。

（4）睡眠药枕。

药物：白菊花、合欢花、夜交藤各100 g，生磁石200 g，灯心草、公丁香各30 g，石菖蒲、远志、茯神各60 g，檀香20 g，冰片粉10 g，多梦易醒加生龙骨100 g，生牡蛎60 g。

操作：共研粗粉末，拌匀，装入一长方形布袋内，每晚当睡枕用。

（5）中药熏蒸。

药物：熟地黄20 g，山药20 g，茯苓15 g，牡丹皮15 g，山茱萸30 g，五味子25 g，枸杞子15 g，酸枣仁15 g，柏子仁15 g，当归15 g，龙齿30 g，朱砂10 g，黄连15 g，炙甘草10 g。

操作：熏蒸仪器选用中药汽疗仪。患者躺在治疗舱内（头露舱外），温度控制在39~43 ℃，每次20分钟，每天1次。

3. 调护

（1）平素应注重情志及生活方面的调摄，避免过度精神紧张，劳逸适度，适当参加体育锻炼。

（2）短期失眠者，如无明显症状，不需要治疗。

六、胸痹

1. 针灸推拿疗法

针灸以理气通络、和胃止痛为治法。用皮肤针取内关、中脘、足三里、公孙、脾俞、胃俞，每穴叩刺 3 分钟，以皮肤潮红为度。在中脘、下脘、脾俞、胃俞、足三里、梁丘用拔罐法，每穴拔罐 15 分钟。

推拿以行气止痛为治法。腹部操作：患者取仰卧位，医生站于一侧，用轻快的一指禅推中脘、天枢、气海，每穴 2 分钟；顺时针摩胃脘部 2 分钟。背部操作：患者取俯卧位，医生用一指禅推肝俞至三焦俞，每穴 1 分钟；较重力按揉肝俞至三焦俞，每穴 2 分钟；擦肝俞至三焦俞，以透热为度。肩及四肢部操作：患者取坐位，医生拿揉肩井或点按肩井 1 分钟；搓肩臂和两胁，往返 10~20 遍；较重力点按手三里、内关、合谷、梁丘、地机、公孙、足三里，每穴 2 分钟。

2. 其他中医特色疗法

穴位敷贴疗法：在膻中、巨阙、厥阴俞、心俞、至阳、内关等穴位用麝香虎骨膏敷贴。

3. 调护

（1）中药和针灸治疗有缓急止痛的作用，可改善心脏的供血。

（2）调畅情志，适当参加体育锻炼。

（3）保持精神乐观、情绪稳定，坚持治疗，坚定信心。

（4）保持一定的生活节律，饮食有节，进食营养丰富而易消化吸收的食物，忌过饥、过饱、烟酒、浓茶，宜低脂、低盐饮食，忌过食生冷、肥甘厚腻。

（5）病情急重者，应及时拨打"120"就医，以免延误病情，造成生命危险。

七、胃痛

1. 针灸推拿疗法

针灸以活血止痛为治法。毫针法、艾灸法：取阴郄、郄门、内关、膻中，针刺 15 分钟；每穴灸 5 分钟，以皮肤潮红透热为度。

推拿以活血止痛为治法。重按阴郄、郄门、内关、膻中、至阳，每穴 3~5 分钟，重按的同时加揉法。

2. 其他中医特色疗法

（1）穴位敷贴。

药物：丁香、干姜、白芷、吴茱萸等份，麝香少许等。

主穴：中院、足三里、胃俞。

操作：治疗时，在上述穴位外用青药贴，用纱布固定，每天 1 次，每次贴 6 小时取下，10 次为 1 个疗程。

（2）刮痧疗法。

操作时，患者仰卧并暴露上腹部，医生用刮痧板沿任脉、足阳明胃经两条经脉（上起胸剑联合，下至肚脐）自上而下反复刮拭数次，直至出现紫红色的瘀点、瘀斑；而后，患者俯卧并暴露上背部，医生用刮痧板沿督脉、足太阳膀胱经两条经脉（上起第 8 胸椎，下至第 12 胸椎）自上而下反复刮拭数次，直至出现紫红色的瘀点、瘀斑。

3. 调护

（1）平时生活要有规律，饮食有节，以清淡为主，不可过食。

（2）调畅情志，注意休息，避免过度精神紧张和疲劳。

八、便秘

1. 针灸推拿疗法

针灸以调理肠胃、导滞通便为治法。用皮肤针取天枢、支沟、大肠俞、三阴交、丰隆，每穴叩刺 3 分钟，以皮肤潮红为度。在天枢、水道、大横、神阙、大肠俞用拔罐法，每穴拔罐 15 分钟。每天治疗 1 次，10 次为 1 个疗程。

推拿以调肠通便为治法。腹部操作：患者取仰卧位，医生站于一侧，用轻快的一指禅推中院、天枢、大横、关元、水道，每穴 2 分钟；较重力双掌按揉下腹部 3 分钟；拿揉下腹部 2 分钟；以关元为中心顺时针摩腹 3 分钟。背部操作：患者取俯卧位，医生用一指禅推肝俞至大肠俞，每穴 1 分钟；按揉长强 2 分钟；横擦八髎，以透热为度。四肢部操作：患者取仰卧位，医生按揉曲池、内关、支沟、足三里、丰隆、阴陵泉、太溪，每穴 1 分钟；搓抖上、下肢，各 2~3 遍。

2. 其他中医特色疗法

（1）穴位敷贴。

药物：大黄、厚朴、枳实各 2 份，火麻仁 3 份，芒硝、番泻叶各 1 份。

主穴：神阙。

操作：将上述药物共研末过筛，用透皮剂调和成膏备用。使用时先将此通便膏填纳于脐中（神阙），再用麝香膏固定，1天调换1次，调换时先用温水湿敷片刻，再揭麝香膏。

（2）自我疗法。

操作：早上起床，保持空腹，在空气新鲜处双腿盘坐，双手握拳于胸前，深吸两口气，憋住，吸第3口气时，舌根抵住咽喉，随口水向下吞下，双手抱拳于胸骨柄（天突）向下刮至小腹（中极），协助吞气，再用双掌大鱼际分别从双侧足阳明胃经不容向下刮至气冲，以皮肤略红为度，算吞气1次，每天练习，3个月为1个疗程，如效果不佳可继续第2个疗程，疗程间不休息。起效时间：吞气时自觉肠鸣，说明气已吞下，1小时后或次日排气，说明肠道已通，开始起效。不过，正常排便需要7~15天。

3. 调护

（1）针灸推拿等治疗功能性便秘有较好的效果。对于肠梗阻、肠粘连、肿瘤等病变引起的便秘，应积极配合其他针对性措施。

（2）多食蔬菜、水果，忌食辛辣刺激性食物。

（3）坚持体育锻炼，养成定时排便习惯。

九、泄泻

1. 针灸推拿疗法

针灸以健脾利湿、调肠止泻为治法。用皮肤针在天枢、上巨虚、大肠俞、三阴交进行叩刺，每穴叩刺3分钟，以皮肤潮红为度。在天枢、关元、足三里、上巨虚用拔罐法，每穴拔罐15分钟，适用于慢性泄泻。在中脘、天枢、神阙、止泻（前正中线，脐下2.5寸）进行艾灸疗法，操作时以神阙为中心，向上下左右之穴位，用艾条施温和灸15~30分钟，每天2次，5天为1个疗程。

推拿以健脾和胃、温肾壮阳、疏肝理气为治法。腹部操作：患者取仰卧位，医生站于一侧，用轻快的一指禅推中脘至关元，每穴1分钟；按揉天枢、关元，每穴1分钟；以中脘、气海为中心，顺时针摩腹2分钟。背部操作：患者取俯卧位，医生用一指禅推脾俞至大肠俞，每穴1分钟；按揉脾俞、胃俞、肾俞、大肠俞，每穴1分钟；按揉长强2分钟；横擦肾俞、大肠俞，以透热为度。四肢部操作：患者取坐位，医生拿肩井1分钟；按揉曲池、合谷、足三里、阴陵泉，每穴12分钟。

2. 其他中医特色疗法

（1）天灸疗法。

药物：取白附子、白芥子、细辛、延胡索、甘遂等份，研极细末，加生姜汁调成膏状铺平，厚约 0.2 cm，将其切成 1 cm×1 cm 的方块，在药块中加入适量麝香备用。

主穴：天枢、关元、中院。

操作：于初伏、中伏、末伏取药饼敷贴于选定的穴位上，于每伏交替时加用大肠俞、胃俞、脾俞，用 3 cm×3 cm 的胶布固定，一般可贴 2~3 小时。如患者贴药后感到局部灼热、刺痛、难受，可提前去除药饼；如局部反应不明显，可适当延长贴药时间。

（2）药物敷贴法。

药物：丁香 6 g，吴茱萸 30 g，胡椒 30 粒，肉桂 28 g，共研细末。

操作：每次取药末 1.5 g，用醋调成糊状，敷贴于脐部，外用胶布固定，每次贴 7 小时左右，每天 1 次，7 天为 1 个疗程。

3. 调护

（1）针灸推拿治疗泄泻有显著效果。对于严重脱水或由恶性变引起的腹泻，应采用综合性治疗。

（2）平素饮食应清淡，忌食生冷、辛辣、油腻之品，注意饮食卫生。

十、胁痛

1. 针灸推拿疗法

针灸以疏利肝胆、通络止痛为治法。用皮肤针取期门、阳陵泉、支沟，每穴叩刺 3 分钟，以皮肤潮红为度。在肝俞、期门、痛点等用刺络拔罐法，每穴拔罐 10 分钟。

推拿以疏肝理气、通络止痛为治法。背部操作：患者取俯卧位，医生站于一侧，用较重力点按膈俞、肝俞、胆俞、阿是，每穴 2 分钟；用一指禅推膈俞、肝俞、胆俞，每穴 2 分钟；擦膈俞至胆俞，以透热为度。腹部操作：患者取仰卧位，医生站于一侧，按揉章门、期门、梁门，每穴 2 分钟；顺时针摩胃脘部 2 分钟。胸胁及四肢部操作：患者取坐位，医生点按外关、合谷、阳陵泉、胆囊、足三里，每穴 1 分钟；按揉足三里、三阴交、太冲、行间，每穴 1 分钟；擦胸胁部，以透热为度。

2. 调护

（1）保持心情舒畅、情绪稳定，注意休息，劳逸结合。

（2）多食水果、蔬菜、瘦肉等清淡且有营养的食物，忌食油腻辛辣、生冷不洁之品，忌酒。

十一、眩晕

1. 针灸推拿疗法

（1）实证。

针灸以定眩止晕、通利脑窍为治法。用皮肤针取风池、百会、内关、太冲，每穴叩刺3分钟，以皮肤渗血为度。用三棱针在印堂、太阳、百会、头维点刺出血3~5滴。

（2）虚证。

针灸以定眩止晕、补虚扶正为治法。用皮肤针取风池、百会、肝俞、肾俞、足三里，每穴叩刺3分钟，以皮肤潮红为度。用艾条灸在百会、风池、列缺进行艾灸，百会灸至热力向脑内传为度，风池、列缺灸至皮下组织透热为度。

推拿以行气止痛为治法。头面部操作：患者取仰卧位，医生站于一侧，按揉睛明、攒竹、鱼腰、太阳、率谷、角孙，每穴1分钟；用一指禅推印堂至前发际3分钟；自印堂沿眉弓分推至太阳5~10遍；抹前额5~10遍；指击百会1分钟；拿揉风池2分钟。腰背部操作：患者取俯卧位，医生站于一侧，直推大杼至肾俞5~10遍；拿揉项部两侧肌群、肩井，各2分钟；擦肝俞、胆俞、脾俞、胃俞、肾俞，以透热为度。四肢部操作：患者取坐位或仰卧位，医生按揉外关、内关、阳陵泉、足三里、三阴交、太溪、涌泉，每穴1分钟；擦涌泉，以透热为度。

2. 其他中医特色疗法

刮痧疗法。

主穴：百会、头维、正营、承灵、率谷、风池、风府。

配穴：大椎、肩井、陶道、华佗夹脊、合谷、内关、足三里、气海、关元。

操作：手持刮痧板（与皮肤成45°斜角），从太阳起向后刮至后发际（风池），沿悬厘、率谷向后刮；从头顶部（百会）向下刮至悬厘、率谷、大椎、肩井、陶道，而沿后外华佗夹脊、脾俞、肾俞、气海俞、关元俞、双侧合谷、内关、足三里的经络走行方向由上往下刮。手法：对于病情重、体质好的患者，刮痧宜用重力度手法；对于病情轻、体弱年迈、精神紧张的患者，宜用轻力度手法。用重力度手法刮痧时，每个部位的刮拭时间为3~5分钟；用轻力度手法刮痧时，每个部位的刮拭时间为5~10分钟。皮肤上的痧退后再进行下一次刮痧，通常每次选择3~5个部位，一般6次为1个疗程。

3. 调护

（1）室内保持安静、舒适，避免噪声，室内光线以柔和为宜。

（2）患者要保证充足的睡眠，注意劳逸结合。

（3）眩晕发作时，应卧床休息，闭目养神，少做或不做旋转、弯腰等动作，以免加重病情。患者家属要密切注意患者的血压、呼吸、神志、脉搏等情况，以便及时就医处理。

（4）患者要保持心情愉悦，增强战胜疾病的信心。

（5）饮食以清淡易消化为宜，多吃蔬菜、水果，忌烟酒、油腻、辛辣之品，少食海腥发物。虚证眩晕者应适当增加营养。

十二、面瘫

1. 针灸推拿疗法

针灸以祛风通络、调和气血为治法。用皮肤针对太阳、丝竹空、地仓、颊车、翳风、合谷、足三里等穴进行叩刺，每穴叩刺3分钟，以皮肤潮红为度。在翳风用拔罐法，拔罐10分钟，在面部用闪罐法，闪罐15次。

推拿以舒筋通络为治法。面部操作：患者取仰卧位，医生站于一侧，点按印堂、睛明、攒竹、丝竹空、阳白、承泣、迎香，每穴1分钟；按揉下关、颊车、颧髎各1分钟；抹前额部1分钟；擦面部，以透热为度。颈项及四肢部操作：患者取坐位，医生拿揉风池2分钟；按揉足三里、太冲、对侧合谷，各1分钟。

2. 其他中医特色疗法

穴位敷贴法。

主穴：太阳、阳白、颧髎、地仓、颊车。

操作：将马钱子搓成粉末1~2分钟撒于胶布上，然后贴于穴位处，5~7天更换1次；或将蓖麻仁捣烂加麝香少许，取绿豆粒大一团，贴于穴位上，3~5天更换1次；或将白附子研细末，加冰片少许做面饼，贴于穴位上，每天1次。

3. 调护

（1）心理调护：大多数患者会因面部口角歪斜等症状而产生焦虑、恐惧心理。家属应协助患者了解面神经麻痹的病因、临床表现和预后等，加强心理建设。

（2）面部调护和康复：患者睡前可用50~60 ℃的热毛巾温敷病侧眼睑部。排除面部损伤等病因后，可加强面肌运动，如在病侧口角向上方用掌根螺旋式按摩面部。配合医生做康复运动，多锻炼病侧面肌，并加强表情肌运动，如多做眨眼、开口笑、撅嘴唇、鼓腮、吹口哨等动作。

（3）眼部调护：闭眼受影响者，应对眼部进行特别护理，白天可使用润滑滴眼液，晚上可使用眼药膏以保持眼部湿润。

（4）口部调护：口部肌肉功能失调者，可改变饮食方法，如用吸管吸食液体、进食软质食物、细嚼慢咽。

十三、头痛

1. 针灸推拿疗法

（1）外感头痛。

针灸以祛风解表、通络止痛为治法。用皮肤针取百会、风池、列缺、太阳、头痛点，每穴叩刺 3 分钟，以皮肤潮红为度。头痛剧烈时，可用三棱针在头痛点点刺出血。

（2）内伤头痛。

针灸以行气和血、通络止痛为治法。用皮肤针取百会、风池、头维、足三里、头痛点，每穴叩刺 3 分钟，以皮肤潮红为度。在风池、天柱、阿是施以艾灸，操作时先用温和灸，点燃艾条的一端，沿督脉、患侧足太阳膀胱经、患侧足少阳胆经走行方向，距皮肤 2~3 cm，往返熏灸，以患者感局部温热和舒适为度，施灸时间 15~20 分钟；再用雀啄灸，温和灸之后，重点在风池、天柱、阿是等穴位行雀啄灸，每穴 3~5 分钟，以皮肤出现红晕为度，每天治疗 1 次，连续治疗 2 周。

推拿以调和气血、通络止痛为治法。头面部操作：患者取仰卧位，医生站于一侧，用一指禅推印堂至神庭；扫散头颞侧部约 1 分钟。患者取坐位，医生拿前额发际至风池，往返 3~5 遍；拿项部两侧肌群、肩井各 1 分钟；指击前额至头顶，往返 3~5 遍。肩背部操作：患者取俯卧位，医生拿揉风池 1 分钟；弹拨项后肌群 3~5 遍；用一指禅推风府至至阳，每穴 1 分钟；推大杼至肾俞，每穴 1 分钟；擦肩背部 2 分钟。

2. 其他中医特色疗法

（1）穴位敷贴。

药物：川乌、白附子、生南星、川芎、细辛、樟脑、冰片等份。

主穴：太阳（双）。

操作：将上述药物研碎为末，过 120 目筛备用。使用时，取药末适量，用蜂蜜调成糊状，置于直径约 1.5 cm 的胶布上，将药物连同胶布一起贴于太阳（双），每次贴 6~8 小时，每天 1 次，5 次为 1 个疗程。疼痛停止后，可继续巩固治疗 1 个疗程。

（2）刮痧疗法。

操作：从头部患侧前发际开始，由前向后刮至风池；从太阳起，沿悬厘、率谷、浮白向后刮；从百会向下刮至天柱，每组刮拭约 3 分钟。手法由轻至重，在同一经脉上刮至皮肤发红，以出现紫红色的瘀点、瘀斑为度，每 7 天 1 次，共治疗 4 次。

3. 调护

（1）治疗期间，禁烟酒，加强锻炼，不宜食用炸烤辛辣的厚味食物，避免过劳和精神刺激。

（2）多次治疗无效或病情加重者，要查明原因，尤其要排除占位性病变。应检查血常规、血压，必要时做腰穿、骨穿、脑电图等检查，有条件时还可做经颅多普勒超声、CT、MRI、PET-CT、全身查体等检查，以明确头痛的病因。

（3）部分患者由于头痛反复发作，迁延不愈，故易产生消极、悲观、焦虑、恐惧等负性情绪。在针灸推拿治疗的同时，医生应给予患者精神上的安慰和鼓励，并加上调神的穴位（百会、四神聪、神门、三阴交等）。

十四、消渴（糖尿病）

1. 针灸推拿疗法

针灸以清热润燥、养阴生津为治法。用皮肤针取胃脘下俞、肺俞、胃俞、脾俞、肾俞、三阴交、太溪、足三里进行叩刺，每穴叩刺 3 分钟，以皮肤潮红为度。在气海、关元、三阴交、阴陵泉、太溪、肾俞、命门、脾俞、中极、复溜、足三里施以艾灸，操作时将艾炷置于穴位上点燃，每穴灸 5~10 分钟，每次选用 6 个穴位，上述各穴位交替使用。每天治疗 1 次，15 天为 1 个疗程。

推拿以清热润燥、养阴生津为治法。患者取俯卧位或侧卧位，医生从颈肩、背部、腰臀、腿至足跟㨰法反复 10 次，顺足太阳膀胱经的大杼、肺俞、心俞至膀胱俞推按，顺双下肢足太阳膀胱经和少阳经自臀部至足部推按。一指推阳谷、太溪、三阴交、肝俞、脾俞、肾俞、胃俞、梁门、天枢、足三里、血海等穴 3~5 遍，以上手法治疗各 10 分钟。推按胸椎 6~11 棘间关节，双手拇指按压两棘突间做前后推按 60 次，而后双手拇指放于棘突旁 1.5 cm 处分别按压左、右两侧，推按 60 次。

2. 其他中医特色疗法

穴位敷贴法。

药物：丁香、肉桂、细辛、冰片、姜汁。

主穴：肾俞、胃脘下俞、气海。

操作：将膏药贴于选定的穴位上，每 3 天 1 次，每周 2 次，第 7 天皮肤休息，10 次为 1 个疗程。

3. 调护

（1）生活调摄对本病的治疗具有十分重要的意义，尤其是节制饮食。在保证机体合理需要的情况下，应限制粮食、油脂的摄入，忌食糖类。

（2）饮食宜以适量米、麦、杂粮为主，配以蔬菜、豆类、瘦肉、鸡蛋等，定时定量进餐，戒烟酒、浓茶、咖啡等。

（3）保持情志平和，养成规律的生活起居习惯。

十五、肥胖

1. 针灸推拿疗法

针灸以祛湿化痰、通经活络为治法。用皮肤针取曲池、天枢、水道、丰隆、阴陵泉、水分、中脘，每穴叩刺 3 分钟，以皮肤潮红为度。在天枢、水分、关元、中脘、丰隆、三阴交、带脉、足三里施以艾灸，每穴灸 5 分钟，自上而下施灸。

推拿以疏松筋肉、行气活血为治法。腹部操作：患者取仰卧位，医生站于一侧，用一指禅推法在中脘、天枢、归来、水道施术，每穴 3 分钟；按揉腹部 2 分钟；搓揉腹部 2 分钟；拿揉腹部 2 分钟；顺时针摩腹 2 分钟；掌振腹部 1 分钟。背腰部操作：患者取俯卧位，医生直推大杼至大肠俞 5~10 遍；按揉腰背部 2 分钟；搓揉臀部 2 分钟；横擦背腰部，以透热为度。四肢部操作：患者取仰卧位，医生按揉阴陵泉、足三里、丰隆、三阴交，各 2 分钟；拿揉上下肢，各 2 分钟；搓上下肢，各 3~5 遍；牵抖上下肢，各 3~5 遍。

2. 其他中医特色疗法

（1）刮痧疗法。

药物：生大黄 30 g，泽泻 30 g，首乌 20 g，丹参 20 g，山楂 15 g，决明子 15 g，全瓜蒌 20 g，白芥子 15 g。上药加水 300 mL，浸泡 30 分钟后，先武火煎沸，再文火慢煎 30 分钟，去渣取汁，如此反复煎煮 3 次，取药汁文火浓缩，加入适量的凡士林调匀制成清脂液。

操作：刮拭后背脾俞至肾俞，刮拭腹部中脘至关元，配合刮梁丘、三阴交两穴。腹部肥大、脂肪堆积者，测量腹围，从脐中线向两侧刮拭腹部，另刮拭中脘至关元。臀部肥大者，测量臀围，刮拭背俞至会阳，另从臀裂向外侧刮拭。腿粗肥者，测量腿围。重点沿足阳明胃经刮拭。初次刮痧前，测量必要的数据，如体重、腹围、臀围、腿围等。刮痧前，嘱患者沐浴清洁，选择合适的体位，确定治疗部位并尽量暴露，便于刮拭。

医生右手持刮痧板，施取清脂液，顺着一个方向刮，一边蘸取介质，一边刮拭，以皮下出现微紫红或黑色斑点、斑块为度。间隔 3~5 天，再行下一次刮痧。直到刮痧部位无明显斑块或斑点时，测取相关数值，评价疗效。

（2）穴位敷贴。

药物：制天南星、三棱、莪术、大黄、冰片。

主穴：中脘、关元、气海、天枢、水道、大横。

操作：将上述药物研成粉末，按 3 : 3 : 3 : 3 : 1 比例混合均匀，加甘油调成青状，制成厚度 0.3 cm、大小 1.5 cm × 1.5 cm 的药贴，并将其贴于穴位处，用胶布固定，保留 6~8 小时，由患者自行取下，每天 1 次。

（3）蜡疗。

操作：将大黄、泽泻、茯苓、丹参等份研磨成细粉，以能过 200 目筛为佳，再将适量石蜡加热溶化后加入上述药粉，充分混合再加热约 5 分钟，将药蜡倒入 40 cm × 30 cm × 3 cm 大小的托盘中，冷却至柔软固态，温度以患者能忍受为度，将蜡块平铺置于腹部，外用保鲜膜包裹，至蜡块完全冷却后去除，用纱布将腹部清洁干净。

（4）中药熏蒸。

药物：玉米须、冬瓜皮各 40 g，茯苓、木瓜各 20 g，大黄、白芷、益智仁、荷叶、细辛各 10 g，番泻叶 30 g。

操作：将上述药物熬好取汁，用药汁进行熏蒸，每天 1 次，10 次为 1 个疗程。疗程之间休息 5~7 天。

3. 调护

（1）治疗时，患者必须了解肥胖的危害性，认识到长期综合治疗的必要性，并对治疗有信心、有耐心，主动配合治疗。

（2）饮食结构宜低糖、低脂、低盐饮食，提倡多纤维饮食，适当补充蛋白质和维生素等必要的营养物质。忌暴饮暴食，忌吃零食，宜细嚼慢咽，食量能少不多，尤以晚餐不宜多食。

（3）临床可针对病情，配合药膳疗法。患者可根据自身情况，选择散步、快走、慢跑、骑车、爬楼、拳击、家务劳动等适当运动，贵在持之以恒。减肥要循序渐进，使体重逐渐减轻至接近正常值，不宜强减，且不能降低体力。

十六、高血压

1. 针灸推拿疗法

针灸以平肝潜阳、调和气血为治法。用皮肤针取风池、太冲、百会、合谷、曲池、三阴交进行叩刺，每穴叩刺 3 分钟，以皮肤渗血为度。在耳尖（将耳轮向耳屏对折，耳郭上面顶端处即为耳尖）点刺出血，操作时患者取坐位，医生立其一侧，在耳尖先加以轻微按摩，促使局部充血，然后对局部皮肤进行常规消毒，放血时，医生左手提捏耳尖皮肤，右手持一次性采血针对准耳尖快速刺入 2 mm 左右，随即挤压出血，一般以 8~10 滴为宜，用酒精棉球拭净，再用干棉球按压止血。

自体保健推拿的操作如下。

（1）预备势：闭目静坐，双手扶膝，舌抵上腭，两唇稍分，呼吸均匀，时间 5~10 分钟。

（2）运顶：双手十指略张开，按于额上，从前发际开始，由前向后推按头皮，像梳头之状，当移动的双手拇指到达风池时，则用拇指端在风池做环状按揉，如此来回 15 次左右，以头皮微热为宜。

（3）按揉太阳：两拇指端分别置于双侧太阳，两食指端分别置于双侧攒竹，双手同时做由内向外的环形揉动 1~2 分钟，以酸胀为度，然后闭目，用食、中、环指腹按压眼球，不可太重，一松一按，反复 10~15 次。

（4）按压百会：用拇指或食指按揉百会 1~2 分钟，按至发胀为止。

（5）搓足心：双手搓热，左手置于右足心，右手置于左足心，同时搓动 100 次，直至发热。

（6）按拨曲池：左前臂屈曲 90°，置于腹前。掌心向腹，右大拇指的指端按在左曲池做前后方向拨动，以同样要求用左大拇指的指端拨动右曲池。

（7）抹项：头微向左倾，左大鱼际置于右桥弓（耳后高骨斜向前下方，动脉搏动处），然后自上而下抹动，头微向右倾，右大鱼际置于左桥弓，然后自上而下抹动。

（8）调气：两肘部、两手手指微屈曲，掌心向下，两上肢慢慢提起至与肩平，同时深吸气，反复 3~5 次。早上起床后和晚上入睡前各做 1 次，每次 30~40 分钟。

2. 其他中医特色疗法

（1）穴位敷贴。

药物：附子、川芎、三棱等研成粉末，干燥放置备用。

主穴：百会、风池、神阙。

操作：敷贴膏药前，清洁局部皮肤，将药粉用醋调成糊状，用空白贴固定于穴位处。每贴至少 24 小时，每周不少于 3 贴。

（2）足浴疗法。

药物：怀牛膝、川芎各 30 g，天麻、钩藤（后下）、夏枯草、吴茱萸、肉桂各 10 g。

操作：将上述药物加水 2 L 煎煮，水沸后再煮 20 分钟，取汁温热，倒进恒温浴足盆内浴足 30 分钟。每天上午、下午各浴足 1 次，2 周为 1 个疗程。

（3）刮痧疗法。

主穴：百会、天柱、曲池、内关、风池、肩井、风市、人迎、足三里。

操作：按下述顺序进行刮痧。①头部：由百会向颞部刮至太阳2~3圈，并在百会、风池各重刮3~5下，不用抹油；②后颈部至肩井；④背部；④肘内侧；⑤肘外侧；⑥大腿外侧；⑦小腿前侧。手法：一般采用较重的手法，对体质极弱者可采取较轻的手法。曲池、足三里、风池、人迎等穴位一般采用重法。刮痧后。让患者喝1杯热开水，避免受风着凉，待痧退后（一般5~7天）再刮下一次，直至达到理想效果。刮痧次数及时间：一般5~8次，多为7次，每次约20分钟。

（4）药浴疗法。

药物：板蓝根、金银花、全蝎、血竭、羌活、独活、枸杞子、寄生、地肤皮、桑白皮、桂枝、山楂、苏木、玉米须、伸筋草、麻黄、大青叶、薄荷各30g。

操作：将上述药物装入锅内，加水20 L，煮沸30分钟，取药液加入浴盆内，药物浓度应占溶液的1.5%以上。药溶水温为40~44 ℃，洗浴时间约45分钟，洗浴时全身浸泡在药液中至周身出汗，6次为1个疗程。

（5）药枕疗法。

药物：橘子皮800 g，槐花300 g，木香300 g，川芎200 g，夏枯草200 g，菊花200 g。

操作：将上述药物混合研成粗末，缝制一个白布袋，长35 cm、宽18 cm，将粗药末装入袋内制成药枕。药枕在睡眠时使用即可，每天不少于4小时，药枕连续使用60天左右需要更换1次药物。

3. 调护

（1）长期服用降压药物者，针灸治疗时不要突然停药。患者接受治疗一段时间后，待血压降至正常或接近正常，自觉症状明显好转或基本消失，可遵医嘱逐渐调整药量。

（2）高血压患者应该保持低盐、低脂、低糖的饮食习惯，多吃蔬菜、水果，减少油腻和高热量食物的摄入。

（3）适当的运动可帮助患者控制体重，增强身体素质，降低血压。建议每周进行至少150分钟的中等强度有氧运动。

（4）高血压患者应该保持良好的心态，避免情绪波动，减轻心理压力，可通过冥想、瑜伽等方法放松身心。

第二节 外科疾病

一、乳癖

1. 针灸推拿疗法

针灸以理气化痰、通络散结为治法。用皮肤针对乳根、膻中、足三里、期门、太冲、阿是等穴进行叩刺，每穴叩刺3分钟，以皮肤潮红为度。在翳风用拔罐法，拔罐10分钟，在面部用闪罐法，闪罐15次。

推拿以疏肝解郁、疏通经络、调理冲任为治法。胸腹部操作：患者取俯卧位，医生站于一侧，按揉乳房、膻中，各2分钟；按揉中脘、天枢、气海，各2分钟；顺时针摩胃脘部和腹部，各3~5分钟；擦胸膺部，以透热为度。背腰部操作：患者取俯卧位，医生站于一侧，用一指禅推足太阳膀胱经第1侧线自大杼至大肠俞3分钟；按揉肝俞、脾俞、胃俞，各3分钟。项肩及上肢部操作：患者取坐位，医生站于一侧，拿揉风池2分钟；拿揉颈椎两侧至肩外俞3分钟；按揉肩井2分钟；点按天宗、曲池、内关，各2分钟。

2. 其他中医特色疗法

（1）刺络拔罐疗法。

操作：取75%乙醇与自制药酒进行勾兑，把药棉蘸湿，在患者的肱二头肌处擦拭，一手将局部的肌肉绷起，另一手进行拍打，反复数次，有明显大小不等的瘀点出现，用三棱针快速点刺，取中号玻璃火罐，留罐5分钟，拔出瘀血，清洁消毒局部，隔1周1次，4次为1个疗程，一般2~3次见效。

（2）中药外敷疗法。

操作：穿山甲（代）、血竭、桂枝、赤芍、当归、红藤、败酱草、制大黄、没药、乳香、水蛭等各15g，共研细末，加医用凡士林，外敷患处，每天1次，连敷5天，休息1天，连用30天为1个疗程；观察局部皮肤有无过敏反应。

3. 调护

（1）应保持心情舒畅，情绪稳定。

（2）应适当控制脂肪类食物的摄入。

（3）及时治疗月经失调等妇科疾病和其他内分泌疾病。

（4）发病高危人群要重视定期检查。

二、湿疹

1. 针灸推拿疗法

针灸以疏风和营、渗湿止痒为治法。用皮肤针对曲池、血海、三阴交、阴陵泉、合谷、神门、皮损局部等进行叩刺，每穴叩刺 3 分钟，以皮肤潮红为度，皮损局部叩至皮肤潮红或微出血。在皮损局部、曲池、血海、合谷施以回旋灸，以温热感为度。

推拿以疏风、渗湿止痒为治法。推揉拿捏曲池、足三里、三阴交、血海、合谷各 2 分钟，最后捏脊，每次顺序提捏 6 遍为宜，以局部皮肤潮红为度。痒甚者加神门，湿重者加阴陵泉。

2. 其他中医特色疗法

（1）中药湿敷。

药物：马齿苋 30 g，黄柏 30 g，生地榆 30 g，苦参 15 g。

操作：上方水煎 20 分钟取汁，以纱布 6~8 层浸药汁，拧至不滴水为度，凉敷患处。每天 2 次，每次 30 分钟，观察 2 周。

3. 调护

（1）本病易反复，治疗疗程较长。

（2）患处忌用热水烫洗和肥皂清洗，尽量避免搔抓。

（3）忌食辛辣、海鲜、鸡肉、牛羊肉等发物，以减少复发机会。

三、蛇串疮

1. 针灸疗法

针灸以泻火解毒、清热利湿、活血通络为治法。用皮肤针对阿是、夹脊穴、支沟、阳陵泉、血海、龙眼、皮损局部等进行叩刺，每穴叩至皮肤微出血，皮损局部叩至皮肤潮红或微出血。用两支艾条在皮损局部及其周围皮肤施以回旋灸，以患者感觉灼烫但能耐受为度，每次约 30 分钟。

疱疹后遗神经痛者，可用皮肤针中等刺激局部，配合艾条温和灸 10~15 分钟，每天 1 次，直至疼痛消失。

2. 其他中医特色疗法

（1）刺血拔罐。

操作：常规消毒皮损部位，用三棱针点刺疱疹周围及中间空朦处，以皮肤轻微出血为度，出血后拔罐（放血 1~3 mL），留罐 10~15 分钟，以拔出水疱内液体、瘀血及局部皮肤充血发紫为佳；同法在大椎穴处刺血拔罐，拔罐后局部皮肤外涂碘伏。

（2）刮痧疗法。

操作：取刮痧油少许蘸于病灶部位，用刮痧板在病灶部位反复刮拭，至出现微红的痧点，或形成斑块，甚至有紫黑色的包块，触之有隆突感，1周1次。

3. 调护

（1）中药配合针灸早期治疗效果更显著，且后遗神经痛出现率低，疗程短，见效快，尤其在初起红疹阶段可控制病灶扩散。

（2）治疗期间忌食辛辣、鱼虾、牛羊肉等发物。

四、瘾疹

1. 针灸推拿疗法

针灸以疏风和营、透疹止痒为治法。用皮肤针对曲池、合谷、血海、膈俞、三阴交、神门等穴进行叩刺，每穴叩至皮肤微红。

2. 其他中医特色疗法

（1）穴位敷贴。

药物：羌活、防风、全虫、川、肉桂、银柴胡、乌梅、五味子、地龙。风寒型加麻黄、细辛为1号脱敏散；风热型加蝉衣、黄芩为2号脱敏散；阴血不足型加黄芪、白术、首乌、当归为3号脱敏散。

主穴：曲池、风市、膈俞、血海。

操作：将上述药物烘干粉碎，过80目筛，装瓶密封备用。每次取药粉16~24 g（小儿酌减），用适量陈醋调膏，分摊于8块4 cm×5 cm大小的无毒性塑料薄膜上，贴于上述穴位，用胶布固定。24小时去药，3天贴1次，连贴5次为1个疗程。

（2）隔姜灸。

主穴：曲池、血海、三阴交、膈俞、百虫窝，均取双侧。

操作：按艾炷隔姜灸疗法操作。每穴每次各灸3~7壮（以灸处出现汗湿红晕现象为度），艾炷如黄豆大小，每天灸1~2次，至症状完全消失停灸。慢性者应多灸2~5次，以巩固疗效。

（3）背俞穴拔罐。

操作：患者取俯卧位，充分暴露背腰部皮肤，以督脉和足太阳膀胱经左右第1、第2侧线共5条纵线为走罐部位。将凡士林膏均匀涂抹在腰背部和罐口，采用闪罐法沿督脉和足太阳膀胱经逐次闪拔3遍，再将罐拔于腰骶部脊柱旁，等待10~15秒。医生左手扶住患者肩部，右手握住火罐，缓慢将火罐从腰骶部向肩部沿督脉及足太阳膀胱经往返推动走罐，以局部皮肤红润、充血甚至瘀血为度，将罐起下。走罐手法宜缓、宜柔。每周治疗 2 次，6~10 次为 1 个疗程。

（4）刮痧疗法。

主穴：三阴交、阳陵泉、血海、风市、足三里、曲池、臂臑、外关。

操作：常规方法操作。

（5）神阙穴拔火罐。

操作：患者取侧卧位，选用 500 mL 罐头瓶，用闪火法，在神阙吸拔火罐（越深越好），第 1 次保留 10 分钟后起罐，相隔 1~2 分钟，再在此穴用同样方法进行，连续施术 3 次，使局部充血越明显越好，由正常肤色变成暗紫红色为佳。每天 1 次，连续 3 天为 1 个疗程。

（6）中药熏蒸。

药物：五味子、白术、防风、白芍、蛇床子、地肤子、苦参、苍术、透骨草各 15 g，黄芪 30 g，桂枝 9 g，干姜 10 g。

操作：加水 1500 mL，将上述药物置于熏蒸机蒸锅中，煮沸 15 分钟后，令患者坐入温度适宜的熏蒸机内。夏季熏蒸 25~30 分钟，冬季 30~40 分钟，每天 1 次，5~7 次为 1 个疗程，一般治疗 2~3 个疗程。

（7）中药散敷脐。

药物：吴茱萸、防风各 2 g，研细末。

操作：用米醋调成糊状敷脐，以填平脐窝为度，覆以保鲜膜，用胶布固定，每天 1 次，7 天为 1 个疗程。

3. 调护

（1）与月经有关的瘾疹应注重调经。

（2）治疗期间忌食辛辣、鱼虾、牛羊肉等发物。

第三节　妇科疾病

一、月经不调

1. 针灸推拿疗法

针灸以调理冲任、和血调经为治法。用皮肤针对三阴交、血海、背腰骶部夹脊或背俞、任脉、肾经、脾经、胃经少腹部进行叩刺，叩至皮肤潮红。

推拿以调和气血为治法。肩部操作：患者取坐位，医生站于一侧，点按肩井1分钟，拿揉肩井2分钟。腹部操作：患者取仰卧位，医生站于一侧，用一指禅推天枢、气海、关元、中极，每穴1分钟；按揉下腹部5分钟；顺时针摩腹2分钟。背腰部操作：患者取俯卧位，医生站于一侧，用一指禅推肝俞、脾俞、胃俞、肾俞，每穴1分钟；按揉肝俞、脾俞、胃俞、肾俞，每穴2分钟；横擦腰部，以透热为度。四肢部操作：患者取仰卧位，医生站于一侧，点按合谷、足三里、三阴交、太溪、太冲，每穴1分钟；按揉合谷、三阴交，每穴2分钟。

2. 其他中医特色疗法

（1）微波疗法。

操作：患者于月经周期或诊刮术后第5天开始治疗。患者取平卧或坐位，暴露脐部，辐射器垂直距离神阙1~2 cm，微波输出功率为15~20 W，根据患者对热的耐受程度，上下调节功率，以患者感觉最舒适为度，皮肤温度（42±1）℃，每次灸疗15分钟，每天1次，连续10次为1个疗程。

（2）耳穴压丸。

主穴：内分泌、子宫、卵巢、肾。

配穴：伴有贫血者，配肝、肾；伴有失眠者，配神门、心、枕、脑点；伴有食欲缺乏者，配三焦、胃。

操作：先用75% 乙醇消毒耳部，清除耳垢，再用0.5 cm×0.5 cm的胶布粘一粒王不留行，贴在准确的穴位上，同时嘱咐患者每天自行按压4~6次，每次按至耳郭红、热、发胀为止，两耳交替贴，2~3天1次，7次为1个疗程。

（3）特色推拿。

操作：患者取仰卧位，医生站其一侧，单掌揉按小腹，双拇指揉按脐下冲脉、任脉路线，揉按关元、天枢穴，双拇指同时压气冲穴，反复3~5次；掌或拇指揉按大腿内侧敏感点。患者取俯卧位，医生站其一侧，两掌分推背腰部，掌跟按揉脊柱两侧（重点部位为肝俞、肾俞、大肠俞及腰骶部），拇指按压肝俞、三焦俞、肾俞、次髎等穴，手掌揉推八髎部位。患者取俯卧位，医生站其一侧，两掌分放于骶部两侧，自上而下揉至尾骨两旁，双拇指反复揉压骶后孔，拇指揉压肺俞、脾俞等穴。患者取仰卧位，医生站其一侧，揉压中脘、中极、足三里等穴。患者取俯卧位，医生站其一侧，两掌跟反复揉搓骶腰部及两侧肾俞，拇指揉压肝俞、脾俞、次髎。患者取仰卧位，医生站其一侧，双拇指揉压气海、归来、足三里、三阴交等穴。患者取左侧卧位，医生站其背后，两掌在左、右胁下，自上而下分推，掌摩胁肋部，然后用双掌作推颤法（用力一定要适度），拇指揉压肺俞、肝俞、三焦俞。患者取仰卧位，医生站其一侧，按压膻中、气海、期门。

3. 调护

（1）把握治疗时机有助于提高疗效。一般多在月经来潮前 5~7 天开始治疗，连续治疗 3 个月，经期停止治疗。

（2）保持良好的心态和生活习惯，避免坐卧湿地、饮食生冷，劳逸适度，避免房劳过度，保持心情舒畅，有利于康复。

（3）应多吃葱白、木耳、花生、核桃、大枣、桂圆、玫瑰花，若经期内不小心吃了冰冷的食物，可多喝红糖煮生姜，促使血液流畅。

二、月经过多

1. 针灸推拿疗法

针灸以止血调经为治法。用艾条对隐白、三阴交、气海、血海、足三里、太冲施以回旋灸，灸至穴位局部有温热感。在三阴交、血海用拔罐法，留罐 15 分钟。

2. 调护

（1）调畅情志，避免精神刺激。

（2）注意饮食调理，少食辛辣温燥之品，饮食要富有营养、易消化。

（3）经期要注意休息，避免过度劳累。

三、月经过少

1. 针灸推拿疗法

针灸以养血调经为治法。用皮肤针在气海、关元、三阴交进行叩刺，叩至皮肤潮红。血虚者，加脾俞、足三里；肾虚者，加肾俞、太溪；血瘀者，加合谷、太冲、血海；痰湿者，加丰隆、合谷。

推拿以调经为治法。肩部和腹部操作：患者取仰卧位，医生站于一侧，拿肩井 2 分钟；用一指禅推天枢、气海、关元，每穴 2 分钟；顺时针摩小腹 36 次，逆时针摩小腹 36 次。腰背部操作：患者取俯卧位，医生站于一侧，点按肝俞、脾俞、肾俞，各 2 分钟；继之施以揉法 2 分钟；直擦背部督脉，横擦腰骶部，以透热为度。四肢部操作：患者取仰卧位，医生站于一侧，按揉血海、足三里、三阴交、合谷，各 2 分钟。

2. 其他中医特色疗法

中药外敷。

药物：鹿茸 6 g，巴戟天 30 g，肉苁蓉 30 g，紫河车 30 g，熟地黄 30 g，益母草 30 g，黄芪 40 g，当归 30 g，人参 30 g，山楂 30 g，鸡内金 30 g，香附 30 g。

操作：将上述药物共研细末，瓶装备用。临用时取药末 10 g，以酒调和成团，纳入脐中，外盖纱布，用胶布固定，3 天换药 1 次，10 次为 1 个疗程。

3. 调护

（1）经行前后及经期注意适寒温，不宜涉水冒雨，宜避寒冷冻伤。

（2）经行之际忌食过于寒凉酸冷之物及辛烈香燥食物，注意饮食调摄。因营养缺失所致者，应补充足够的营养，保持标准体重；肥胖者，应进行适当的饮食控制。

（3）增强体质，加强体育锻炼，注意劳逸结合，陶冶情操，避免精神紧张和焦虑。

（4）避免房劳多产伤肾，纠正哺乳过久的习惯，减少或避免流产及手术损伤，正掌握避孕药的使用方法。

（5）及时治疗慢性疾病，消除导致月经减少的因素，若因长期服药所致，则应停服或减少剂量。

（6）调畅情志，减少精神刺激，改善环境，保持心情愉悦，进行必要的心理治疗以提高对本病的认识，消除精神紧张和焦虑，积极配合治疗，促使疾病向愈。

四、痛经

1. 针灸推拿疗法

针灸以调经止痛为治法。用皮肤针在三阴交、地机、中极、次髎、合谷进行叩刺，叩至皮肤潮红。用艾条在上述穴位施以艾灸，灸至透热或热感向周围扩散或向远处扩散。

推拿以行气活血、通经止痛为治法。腹部操作：患者取仰卧位，医生站于一侧，用一指禅推天枢、气海、关元，每穴 2 分钟；顺时针摩小腹 2 分钟；轻用力掌按揉小腹部 2 分钟。背腰部操作：患者取俯卧位，医生站于一侧，点按肾俞、八髎、承山各 1 分钟；较重力按揉承山 1 分钟；直擦腰背部两侧足太阳膀胱经，横擦腰骶部，以透热为度。四肢部操作：患者取仰卧位，医生站于一侧，按揉合谷、地机、太冲各 1~2 分钟。

2. 其他中医特色疗法

（1）隔药饼灸疗法。

主穴：神阙、三阴交。

药物：蒲黄、五灵脂、乌药、延胡索、川芎、红花。

操作：将上述药物研成细末，过筛，用黄酒调为药饼，扎数个小孔备用。治疗时，患者取仰卧位，用酒精棉球消毒穴位后，分别将药饼置于神阙、阴交，再将艾条点燃后施灸，灸距由远到近，以患者感觉温热无灼痛为宜，每天 1 次，6 天为 1 个疗程，于痛经出现前 2~4 天进行药灸，连续治疗 3 个月。

（2）穴位敷贴。

药物：桃仁 30 g，红花 20 g，当归 60 g，川芎 20 g，乳香 30 g，没药 30 g，肉桂 20 g，续断 15 g。

操作：将上述药物打碎成粗末，倒入 600 mL 麻油浸泡 1 周，煎至药枯，用双层纱布过滤去渣，再次加入血竭粉 10 g、冰片 10 g，以蜂蜡 50 g 入油，收膏，装入广口容器冷却后制成舒经膏备用。每次取伤湿解痛膏 1/3 张，中央抹直径约 0.5 cm 的舒经膏敷贴于关元、阿是，每天贴 1 次。

（3）中药热熨。

药物：制川乌、制草乌、白芷、川芎、肉桂、吴茱萸各 30 g。

操作：将上述药物炒热，温度 40~45 ℃，用手背试之，以不烫手为度。布包上药外熨中极，每次 30 分钟，每天 2 次，直至月经完毕。

（4）中药泡足。

药物：青皮、乌药、益母草各 30 g，川芎、红花各 10 g。

操作：加约 2 L 的水和约 50 mL 的醋，大火煮开，再小火煎煮 30 分钟，等药冷却至 50 ℃时连渣倒入盆中泡足，盆中药液浸没踝关节为宜，如果药液不足，可加适量温水，双足在药中不停地活动，让足底接受药渣轻微的物理刺激，每次 30 分钟以上。

3. 调护

（1）宣传月经生理常识，消除恐惧、焦虑心理；注意调节情绪，以免气机郁滞。

（2）经期注意保暖，忌冒雨涉水、游泳，以免受寒。

（3）经期禁房事，以免发生子宫内膜异位症及盆腔感染。

（4）不宜食用生冷、寒凉、油腻之品，以免伤脾碍胃，寒湿内生。

五、绝经前后诸证

1. 针灸推拿疗法

针灸以补益肾精、调和冲任为治法。用皮肤针在颈项部、头顶部、腰骶部、小腿内侧等进行叩刺，重点是肾俞、太溪、关元、三阴交、内关、神门，叩至皮肤潮红。肝肾阴虚者，配照海；肾阳亏虚者，配命门。

推拿以补益肾精、调和冲任、安神定志为治法。腹部操作：患者取仰卧位，医生站于一侧，用一指禅推天枢、气海、关元，每穴 2 分钟；顺时针摩小腹 36 次，逆时针摩小腹 36 次。腰背部操作：患者取俯卧位，医生站于一侧，在足太阳膀胱经两侧进行按揉，重点按揉肺俞、心俞、肝俞、脾俞、肾俞各 1 分钟；直擦背部督脉，横擦腰骶部，以透热为度。四肢部操作：患者取仰卧位，医生站于一侧，按揉太溪、血海、足三里、三阴交、太冲、内关、神门，每穴 2 分钟。

2. 调护

（1）绝经前后应起居有常，劳逸适度，饮食有节，调摄膳食。

（2）调畅情志，适度锻炼，生活充实，富有情趣。

（3）定期体检并进行防癌筛查。

第四节　儿科疾病

一、发热

1. 针灸推拿疗法

针灸以祛风解表清热为治法。用三棱针在大椎、四缝点刺出血，常规消毒，三棱针快速垂直，点刺深度 1~2 mm。每指四缝点刺 1 次，挤出少量黄白色透明黏液或血液；大椎可点刺 3~5 次，挤出少量血液。隔天 1 次，3 次为 1 个疗程。

推拿以解表清热为治法。治疗时，小儿取仰卧位，医生按下述顺序操作。开天门：双手拇指蘸取滑石粉，拇指指腹自小儿眉心向上推至前额发际处，共 20 次。推坎宫：双手拇指蘸取滑石粉，拇指指腹自小儿眉心分别推向两侧眉梢，共 20 次。揉太阳：双手拇指或中指指腹按揉太阳，共 20 次。揉耳后高骨：双手拇指或中指指腹着力，揉小儿耳后发际，乳突后缘高骨下凹陷中，共 30 次。清天河水：左手握住小儿手腕，右手中指、食指蘸取爽身粉，中指、食指指腹着力，沿小儿前臂正中，自腕横纹推向肘横纹，共 30 次。揉足三里：拇指指腹按揉足三里，共 30 次。推涌泉穴：双手拇指指腹轮流自小儿足底推向足尖，共 30 次。推脊柱：上述部位操作完毕，小儿取俯卧位，医生用拇指指腹在小儿背部脊柱自上而下直推，共 30~50 次。每天 2 次，连续治疗 3 天，体温可降至正常。

2. 其他中医特色疗法

（1）艾灸疗法。

主穴：肺俞（双）、足三里（双）。

操作：暴露上述穴位，将艾条点燃的一端与施灸部位的皮肤保持不固定的距离，像鸟啄食一样，一上一下活动施灸（即雀啄灸），每穴 5~7 分钟，以皮肤红晕、湿润为度。每天治疗 1 次。

（2）中药外敷疗法。

药物：青蒿 50 g，石膏 50 g，滑石 30 g，茶叶 20 g，燕子泥 50 g，冰片 20 g。

操作：将上述药物共研细末，加适量甘油和蛋白调成浆糊状，外敷于神阙，盖以纱布，并注意敷药湿度。冬季气候寒冷，可用鲜葱捣泥调敷，夏秋气候炎热，可用鲜丝瓜藤叶捣泥调敷。

3. 调护

（1）每隔 4 小时量一次体温。

（2）穿适量衣服，以免过热或过凉。衣物应以棉质为主，容易吸汗。出汗后，应立即更换湿衣服。

（3）头枕上用布包裹的冰袋，注意冰袋有无漏水。

（4）湿敷是将小毛巾在冰块盆内浸湿，拧毛巾至不滴水，放在前额，适时更换，共 20~30 分钟。

（5）温水擦拭全身，水温 32~34 ℃比较适宜，每次擦拭 10 分钟以上。擦拭的重点部位为有大动脉、大静脉走行的地方，如颈部、腋下、肘窝、腹股沟等。

（6）打开窗户、开空调或风扇，使室内空气流通。

（7）及时补充适量的水分。

（8）小儿发热时，如腋温大于 38.5 ℃且伴有身体不适，首选退热药，如布洛芬混悬液（美林）、对乙酰氨基酚混悬液（泰诺林），还可用塞肛栓剂，以防止发热引起的抽搐。

二、厌食

1. 针灸推拿疗法

针灸以调和脾胃、助运化为治法。用皮肤针在天枢、足三里进行叩刺，叩至皮肤潮红，叩刺完后再进行拔罐治疗，还可用三棱针点刺四缝并挤出黄白色黏液。

推拿以健脾和胃为治法。背部捏脊：小儿取俯卧位，医生双手半握拳，双手食指抵于背脊之上，双手拇指伸向食指前方，合力夹住肌肉提起，而后食指向前移，拇指向后退，做翻卷动作，两手同时向前移动，自长强起，一直捏到大椎，如此反复 5 次；捏第 3 次时，在肾俞、脾俞、胃俞将皮肤提起。每天 1 次，连续 6 天为 1 个疗程，如病情未完全好转，可进行第 2 个疗程。

2. 其他中医特色疗法

（1）艾灸疗法。

主穴：足三里。

操作：局部消毒，先用生姜片擦足三里，再用艾条点燃端对准施灸部位约 0.5 寸（约 1.7 cm）高度，灸 3 分钟，以局部皮肤潮红、患者能耐受为度。每天 1 次，3 天为 1 个疗程。

（2）敷贴疗法。

药物：炒神曲、炒麦芽、焦山楂各 10 g，炒莱菔子 6 g，炒鸡内金 5 g。

操作：将上述药物共研细末，加淀粉 1~3 g，用开水调成糊状，晚上临睡前敷于小儿脐上，外用纱布覆盖，加胶布固定，第 2 天早上取下。每天 1 次，连用 5 天为 1 个疗程。如不愈，可间隔 1 周，再用 1 个疗程。

（3）中药袋佩戴疗法。

药物：砂仁、蔻仁各 3 g，甘松 15 g，藿香、苍术各 10 g。

用法：将上述药物共研细末，再加冰片 5 g 调匀，装入布袋中，日间佩戴在胸前，夜间放在枕边，半个月至 1 个月换药 1 次。适用于脾失健运之厌食证。

3. 调护

（1）要培养小儿良好的饮食习惯。从婴儿时期起就要注意进食应定时定量，一般幼儿每天 4 餐，每餐间隔 3~4 小时；儿童每天 3 餐，每餐间隔 4~5 小时。待小儿 1 岁后，应培养其独立进食能力，提高他们的进食兴趣。

（2）控制零食，不要给小儿太多零食、饮料等。必要时，可给小儿吃少量干鲜果品、酸奶或新鲜果汁。

（3）适当增加小儿户外活动的时间，鼓励其参加力所能及的劳动，积极参加体育锻炼，以消耗能量，促进消化液的分泌，增进食欲，促进食物的消化吸收。

（4）吃饭时，保持周围环境稳定安静、气氛轻松愉快。愉快的情绪可使下丘脑的摄食中枢兴奋，提高食欲。家长最好能和小儿一起吃饭，要督促小儿吃饭时集中注意力，细嚼慢咽，不要边吃边玩。吃饭时，家长切勿批评训斥小儿，也不要逗其玩耍。小儿拒食时，不要坚持引诱，更不要强迫其进食。吃饭前，可给小儿吃点山楂等酸性水果，以刺激胃液的分泌。

三、遗尿

1. 针灸推拿疗法

针灸以补肾益气、健脾止遗为治法。用皮肤针在肾俞、关元、三阴交、夹脊进行叩刺，叩至皮肤红晕。

按摩以补肾健脾止遗为治法。操作时，补脾土 800 次，补肾水 800 次，推三关 300 次，按百会 50 次，揉丹田 5 分钟，揉肾俞 100 次，揉双侧三阴交各 50 次。

2. 其他中医特色疗法

（1）温和灸疗法。

主穴：双侧肾俞、膀胱俞、三阴交、合谷、足三里。

操作：点燃一段艾条，在上述穴位施灸，以皮肤潮红为度。每天1次，10次为1个疗程。

（2）中药外敷疗法。

药物：覆盆子、金樱子、菟丝子、五味子、仙茅、山茱萸、补骨脂、桑螵蛸各 10 g，丁香、肉桂各 5 g。

操作：将上述药物共研细末，取 2 g，用米酒调和，敷于肚脐上，外用纱布覆盖，每天 1 次。

3. 调护

（1）对于遗尿患儿，不应过分指责和否定。家长可帮助患儿调整生活习惯，如白天正常饮水，晚餐清淡，睡前 2~3 小时不再进食和饮水；设立奖励制度，鼓励患儿养成良好的排尿、排便习惯等。

（2）在治疗期间，嘱患儿白天勿过度疲劳，减少活动量，傍晚后控制饮水，培养患儿白天有意识憋尿，控制排尿，以锻炼膀胱的储尿功能。

（3）家长应及时带患儿到正规医院的遗尿症专病门诊、儿肾科、儿泌尿外科等就诊，在医生的指导下进行规范的治疗。

（4）患儿若得到及时诊治，大多可在三个月到半年的时间完全治愈。

四、积滞

1. 针灸推拿疗法

针灸以健脾助运、消食导滞为治法。用皮肤针在中脘、天枢、脾俞、胃俞、足三里进行叩刺，叩至皮肤红晕；点刺四缝并挤出黄白色液体。还可在中脘、天枢、期门、足三里、脾俞、胃俞、大肠俞进行温和灸 20 分钟，以手指放在患儿皮肤上感觉温热、舒适、不烫为度。

推拿以健脾助运、消食导滞为治法。操作时，补脾土 300 次，揉板门 100 次，顺运内八卦 300 次，推三关 200 次，按揉双足三里各 2 分钟，顺时针摩腹揉脐 5 分钟，捏脊 5 遍。每天 1 次。

2. 其他中医特色疗法

（1）足心敷贴法。

药物：生栀仁 30 粒，杏仁 9 g，白胡椒 6 g，鸡蛋 1 个（去黄），洋葱 7 个，面粉 1 匙，丁香 30 粒。

操作：将上述药物共研细末，用高粱酒烧，再用蛋清调匀，以荷叶为托，敷贴足心。小儿较大者，酌增剂量。

（2）肚脐敷贴法。

药物：黄花 15 g，茯苓 15 g，白术 15 g，炙甘草 15 g，制厚朴 15 g，槟榔 15 g，山楂 15 g，麦芽 15 g，神曲 15 g，益智仁 15 g，木香 15 g，砂仁 15 g，山药 15 g，莪术 15 g，使君子 15 g，川楝子 15 g，胡黄连 15 g，芜夷 15 g。

操作：将上述药物用麻油熬，黄丹收，朱砂 3 g 搅，敷贴肚脐上。

3. 调护

（1）饮食调节是预防本病发生的重要环节。针对婴儿，提倡母乳喂养，乳食宜定时定量，不宜过饥过饱，选择易消化且富有营养的食物。

（2）根据生长发育的需要，逐步添加各种辅助食品，注意遵循由一种到多种、由少到多、由稀到稠的辅食添加原则。

（3）幼儿饮食、起居有节，以清淡、营养丰富、易消化的食物为主，少吃零食，纠正偏食，不宜进食生冷、油腻制品，勿乱服滋补之品。

（4）针对积滞者，应及时查明原因，暂时控制饮食，给予药物调理，积滞好转后，饮食应逐步恢复。

第五节　骨科疾病

一、颈椎病

1. 针灸推拿疗法

针灸以祛风散寒、活血通络为治法。用皮肤针在大椎、风池、天柱、后溪、悬钟、颈椎夹脊进行叩刺，以皮肤有渗血为度。用艾条在风池、大椎、百会、至阳、手三里、阳陵泉、颈部夹脊进行温和灸，灸至透热、扩热或传热。

推拿以松解组织、纠正错位为治法。

（1）疏通经络：患者取坐位，医生站于一侧，拿揉风池、颈椎夹脊、肩井各 1 分钟，点按肩外俞、天宗、阿是各 1 分钟，按揉颈肩部 2 分钟。

（2）松解组织：患者取坐位或俯卧位，医生拇指按揉颈部，用一指禅推法、㨰法交替在颈项部肌肉、枕后部、肩胛部、横突后结节和胸椎夹脊处操作，每个部位 3~5 分钟。

（3）纠正错位：患者取坐位。待患者的颈肩背部肌肉逐渐放松后，医生在其颈椎拔伸状态下小幅度旋转屈伸颈椎，扳颈椎 1~2 次，纠正颈椎微小错位；擦颈肩部，以透热为度；搓上肢 2~3 遍；牵抖上肢 2~3 遍。

2. 其他中医特色疗法

（1）刺血拔罐。

操作：患者取坐位，低头，充分暴露颈部。医生用碘伏常规消毒皮肤，用皮肤针由上而下叩刺：督脉从哑门叩刺到大椎，足太阳膀胱经从天柱叩刺到风门，足少阳胆经从风池叩刺到肩井。医生应充分运用腕力均匀叩刺，忌粗暴用力，以局部出血为度，如有明显压痛部位须重点叩刺，叩刺后加拔罐，可吸出大量瘀血。隔天叩刺 1 次，每次选用 2 条经脉，交替叩刺，10 天为 1 个疗程。

（2）药石蒸熨。

药物：制川乌 10 g，制草乌 10 g，制附子 20 g，肉桂 15 g，桂枝 20 g，麻黄 30 g，细辛 15 g，羌活 20 g，丁香 15 g，川椒 15 g，艾叶 20 g，红花 20 g，当归 20 g，川芎 30 g，威灵仙 30 g，伸筋草 30 g，透骨草 30 g。

操作：将上述药物加工成细末，装入 30 cm×10 cm 的薄布袋内备用；另精选直径 1.0~1.5 cm 的鹅卵石（或光滑无角的砂石）2 kg，置锅内以武火翻炒 15 分钟，装入另一稍大的布袋内备用。将如法炒热的石袋放在床头置枕部位，再把药袋放在石袋上方，患者取仰卧位，颈后部正对药袋。如温度过热，可垫数层纱布调整，以颈部感觉略为度；如温度降低，可适时减去所垫纱布，还可翻转石袋保温。每天治疗 1 次，每次蒸熨 45~60 分钟，10 天为 1 个疗程。

3. 调护

（1）颈椎病患者应避免长时间低头，平时宜贯彻"仰头抬臂，协调平衡"的原则，经常锻炼颈部后伸肌群。

（2）注意纠正平时的不良习惯姿势。反复出现落枕者，多为颈椎病先兆，应及时治疗，以免发展成颈椎病。

（3）注意用枕的合理性，枕头应与头颈部贴合紧密，不要让头颈部悬空，注意肩颈部保暖。

二、腰椎间盘突出症

1. 针灸推拿疗法

针灸以舒筋通络、行气活血、消肿止痛为治法。用皮肤针在腰阳关、肾俞、大肠俞、关元俞、腰夹脊、秩边、下肢外侧后侧痛点进行叩刺，以皮肤有渗血为度。叩刺后，在这些穴位进行拔罐，每穴拔罐 10 分钟。

推拿以舒筋通络、解痉止痛、理筋整复为治法。

（1）循经按揉：患者取俯卧位，医生用擦、按、揉、拿等手法在患者脊柱两侧足太阳膀胱经及臀部和下肢后外侧施术 3~5 分钟，以腰部为重点，然后双手掌重叠用力，沿脊柱由上至下按压腰骶部，反复 2~3 遍，缓解腰背肌肉痉挛，促进炎症的吸收。

（2）疏通经络：患者取俯卧位，医生用拇指端或肘尖点压腰阳关、肾俞、居髎、环跳、承扶、委中及阿是，施术 5 分钟。

（3）拔伸按压：患者取俯卧位，在拔伸牵引下，医生用拇指端或肘尖点按压患处，促使突出的髓核回纳。

（4）理筋整复：患者取俯卧位，医生先摇腰部 2~3 分钟，使局部肌肉疏松；然后患者取侧卧位，医生施以腰部斜扳法，左、右各 1 次，以调整后关节紊乱、松解粘连、改变突出物与神经根的位置；而后患者取仰卧位，医生通过直腿抬高试验牵拉坐骨神经和腘神经，以进一步松解粘连。

（5）结束手法：患者取俯卧位，医生横擦腰部，以透热为度；再沿受损神经分布区域拿揉 2~3 分钟，抖下肢 2~3 次，加强气血循行，从而使萎缩的肌肉和受损的神经逐渐恢复正常功能。

2. 其他中医特色疗法

（1）中药外敷。

药物：生半夏 50 g，生川乌 30 g，生草乌 30 g，王不留行 30 g，伸筋草 30 g，桃仁 50 g，红花 30 g，独活 100 g，牛膝 50 g，乳香 30 g，没药 30 g。

操作：将上述药物共研细末，第 1 次用醋调，敷贴腰骶部位（以腰椎间盘突出部位为中心）；后续用浓茶水调，敷贴后用绷带固定。每天 1 次，10 次为 1 个疗程。

（2）中药热敷。

药物：防风 10 g，苦参 10 g，红花 10 g，黄柏 6 g，大黄 6 g。

操作：将上述药物制成粗颗粒，加入 60% 白酒和食醋各 10 mL、白糖适量，混合搅拌，浸渍一夜，倒入 60% 白酒 500 mL 浸泡，1 天后即可倒出使用。取中药浸出液 200 mL，加热至 70~80 ℃，将厚层纱布浸入液再取出，稍拧热，敷于患处，凉后，将纱布再次浸入。取出热敷，反复上述操作，热敷不少于30分钟，此间注意保暖，避免受凉。

（3）中药熏蒸。

药物：金毛狗脊30 g，杜仲20 g，川断20 g，制川乌15 g，制草乌15 g，威灵仙30 g，鸡血藤30 g，细辛10 g，制乳香20 g，制没药20 g，独活15 g，木瓜30 g，土鳖虫20 g，桃仁20 g，红花20 g，透骨草30 g，当归30 g，川30 g，怀牛膝15 g。

操作：将上述药物混匀，装入布袋中，用冷水浸泡1小时后煎煮30分钟，取汁1500 mL作为熏蒸药液。患者取仰卧位，尽量暴露腰部皮肤，医生调整熏蒸窗位置，使之正对腰部患处，上覆衣被，使之封闭，设定温度为50~55 ℃，时间为30分钟。治疗期间应注意观察患者的反应，根据患者的耐受程度及时调整熏蒸温度。10天为1个疗程，1个疗程更换1次药物，一般治疗3个疗程。

（4）铺灸疗法。

主穴：肾俞、大肠俞、气海俞、环跳。

操作：取白芷、桂枝、杜仲各200 g，粉碎后过80目筛备用，然后取生姜300 g粉碎研成姜泥后，加入上述药粉150 g和匀，调成稠糊状备用。取优质艾绒制成底面直径2~3 cm的艾炷备用。患者取俯卧位，暴露腰及患臀部，医生将患者的腰部及患臀部擦拭干净，将备用的姜药糊摊在腰2至骶1、骶髂关节至臀部环跳的路线上，药糊宽5 cm、厚1.5 cm。外涂药糊后，在肾俞、大肠俞、气海俞、环跳放置备好的艾炷，点燃艾炷，待其充分燃烧完后，再置1壮，每次灸5壮，而后取下药糊及艾灰，擦拭干净即可。每天行铺灸疗法1次，1周为1个疗程。

（5）隔姜灸。

操作：先用2寸针直刺十七椎下1.5寸，得气后留针30分钟。将鲜姜切成直径2~3 cm、厚0.2~0.3 cm的薄片，中间以针刺数孔，然后将姜片置于十七椎下，再将扁豆大小的艾炷放在姜片上点燃施灸，当艾炷燃尽，再易炷施灸，灸7壮，以皮肤红润而不起疱为度。如未愈隔1周再做1次。

（6）隔药灸。

药物：延胡索13 g，乳香5 g，没药5 g，细辛3 g，附子6 g，甘遂7 g，白芥子13 g，冰片3 g。

操作：将上述药物共研为末，用食醋浸润后加凡士林适量，制成厚薄均匀的药饼。患者取俯卧位，医生在其腰椎及痛点衬垫纱布，上置药饼，再放置点燃的艾炷施灸。如患者感到灼痛，可上提纱布，使之离开皮肤，旋即放下再行灸法，如此反复。一般每个部位灸5~7壮，直到局部皮肤潮红。

3. 调护

（1）长期久坐者，需要注意桌椅高度，定期改变姿势；经常弯腰者，应定时伸腰、挺胸，并使用宽的腰带。

（2）加强腰背肌训练，增加脊柱的内在稳定性。长期使用腰围者，尤其需要注意腰背肌锻炼，以防止肌肉萎缩带来不良后果。

（3）已患腰椎间盘突出症者，如需要弯腰，最好采用屈髋、屈膝下蹲的方式，以减少对腰椎间盘后方的压力。

（4）卧床休息时宜选用硬板床，保持脊柱生理弯曲，注意腰部保暖。

三、肩周炎

1. 针灸推拿疗法

针灸以舒筋通络、行气活血为治法。用皮肤针在肩髃、肩髎、肩贞、肩前、阿是进行叩刺，以皮肤有渗血为度。肩前下方疼痛者，加尺泽、阴陵泉；肩前疼痛者，加合谷、条口透承山；肩上疼痛者，加外关、阳陵泉；肩后疼痛者，加后溪、大杼、昆仑。

推拿以疏通经络、活血止痛、松解粘连、滑利关节为治法。

（1）点按肩部：患者取坐位，医生站于一侧，点按肩井、肩髃、肩前、天宗、肩后，每穴1分钟，以疏通经络、解痉止痛。

（2）按揉肩部：患者取坐位，医生站于一侧，按揉肩髃、肩前，每穴1分钟，以松解粘连。

（3）拿揉肩部：患者取坐位，医生站于一侧，较用力拿揉患肩2分钟，同时搓揉患侧肩部3~5遍，用力由重到轻再由轻到重，拿揉患侧部斜方肌上缘1分钟，以舒筋活血。

（4）摇、扳、弹拨肩部：患者取坐位，医生站于一侧，握臂摇肩1分钟，肩关节旋内、内收扳法各2~3次，弹拨肩部2~3次。

（5）抖、搓上肢：患者取坐位或仰卧位，医生站于一侧，牵抖上肢3~5遍，搓上肢3~5遍。

2. 其他中医特色疗法

（1）刺络拔罐。

操作：在病变处选取2个或3个痛点，以痛点为中心常规消毒，在痛点中心处用梅花针叩刺至微出血，再用闪火法拔罐，留罐10~15分钟。隔天1次，5次为1个疗程。

（2）刮痧疗法。

部位：斜方肌、三角肌、肩胛提肌、冈上肌、冈下肌、大小圆肌、肱二头肌、肱三头肌的体表区。

操作：先在上述部位用 75% 乙醇做皮肤常规消毒，再涂适量刮痧油，用消毒过的刮痧板，采用面刮法（刮痧板与皮肤成 45°），自上而下，由内向外刮拭，至出痧为止。每次治疗 30 分钟，间隔 3 天治疗 1 次，10 天为 1 个疗程。

3. 调护

（1）自主锻炼和被动锻炼是治疗肩周炎不可缺少的环节。每天必须适当进行肩部功能练习 2~3 次，如爬墙锻炼、环转运动、摇臂运动等。

（2）注意肩部保暖，避免风寒侵袭。

（3）运用手法要轻柔，不可使用暴力，以免造成损伤。

四、膝骨关节炎

1. 针灸推拿疗法

针灸以舒筋消肿、通络止痛为治法。用皮肤针在膝眼、膝阳关、梁丘、阿是、委中、阳陵泉、悬钟进行叩刺，以皮肤有渗血为度。叩刺后，在上述穴位加拔火罐。

推拿以舒筋通络、活血止痛、滑利关节为治法。

（1）舒筋活血：患者取仰卧位，医生站于一侧，拇指按揉股四头肌、髌骨两侧和小腿前外侧 5 分钟，拇指按揉膝眼 2 分钟。

（2）通络止痛：患者取坐位或仰卧位，医生点按膝眼、鹤顶、梁丘、血海、阴陵泉、足三里、委中、承山、阿是，每穴 1 分钟；上、下、左、右推揉髌骨 1 分钟；弹拨髌韧带 3~5 次。

（3）滑利关节：患者取仰卧位，医生一手扶按膝关节，一手握住踝部，摇膝关节 1 分钟，同时做膝关节的屈伸、内旋、外旋被动运动 3~5 次，然后擦膝关节局部，以透热为度。

2. 其他中医特色疗法

（1）中药熏洗。

药物：大丁癀 15 g，泽兰 15g，伸筋草 20 g，透骨草 20 g，防风 12 g，红花 12 g，五加皮 10 g，荆芥 10 g，桑寄生 10 g，秦艽 10g。

操作：将上述药物装入布袋，置于 2000 mL 水中煮沸 20 分钟后，将膝关节置盆上方（调节距离以不烫伤为准），蒸气熏蒸约 10 分钟，然后移离火源，继续熏蒸，待温度降到 40~50 ℃将中药袋捞出，加入陈醋 100 mL，后用毛巾浸入药汁热敷膝关节，同时做膝关节自主性屈伸活动。每天 2 次，每剂可连用 2 天，4 周为 1 个疗程。

（2）中药热敷。

药物：炙马钱子 5 g，炙六轴子 5 g，生川乌 5 g，威灵仙 30 g，红藤 30 g，生天南星 58 g，羌活 10 g，独活 10 g，透骨草 30 g，北细辛 2 g，大川芎 5 g，青风藤 10 g，徐长卿 10 g，仙灵脾 5 g，桂枝 5 g，白芥子 5 g。

操作：将上述药物用醋浸煎制备用。使用前加热至 60 ℃，用毛巾浸药湿敷患膝，以患者能承受热度为准，用 TDP 灯照射以保持温度。治疗过程中要注意温度变化，避免患者烫伤；针对感觉减退者，应严密观察。每天治疗 1~2 次，10 次为 1 个疗程。

（3）理疗加中药导入疗法。

药物：生半夏 50 g，生川乌头 30 g，生草乌头 30 g，王不留行 30 g，伸筋草 30 g，红花 30 g，独活 50 g，乳香 30 g，没药 30 g，牛膝 30 g。

操作：将上述药物按一定剂量配好，装入 2500 mL 瓶中，加入 75% 乙醇 400 mL 浸泡 1 个月，过滤装瓶备用。理疗可使用六合多功能治疗仪，将纱布浸入配好的药液中，以挤压不滴药液为宜，后将纱布覆盖于圆形电极板上，将电极置于膝关节疼痛部位，调节热强度及脉冲强度，以患者自感承受最大强度为宜。每天 1 次，每次 20 分钟，10 天为 1 个疗程，治疗 1~3 个疗程。

3. 调护

（1）控制体重，减轻关节受损。

（2）避免长时间站立和长距离行走，减轻关节负重。

（3）注意关节保暖，病重者可用助行器。

（4）日常自我调护，注意保护关节，尽量穿长裤，可戴护膝，防止受潮受凉。每天定时进行关节热敷和按摩，以改善血液循环，减轻膝部不适，缓解肌肉痉挛。对于减轻肿胀，热敷比湿敷的效果好，如热气浴、温泉浴、矿泉浴、漩涡浴等，也可用热毛巾湿敷。

五、肘劳（肱骨外上髁炎）

1. 针灸推拿疗法

针灸以舒筋活血、通络止痛为治法。用皮肤针在阿是、曲池、肘髎、手三里、阳陵泉进行叩刺，以皮肤渗血为度；再用小火罐拔 5 分钟左右；而后用皮肤针在合谷、三间进行叩刺，以皮肤潮红为度。

推拿以舒筋通络止痛为治法。

（1）点穴剥离疏筋法：在肘外侧痛点做揉捻法，使局部有发热感，然后用指做按法点按曲池、外关等穴位，使之"得气"，用拨络法弹拨刺激桡侧腕伸肌等，以达到剥离局部粘连的作用，如有明显压痛点可用拇指剥筋。

（2）屈肘摇晃拔伸法：医生与患者相对，一助手拿患者上臂，医生一手拿患者腕关节（右手拿患者右腕或左手拿患者左腕），另一手拿痛点，用屈肘摇法旋前及旋后摇晃肘关节 5~7 次，然后在拔伸下使肘关节屈曲，在旋后位使肘关节突然伸直，以撕脱局部粘连。最后推搓揉按上臂及前臂肌肉组织，以达到揉散的目的，捋顺肌肉缓解。

2. 其他中医特色疗法

（1）艾条灸疗法。

操作：令患侧肘关节屈曲成直角，以骨外上压痛最明显处为中心，均匀涂抹薄层依托芬那酯凝胶，覆盖整个外上髁，轻揉片刻，以红晕为度；而后将艾条一端点燃，距离皮肤约 2 cm 施以温和灸，以局部有温热感至红晕而无灼痛为度，每次 20 分钟，每天 1 次，10 次为 1 个疗程。

（2）隔姜灸。

主穴：肱骨外上髁处最明显压痛点，即阿是穴。

操作：切取生姜数片备用，厚约 0.2 cm，直径约 2 cm。患者取坐位，屈患肘 90°并平放于桌上，取姜片 1 片平置于阿是穴，将底部直径约 1.3 cm 的艾炷置于姜片上，点燃艾炷，若患者难以忍受烧灼感，可再垫上 1 片姜片，待艾炷燃完，更换姜片再灸，共施灸 3 壮。灸后皮肤微显白色。灸后约半天，艾灸处可能起灸疱，灸疱小者可待其自然吸收；灸疱大者可将灸疱刺破，压去渗出液，外覆无菌棉纱，嘱患者注意保护艾灸处，避免感染；一般灸疱 2 周后可结痂自愈。

（3）中药药酒外敷配合艾灸。

药物：红花 50 g，桃仁 50 g，当归 50 g，血竭 50 g，乳香 50 g.川乌 50 g，草乌 50 g，徐长卿 50 g，甘草 50 g，生姜 10 g，白酒 500 mL。

操作：将上述药物密封浸泡 1 周，滤汁，用白酒将处理后的药物浸泡 10 天，滤汁，再将 2 份药酒混合在一起，加入樟脑 10 g、麝香 1 g、水 100 mL，装瓶密封备用。使用时，患者取坐位，屈患肘并平放于桌上，医生找出患肘最明显的压痛点，用 10 cm × 10 cm的 6~8 层纱布浸泡药酒，并敷于此处，再用艾条在敷料处悬灸 20~30 分钟，直至患者透热感明显或药酒敷料无明显水分，嘱患者敷料无热感时将其取下。3 次为 1 个疗程，共治疗 2~3 个疗程，治疗结束 3 个月后随访。

3. 调护

（1）局部肌腱或组织发生粘连者，可配合灸法、推拿、热敷、药物熏洗或敷贴疗法，进行适当的活动，利于康复。

（2）限制腕关节活动 1~2 周，尤其限制用力握拳、伸腕等动作，这是治疗和预防复发的基本原则。治疗期间应避免肘部过度用力。疗效是否巩固与能否限制腕关节活动关系密切，如限制扫地、梳头、切菜、打羽毛球、曲肘拿重物等动作。患有肱骨外上髁炎的运动员应适当减少运动量，捆扎弹性保护带，以减少肌腱起点处的牵张应力。

（3）注意局部保暖，避免受风寒。劳逸结合，减少局部强烈运动，避免加重局部组织的损伤。

（4）大部分患者预后良好。久治不愈、症状顽固者，建议施行手术。

第三章　中成药

第一节　煎药方法和注意事项

一、汤剂煎煮方法

先将药物用水浸泡 30~50 分钟，用水量以高出药面 3 cm 为度。一般中药煎煮两次，第二煎用水量为第一煎的 1/3~1/2。汤剂煎煮的火候和时间要根据药物性能而定。一般解表药、清热药煮沸后用文火煎 10~15 分钟即可；补养药需要慢煎，煮沸后用文火再煎 30~40 分钟。汤剂煎煮至规定时间后应及时过滤，弃去药渣，合并煎液，再用文火熬至医嘱规定量，分次服用，儿童酌减。

二、汤剂煎煮注意事项

1. 煎药用具

煎药用具以砂锅、砂罐等陶瓷器皿为佳，忌用铁锅。

2. 煎药用水量

煎药用水量的多少会直接影响汤剂质量。剂多水少，会导致"煮不透、煎不尽，药味则不出"，即药用成分浸出不完全；而剂少水多，虽能增加药用成分的提出率，但所得汤剂的成品量不大，不宜供患者服用，且煎耗药力。

在实际生产中，煎药用水量应根据药物的用量及质地而定。用水量为药物的 5~8 倍，或加水浸过药面 2~10 cm。

3. 煎煮火候

煎煮火候的大小会直接影响汤剂质量。煎药时，先用武火（大火）加热至沸，再用文火（小火）保持微沸，目的是减慢水分的蒸发，利于药用成分的浸出。

4. 煎煮时间

煎煮时间应根据药物的性质、煎煮次数、剂量而定。解表药因多含挥发性成分，煎煮时间宜短些；滋补药煎煮时间宜长。计时应从沸腾开始。

5. 煎煮次数

为保证在药用成分完全浸出的同时节省时间，一般汤剂煎煮 2~3 次即可。

6. 需要特殊处理的饮片

某些药物因性质、性能、临床用处特殊，煎煮方法也比较特殊，处方上一般会加以注明，包括先煎、后下、包煎、另炖、烊化、泡服、冲服、煎汤代水等。煎煮必须按照医嘱进行，否则会影响药效。

（1）先煎：此类药物应先入煎 30 分钟左右，再纳入其他药同煎。

（2）后下：此类药物煎久易失去功效，故在其他药物快要煎好时才下，稍煎即可。

（3）包煎：将药物包裹于原色稀棉布布袋中进行煎煮。

（4）另煎：少数价格昂贵的药物须另煎，以免煎煮有效成分被其他药物吸附，如人参、西洋参等。

（5）烊化：用热溶液将胶类药物溶化，再倒入已煎好的药液中和匀。热溶液包括白开水、黄酒、趁热滤去渣的药液等。

（6）冲服：将药末合于已煎好的汤剂中搅拌充分。适用于某些有效成分无法在水中溶解或加热后有效成分易分解的贵重药物，如人参粉、三七粉等。

（7）取汁兑服：为了保存药物的新鲜程度或某些具有清热作用的药物的固有性能，可将药物磨汁、压榨取汁或火烤沥汁，再兑入煎液中混匀。

三、中药配方颗粒的服用方法及注意事项

中药配方颗粒是在汤剂基础上发展而来的，由单味中药饮片按传统标准炮制后经提取浓缩制成的、供中医临床配方用的颗粒，又称"免煎中药饮片""中药免煎颗粒"等，具备便于服用、携带及保存的优势。

中药配方颗粒为患者提供了更加个性化的用药选择，但中药配方颗粒与传统中药饮片煎煮疗效的等效性是否一致还有待临床充分证实，患者可根据自身情况和需求选择适合的剂型。

服用时，将中药配方颗粒用约 150 mL 沸水冲化并搅拌均匀，待药液放温后再服下。

部分贵重药物是经过特殊工艺处理后粉碎入药，不易冲化溶解，对于此类药物，可将其摇匀后连同药液一并服下，切不可将未溶解的药物当作杂质丢弃。

需要注意的是，装药容器宜用玻璃、陶器、不锈钢等材质，不宜用铜、铁、铝等材质；中药配方颗粒多为真空包装，未开封的储存时间相对较长，开封后应立即服用，剩下的需要储存在阴凉干燥处，不可放入冰箱或湿度较大的地方，否则容易产生吸潮结块甚至发生变质；若中药配方颗粒出现结块，请勿服用。

第二节　服药方法和注意事项

服药方法是根据患者的病情和药物的药性而定的。服药方法得当与否，对药物疗效有着直接影响。不同药物的服用方法和注意事项分述如下。

一、服药方法

1. 汤剂

汤剂一般宜温服。寒证用热药宜热服。用于外感风寒表实证的辛温解表药不仅应热服，服后还应盖好衣被或进食热粥，以助汗出。

2. 丸剂

丸剂颗粒较小者，可直接用温开水送服；大蜜丸者，可分成小粒吞服；水丸质硬者，可先用开水溶化再服。

3. 散剂、粉剂

散剂、粉剂可用水或蜂蜜加以调和送服，或装入胶囊中吞服，避免直接吞服，以免刺激咽喉。

4. 膏剂

膏剂宜用开水冲服，避免直接倒入口中吞咽，以免黏喉引起呕吐。

5. 冲剂、糖浆剂

冲剂宜用开水冲服，糖浆剂可直接吞服。

二、服药注意事项

1. 服药时间

要特别注意服药时间，服药前应仔细阅读说明并遵医嘱。对胃肠有刺激性的药物应饭后服用，补益药宜饭前服用，安神药应睡前服用。

2. 年龄、体质、病情与药物用量的关系

由于患者的年龄、体质、对药物的耐受程度不同，因此不同患者的药物用量有所差别。老年人、小儿、产后妇女及体弱的患者，都要减少药物用量。一般 5 岁以下小儿的药物用量为成人的 1/4，5 岁以上小儿的药物用量为成人的 1/2。

3. 服药期间饮食

服药期间，应忌生冷、油腻、有刺激性的食物。具体饮食禁忌视病情而定。热性病者，应忌辛辣、油腻、煎炸性食物；寒性病者，应忌生冷食物、清凉饮料等；胸痹者，应忌肥肉、脂肪、动物内脏及烟酒等；高血压、肾病水肿者，应忌过咸、过酸、过辣的食物；皮肤病者，应忌鱼、虾、蟹等发物及辛辣刺激性食物。

第三节　家中常备中成药的应用

一、感冒常用中成药

感冒常用中成药是指解表类中成药，又称"解表药"，由柴胡、荆芥、防风、桑叶、菊花、薄荷、豆豉等药物组成，具有发汗、解表、透疹等作用，用以治疗表证。解表类中成药品种繁多，包括辛温解表、辛凉解表和扶正解表三大类，选用时应注意辨别感冒的类型，根据辨别要点选择合适的中成药。

服用解表类中成药的注意事项：①服药后宜避风寒，或增衣被，或辅之以粥，以助汗出。②解表取汗，以遍身持续微汗为最佳。若汗出不彻，则病邪不解；若汗出太多，则耗伤气津。③服药期间忌生冷、油腻之品，多饮水，注意休息。

1. 发散风寒类——适用于外感风寒表证

主要临床表现：恶寒发热、头项强痛、肢体酸痛、口不渴、无汗或汗出而仍发热、畏恶风寒、舌苔薄白等。

常用中成药：风寒感冒颗粒、感冒清热颗粒、正柴胡饮颗粒、九味羌活丸、桂枝合剂、表实感冒颗粒。

（1）风寒感冒颗粒。

组成：麻黄、葛根、苏叶、防风、桂枝、白芷、陈皮、杏仁、桔梗、甘草、干姜。

功用：解表发汗，疏散风寒。

应用：临床用于中医诊断为"外感风寒"引起的一些病证，如受风感冒等，症见发热头痛、恶寒无汗、鼻塞、流清涕、咽部无红肿、咳嗽、咳痰稀白、舌苔白等。本药含有麻黄，高血压、心脏病及运动员慎用。

（2）感冒清热颗粒。

组成：荆芥穗、防风、苏叶、白芷、柴胡、薄荷、葛根、芦根、苦地丁、桔梗、桔梗、杏仁。

功用：疏风散寒，解表清热。

应用：临床用于中医诊断为"风寒感冒、内有郁热"引起的一些病证，如上呼吸道感染、受寒感冒等，症见体温偏高、怕冷、鼻塞、流清涕、身痛、头痛、打喷嚏、咳嗽、咽干、咽干、大便干结等。本药以散寒为主，兼清轻度里热。怕冷、身痛、流清涕症状严重者，可用生姜红糖水冲服；咽干、口渴、大便干结症状严重者，可配服黄连上清片、牛黄解毒片等。

（3）正柴胡饮颗粒。

组成：柴胡、陈皮、防风、甘草、赤芍、生姜。

功用：表散风寒，解热止痛。

应用：临床用于中医诊断为"外感风寒"引起的一些病证，如外感风寒初起，症见发热恶寒、无汗、头痛、鼻塞、打喷嚏、咽痒、咳嗽、四肢酸痛等。

2. 发散风热类——适用于外感风热表证

主要临床表现：发热、畏恶风寒、头痛、口渴、咽痛或咳嗽、舌尖红、苔薄白或兼微黄等。

常用中成药：银翘解毒片、桑菊感冒片、双黄连口服液（颗粒、胶囊）、感冒止咳颗粒、连花清瘟胶囊、维 C 银翘片。

（1）银翘解毒片。

组成：金银花、连翘、薄荷、荆芥、淡豆豉、牛蒡子、桔梗、淡竹叶、甘草。

功用：辛凉解表，清热解毒。

应用：临床用于中医诊断为"外感风热"引起的一些病证，如风热感冒等，症见发热、头痛、咽干、咳嗽、咽喉疼痛（甚至咽水、咽吐沫都会感到疼痛）等。本药也是抗病毒的佳品，对于病毒感染（如急性扁桃体炎）具有一定疗效。

（2）桑菊感冒片。

组成：桑叶、菊花、连翘、薄荷素油、苦杏仁、桔梗、甘草、芦根。

功用：疏风清热，宣肺止咳。

应用：临床用于中医诊断为"风热感冒"初期引起的头痛、咳嗽、口干、咽喉肿痛、流黄鼻涕、鼻塞等症状。

（3）双黄连口服液（颗粒、胶囊）。

组成：金银花、黄芩、连翘。

功用：疏风解表，清热解毒。

应用：临床用于中医诊断为"外感发热"引起的一些病证，如上呼吸道感染、急性扁桃体炎、急性咽炎等，症见体温偏高、轻微怕风、咽痛、扁桃体红肿、鼻塞、流黄浊涕等。本药苦寒，易伤胃气，大便不成形、食欲不佳、食后腹胀等脾胃虚寒的患者慎用。

3. 扶正解表类——适用于正气虚弱复感外邪而致的表证

主要临床表现：反复感冒、低热汗出、倦怠、舌淡有齿痕、苔薄、脉弱等。

常用中成药：参苏丸、玉屏风颗粒。

（1）参苏丸。

组成：党参、紫苏叶、葛根、前胡、茯苓、半夏（制）、陈皮、枳壳（炒）、桔梗、甘草、木香。

功用：疏风清热，宣肺止咳。

应用：临床用于身体虚弱、感受风寒所致的感冒，症见恶寒发热、头痛鼻塞、咳嗽痰多、胸闷呕逆、乏力气短等。

（2）玉屏风颗粒。

组成：黄芪、白术（炒）、防风。

功用：益气，固表，止汗。

应用：临床用于体虚所致的病毒性感冒、感冒反复、感冒缠绵难愈，症见表虚不固、自汗、恶风、面色苍白、鼻塞、流清涕等。本药尤其适合老年人、孕妇、小儿等体弱者服用。长时间服用本药还可提高免疫力，起到预防感冒的作用。

二、止咳平喘常用中成药

止咳平喘类中成药由杏仁、苏子、枇杷叶、紫菀、百部、款冬花、桑白皮、葶苈子等药物组成，具有止咳平喘的作用，用以治疗痰、咳、喘等证。临床以咳嗽、咳痰、哮喘、胸闷、憋气等为辨证要点。

常用中成药：肺力咳胶囊、杏仁止咳糖浆、蜜炼川贝枇杷膏、肺宁颗粒、固本咳喘片、桂龙咳喘宁胶囊、咳特灵胶囊、蛇胆川贝枇杷膏、二母宁嗽丸、养阴清肺膏、强力枇杷露、急支糖浆、止嗽定喘口服液、苏子降气丸。

服用止咳平喘类中成药的注意事项：外感咳嗽初起时，不宜单用收涩止咳类中成药，以防邪气留在体内。

1. 肺力咳胶囊

组成：黄芩、前胡、百部、红花龙胆、梧桐根、白花蛇舌草、红管药。

功用：清热解毒，止咳祛痰。

应用：临床用于中医诊断为"痰热犯肺"引起的一些病证，如小儿患支气管炎、急慢性支气管炎、肺气肿等，症见咳嗽、痰黄黏稠、胸闷气促、发热、口渴、口干、咽痛、小便黄、大便干结、舌红苔黄、脉数。

2. 杏仁止咳糖浆

组成：杏仁、百部、远志、陈皮、桔梗、甘草。

功用：止咳化痰。

应用：临床用于中医诊断为"痰浊阻肺"引起的一些病证，如急性支气管炎、慢性支气管炎等，症见咳嗽、痰多、乏力、舌苔厚腻或浊腻等。

3. 蜜炼川贝枇杷膏

组成：川贝母、枇杷叶、桔梗、陈皮、水半夏、北沙参、五味子、款冬花、杏仁水、薄荷脑。

功用：清热润肺，止咳平喘，理气化痰。

应用：临床用于中医诊断为"肺燥咳嗽"引起的一些病证，症见干咳、痰黄质黏、胸闷、咽喉疼痛或痒、声音嘶哑等。本药为稠厚半流体状，可用温水送服。本药含大量糖分，糖尿病患者忌服。

4. 肺宁颗粒

组成：返魂草。

功用：清热祛痰、止咳平喘。

应用：临床用于慢性支气管炎急性发作期的痰热阻肺证，症见咳嗽、喘息、咳痰不爽、痰黄黏稠、口渴、舌苔黄厚等。

5. 固本咳喘片

组成：党参、白术（麸炒）、茯苓、麦冬、五味子（醋制）、甘草（炙）、补骨脂（盐炒）。

功用：益气固表，健脾补肾。

应用：临床用于中医诊断为"脾虚痰盛、肾气虚弱"引起的一些病证，症见咳嗽、痰多、喘息气促、动则喘剧等。本药对于慢性支气管炎引起的肺部疾病具有较好的疗效。本药起效较慢，故服用时间较长，通常每年服用 1 个疗程（3 个月为 1 个疗程），连续服用 3 年，这样既能防治慢性支气管炎等疾病，又能巩固其疗效，从而达到治愈的目的。本药对其他原因引起的咳喘等症的疗效不显著，不宜选用。

6. 桂龙咳喘宁胶囊

组成：桂枝、龙骨、白芍、生姜、大枣、炙甘草、牡蛎、黄连、法半夏、瓜蒌皮、炒苦杏仁。

功用：止咳化痰，降气平喘。

应用：临床用于中医诊断为"外感风寒、痰湿阻肺"引起的一些病证，症见咳嗽、咳痰、痰稀、痰多、喘息、气短等。本药对于急性、慢性支气管炎引起的咳嗽、咳痰具有较好的疗效。

三、化痰常用中成药

化痰类中成药由半夏、贝母、南星、瓜蒌、竹茹、前胡、桔梗、海藻、昆布等药物组成，具有消除痰涎的作用，用以治疗各种痰病。根据痰形成的原因，痰病主要分为燥湿化痰、清热化痰、润燥化痰、温化寒痰等。选用时应注意辨别痰的类型，根据辨别要点选择合适的中成药。

1. 燥湿化痰类——适用于湿痰证

主要临床表现：咳吐多量稠痰、痰滑易咳、胸脘痞闷、恶心呕吐、眩晕、肢体困重、食少口腻、舌苔白腻或白滑等。

常用中成药：二陈丸。

二陈丸。

组成：陈皮、半夏（制）、茯苓、甘草。

功用：燥湿化痰，理气和胃。

应用：临床用于中医诊断为"痰湿阻肺"引起的一些病证，症见咳痰量多色白质黏、恶心呕吐、胸膈满闷、肢体酸重、乏力倦怠等。本药对于痰浊中阻、清阳不升、清窍失养所致的眩晕症具有较好的疗效。

2. 清热化痰类——适用于热痰证

主要临床表现：咳吐黄痰、咳吐不利、舌红苔黄腻、脉滑数等。

常用中成药：复方鲜竹沥液、橘红丸、清气化痰丸、克咳胶囊、急支糖浆。

（1）复方鲜竹沥液。

组成：鲜竹沥、鱼腥草、半夏、生姜、枇杷叶、桔梗薄荷素油。

功用：清热化痰，止咳。

应用：临床用于中医诊断为"痰热咳嗽"引起的一些病证，如急性支气管炎、肺炎等，症见咳嗽、咳痰量多色黄质黏、舌淡红苔薄腻。伴有高热不退者，可配合清开灵服用。

（2）橘红丸。

组成：化橘红、陈皮、半夏（制）、茯苓、甘草、桔梗、苦杏仁、紫苏子（炒）、紫菀、款冬花、瓜蒌皮、浙贝母、地黄、麦冬、石膏。

功用：清肺，化痰，止咳。

应用：临床用于中医诊断为"痰热咳嗽"引起的一些病证，如急性支气管炎、慢性支气管炎、肺炎等，症见咳嗽、咳痰量多色黄质黏、胸闷、口干等。

3. 润燥化痰类——适用于燥痰证

主要临床表现：咳嗽甚或呛咳、咳痰不爽、痰黏成块、痰中带血、胸闷胸痛、口鼻干燥、舌干少津、苔干、脉涩等。

常用中成药：养阴清肺膏（糖浆、颗粒、口服液）、润肺膏、强力枇杷膏。

养阴清肺膏（糖浆、颗粒、口服液）。

组成：地黄、玄参、麦冬、川贝母、牡丹皮、白芍、薄荷、甘草。

功用：养阴润燥，清肺利咽。

应用：临床用于治疗阴虚肺燥、咽喉疼痛、干咳、少痰、痰中带血、呼吸系统炎症、感染、气虚等。

4. 温化寒痰类——适用于寒痰证

主要临床表现：咳吐白痰、胸闷脘痞、气喘哮鸣、畏寒肢冷、舌苔白腻、脉弦滑或弦紧。

常用中成药：小青龙合剂（颗粒）、杏苏止咳颗粒、镇咳宁口服液。

小青龙合剂（颗粒）。

组成：麻黄、白芍、细辛、干姜、桂枝、半夏、五味子、甘草。

功用：解表化饮，止咳平喘。

应用：临床用于中医诊断为"外感风寒、内停水饮"引起的一些病证，症见恶寒、发热、无汗、咳嗽、气喘，痰白清稀、喘息不能平卧、肢体水肿、口不渴等。

四、清热解毒常用中成药

清热解毒类中成药由板蓝根、蒲公英、黄芩、黄柏、金银花、连翘、栀子等药物组成，具有清热解毒的作用，用以治疗火热毒邪引起的各类病证，如口舌生疮、咽喉肿痛、便秘溲赤、大热渴饮、谵语神昏、头面红肿疼痛、舌苔黄燥等。这类药物还可广泛用于多种疾病感染导致的发热，最常用于治疗普通感冒、流行性感冒引起的发热、头痛、咽喉肿痛、口干舌燥等。

常用中成药：板蓝根颗粒、蓝芩口服液、蒲地蓝消炎口服液、清开灵口服液（颗粒、胶囊）、抗病毒颗粒、连花清瘟胶囊。

服用清热解毒类中成药的注意事项：注意适当多饮水，促进体内毒素的排出；少吃生冷、辛辣、刺激、油腻的食物，多吃新鲜的蔬菜、水果，补充维生素和矿物质。

1. 板蓝根颗粒

组成：板蓝根。

功用：清热解毒，凉血利咽。

应用：临床用于治疗中医诊断为"肺胃热盛"引起的一些病证，如流行性感冒、急性咽炎、急性扁桃体炎等，症见咽喉肿痛、口咽干燥。本药对于感冒初期咽喉干痒的症状具有较好的疗效，还能预防流行性感冒。

2. 蓝芩口服液

组成：板蓝根、黄芩、栀子、黄柏、胖大海。

功用：清热解毒，利咽消肿。

应用：临床用于中医诊断为"肺胃湿热"引起的一些病证，如急性咽炎等，症见咽喉肿痛明显、声音嘶哑、吞咽困难、轻度发热、口渴、大便干燥、小便黄、舌红苔黄等。个别患者服药后会出现轻度腹泻，一般可自行缓解。

3. 蒲地蓝消炎口服液

组成：蒲公英、地丁、板蓝根、黄芩。

功用：清热解毒，利咽消肿。

应用：临床用于中医诊断为"外感风热"所引起的一些病证，如手足口病、腮腺炎、咽炎、扁桃体炎等，症见咽痛、咽干、咳嗽、痰黄、发热、口渴、疱疹（口腔和手足）、疱液清凉、大便秘结、小便黄。

4. 清开灵口服液（颗粒、胶囊）

组成：胆酸、珍珠母、猪去氧胆酸、栀子、水牛角、板蓝根、黄芩苷、金银花。

功用：清热解毒，镇惊安神。

应用：临床用于中医诊断为"外感发热时毒、火毒内盛"引起的一些病证，如流行性感冒、病毒性感冒、急性化脓性扁桃体炎、急性咽炎、急性气管炎等，症见发热明显甚至高热不退、咽痛红肿、咳嗽痰黄，舌深红苔黄。

5. 抗病毒颗粒

组成：板蓝根、连翘、石膏、知母、芦根、地黄、广藿香、石菖蒲、郁金。

功用：清热祛湿，凉血解毒。

应用：临床用于中医诊断为"风热感冒"引起的一些病证，症见鼻塞、流黄浊涕、打喷嚏、发热、有汗、咽喉肿痛、咳吐黄痰等。个别患者服药后会出现轻度腹泻，一般可自行缓解。

6. 连花清瘟胶囊

组成：连翘、金银花、炙麻黄、杏仁、石膏、板蓝根、贯众、鱼腥草、藿香、大黄、红景天、薄荷脑、甘草。

功用：清瘟解毒，宣肺泄热。

应用：临床用于中医诊断为"热毒袭肺"引起的一些病证，如流行性感冒、肺炎等，症见发热甚至高热、恶寒、肌肉酸痛、鼻塞流涕、头痛、咳嗽明显、咽干咽痛、咳吐黏痰、舌红苔黄或黄腻。

五、口舌生疮常用中成药

口舌生疮又称"口腔溃疡"。中医认为本病多数是火大引起的，也就是人们常说的"上火"。平时可用菊花、金银花等泡水喝，还可用西瓜霜喷剂局部喷洒，下面介绍两种常用中成药。

1. 黄连上清丸

组成：黄连、栀子（姜制）、连翘、荆芥穗、白芷、菊花、薄荷、川芎、石膏、黄芩、黄柏（酒炒）、酒大黄等。

功用：散风清热，泻火止痛。

应用：临床用于中医诊断为"上焦风热"引起的一些病证，症见头晕脑胀、牙龈肿痛、口舌生疮、咽喉红肿、耳痛耳鸣、大便干燥、小便黄赤等。脾胃虚寒者，不宜服用本药。

2. 牛黄解毒片

组成：人工牛黄、雄黄、石膏、大黄、黄芩、桔梗、冰片、甘草。

功用：清热解毒，散风止痛。

应用：临床用于火热内甚、牙龈肿痛、咽喉肿痛、口舌生疮、目赤肿痛、热毒疮痈等。脾胃虚寒者，不宜服用本药。

六、失眠常用中成药

失眠常用中成药是指安神类中成药，由朱砂、磁石、龙齿、珍珠母、远志、酸枣仁、柏子仁等药物组成，具有安定神志的作用，用以治疗神志不安。

失眠，又称"不寐"，是一种常见病证。中医将失眠分为虚证和实证两类。虚证失眠的特点包括头晕目眩、疲乏无力、口唇淡、入眠困难或彻夜不眠、心烦心悸、健忘、腰酸、五心烦热、寐而易醒、醒后难以再眠、舌红嫩、脉细虚等。实证失眠的特点包括急躁易怒、不思饮食、口渴喜饮、口苦目赤、大便干、小便黄、舌红少津、入眠困难或眠而不实、头重、痰多、胸闷、恶心食少、心烦口苦等。针对虚证、实证两类失眠，要分别采取滋养安神和重镇安神两类药物。只有对症用药，才能达到安神助眠的效果。

服用安神类中成药的注意事项：①重镇安神类多由金石药物组成，不宜久服，以免有碍脾胃运化，影响消化功能。②失眠患者除正确选用药物外，还应消除紧张情绪和疑虑，做到"先睡心，后睡身"，只有轻松入眠才利于健康。③失眠患者可适当参加体育锻炼及体力劳动，消除心情紧张，睡前不饮浓茶、咖啡、酒等兴奋性饮品。

1. 重镇安神类——适用于心阳偏亢之证

主要临床表现：烦乱、失眠、惊悸、怔忡等。

常用中成药：朱砂安神丸。

朱砂安神丸。

组成：朱砂、黄连、炙甘草、生地黄、当归。

功用：镇心安神，清热养血。

应用：临床用于中医诊断为"心火亢盛、阴血不足"引起的一些病证，症见心胸烦热、夜不成眠、面赤口渴、舌头发红、心悸不安等。每次1丸，午后及睡前各服用1次。需要注意，本药不可长时间、大量服用，孕妇、儿童不宜服用。

2. 养心安神类——适用于阴血不足、虚阳偏亢之证

主要临床表现：虚烦少寐、心悸盗汗、遗梦健忘、舌红苔少等。

常用中成药：天王补心丹、枣仁安神颗粒、柏子养心丸、安神补脑液。

（1）天王补心丹。

组成：酸枣仁、柏子仁、当归、天冬、麦冬、生地、人参、丹参、玄参、云苓、五味子、远志肉、桔梗。

功用：滋阴养血，补心安神。

应用：临床用于心肾不足、阴亏血少所致的虚烦心悸、睡眠不安、精神衰疲、梦遗健忘、不耐思虑、大便干燥、口舌生疮等病证。此外，本药还可增加心肌收缩力，适用于治疗冠状动脉粥样硬化性心脏病、心绞痛患者的失眠症状。临睡前服用本药效果较好。服药期间饮食要清淡，避免吃辛辣刺激性食物。失眠患者平时要保持心态平稳，压力过大可导致病情加重。

（2）枣仁安神颗粒。

组成：酸枣仁（炒）、丹参、五味子（醋制）。

功用：补心养肝，安神益智。

应用：临床用于心肝血虚、神经衰弱、围绝经期综合征引起的失眠、健忘、头晕、头痛等。临睡前以温开水冲服。

七、补虚常用中成药

补虚常用中成药包括补气类、补血类、气血双补类、补阴类、补阳类，具有补虚扶弱、增强抗病能力的作用，用于治疗各种虚证。所谓虚证，一般说来，有气虚、血虚、阴虚、阳虚四种，各自的主要症状和常用中成药分述如下。

1. 补气类——适用于脾气虚和肺气虚

主要临床表现：脾气虚症见气短懒言、倦怠无力、饮食不振、腹胀便溏等，如气虚下陷，则见脱肛、子宫下垂等。肺气虚症见少气、气息不能续接、说话声音低弱、易出虚汗、劳动喘促等。

常用中成药：补中益气丸、补益资生丸、参苓白术丸。

（1）补中益气丸。

组成：炙黄芪、党参、白术（炒）、当归、升麻、柴胡、陈皮、炙甘草。

功用：补中益气，升阳举陷。

应用：临床用于脾胃气虚引起的气短懒言、身体倦怠、食欲不振、食少腹胀、气陷脱肛、子宫脱垂、自汗、动则气促等。

（2）补益资生丸。

组成：人参、白术（麸炒）、茯苓、甘草、白扁豆（去皮）、山药、南山楂（炒）、六神曲（麸炒）、麦芽（炒）、莲子、薏苡仁（麸炒）、芡实（麸炒）、泽泻、豆蔻、化橘红、广藿香、桔梗、黄连。

功用：补气健脾，开胃进食。

应用：临床用于脾胃虚弱、消化不良引起的脘闷腹胀、不思饮食、呕逆、久泻久痢、面黄肌瘦、精神倦怠等。

（3）参苓白术丸。

组成：人参、白术、麸炒、茯苓、山药、薏苡仁、莲子、白扁豆、砂仁、桔梗、甘草。

功用：健脾，益气。

应用：临床用于脾胃虚弱引起的饮食不振、四肢乏力、大便溏泻、气短咳嗽、形体消瘦、精神疲倦、面色萎黄、舌淡红苔白、脉细缓或虚缓，还用于慢性肠炎、慢性肾炎尿蛋白日久不消（属脾虚）、小儿消化不良和脾虚腹泻。宜在饭前服用，服药期间最好不要喝茶，也不要吃萝卜，以免影响药效。

2. 补血类——适用于久病生血不足或失血过多

主要临床表现：面色萎黄、口唇及指甲苍白、头晕、耳鸣、心悸、失眠、月经不调等。

常用中成药：四物合剂、内补养荣丸。

（1）四物合剂。

组成：当归、川芎、白芍、熟地黄。

功用：养血调经。

应用：临床用于血虚引起的月经不调、崩中漏下、腹部疼痛、面色苍白、头晕目眩、心悸气短、舌淡苔白、脉象细等。

（2）内补养荣丸。

组成：当归、川芎、黄芪（蜜炙）、甘草、香附（醋炙）、熟地黄、阿胶、白术（麸炒）、砂仁、益母草、白芍、艾叶炭、茯苓、陈皮、杜仲炭。

功用：补气养血。

应用：临床用于气血不足引起的月经不调、经血量少、经期腹痛、腰酸腿软、面色无华、肝胃不和、食欲不振等。

3. 气血双补类——适用于气血两虚

主要临床表现：气短懒言、身体乏力、动则气喘、面色萎黄、唇爪苍白、头晕目眩、心悸失眠等。

常用中成药：八珍丸、十全大补丸、人参养荣丸。

（1）八珍丸。

组成：党参、白术（炒）、茯苓、甘草、当归、白芍、川芎、熟地黄。

功用：补气益血。

应用：临床用于气虚血亏引起的气短懒言、面色苍白或萎黄、形体消瘦、四肢倦怠、心悸怔忡、头目眩晕、月经不调等。

（2）十全大补丸。

组成：党参、白术（炒）、茯苓、炙甘草、当归、川芎、白芍（酒炒）、熟地黄、炙黄芪、肉桂。

功用：补气养血。

应用：临床用于气血不足引起的身体虚弱、面色萎黄、肌肉消瘦、气短乏力、精神倦怠、头目眩晕、腰膝无力、月经不调、产后体虚等。

（3）人参养荣丸。

组成：人参、白术（土炒）、茯苓、炙黄芪、当归、熟地黄、白芍（麸炒）、陈皮、远志（制）、肉桂、五味子（酒蒸）、炙甘草。

功用：温补气血。

应用：临床用于气虚血亏、积劳虚损引起的呼吸气少、形瘦神疲、面色萎黄、毛发脱落、饮食减少、惊悸怔忡、失眠多梦、月经不调等。

4. 补阴类——适用于肾阴不足、津液亏耗

主要临床表现：形体消瘦、肌肉枯涩、咽干口燥、五心烦热、腰酸腿软、头晕耳鸣、目涩昏暗、骨蒸盗汗、潮热颧红等。

常用中成药：六味地黄丸、大补阴丸。

（1）六味地黄丸。

组成：熟地黄、酒萸肉、山药、牡丹皮、茯苓、泽泻。

功用：滋补肝肾。

应用：临床用于肝肾阴虚引起的形体消瘦、腰酸腿软、头晕目眩、耳鸣、遗精盗汗、舌燥咽痛、口渴等，还用于肺结核、慢性肾炎、神经衰弱等慢性疾病。

此外，市面上还有各类地黄丸，均是在六味地黄丸原方基础上加入几味药，即保留基本功效的同时增加新的功效，举例如下。

知柏地黄丸：在六味地黄丸原方基础上加入知母、黄柏。与六味地黄丸相比，增加了清降肾火的功效，适用于阴虚火旺所致的骨蒸潮热、遗精盗汗等。

杞菊地黄丸：在六味地黄丸原方基础上加入枸杞子、菊花。与六味地黄丸相比，增加了养肝明目的功效，适用于肝肾不足所致的头晕目眩、视物不清、眼睛涩痛等。

麦味地黄丸：在六味地黄丸原方基础上加入麦门冬、五味子。与六味地黄丸相比，增加了养阴敛肺的功效，适用于肺肾阴虚所致的咳嗽气喘、干咳带血、口干舌燥等。

（2）大补阴丸。

组成：熟地黄（酒蒸）、知母、炒黄柏、龟板。

功用：滋阴降火。

应用：临床用于肾阴不足、相火偏亢引起的骨蒸潮热、盗汗遗精、腰酸腿软、眩晕耳鸣、五心烦热、咳嗽咯血、消渴易饥、舌红少苔、尺脉数而有力等。

5. 补阳类——适用于肾阳衰弱

主要临床表现：畏寒肢冷、阳痿遗精、腰酸腿软、小便频数、精神不振等。

常用中成药：左归丸、金匮肾气丸。

（1）左归丸。

组成：熟地、山药、枸杞子、山茱萸、川牛膝、菟丝子、鹿角胶、龟胶。

功用：补肝肾，益精血。

应用：临床用于肝肾虚弱、精血不足引起的形体消瘦、腰膝酸软、目暗耳鸣、骨蒸盗汗、遗精等。

（2）金匮肾气丸。

组成：地黄、茯苓、山药、山茱萸（酒炙）、牡丹皮、泽泻、桂枝、牛膝（去头）、车前子（盐炙）、附子（炙）。

功用：温补肾阳，化气行水。

应用：临床用于肾阳不足引起的腰酸腿软、下半身有冷感、小便不利或小便反多、痰饮、脚气（下肢水肿）、消渴（糖尿病）等。

八、胃痛胃胀常用中成药

胃痛胃胀多由慢性胃炎、消化不良、生气郁闷、寒冷侵袭等引起。用于治疗胃痛胃胀的中成药有多种，使用时应对症下药，才能达到预期的疗效。主要症状和常用中成药分述如下。

1. 温中和胃类——适用于寒邪型

主要临床表现：胃痛暴作、遇寒则痛增、遇暖则痛缓、恶寒、口不渴、舌苔薄白。

常用中成药：香砂养胃丸。

2. 消食导滞类——适用于饮食停滞型

主要临床表现：胃痛（常由暴饮暴食引起）、胃痛胀满、嗳腐吞酸、吐未消化的食物（呕吐后胃痛缓解）、舌苔厚腻。

常用中成药：保和丸。

3. 温中健脾类——适用于脾胃虚寒型

主要临床表现：胃痛隐隐、喜温喜按、空腹痛甚、得食痛减、泛吐清水、纳呆神疲、手足不温、大便溏薄、舌淡苔白。

常用中成药：附子理中丸。

4. 舒肝和胃类——适用于肝气犯胃型

主要临床表现：饭后胃痛、两肋胀满、胃脘胀闷、攻撑作痛、痛连两胁、嗳气频繁、大便不畅、每因情志因素而作痛、苔多薄白。

常用中成药：金佛止痛丸。

（1）香砂养胃丸。

组成：木香、砂仁、白术、香附（醋制）、陈皮、茯苓、枳实（炒）、豆蔻、甘草、广藿香、半夏（制）、厚朴（姜制）。

功用：温中和胃。

应用：临床用于寒湿阻滞所致的消化不良，对于中气不运所致的胃脘满闷、泛吐酸水等以及湿阻脾胃所致的大便时溏时泻、肠鸣、倦怠无力尤为适宜。可用温开水送服，也可用姜汤送服。服药期间不宜吃生冷食物，因为生冷食物会加重寒温，不利于药效发挥。

（2）保和丸。

组成：山楂、神曲、半夏、茯苓、陈皮、连翘、莱菔子。

功用：消食，导滞，和胃。

应用：临床用于食积停滞、脘腹胀满、嗳腐吞酸、不欲饮食等。

（3）附子理中丸。

组成：党参、附子（制）、干姜、炙甘草。

功用：温中健脾。

应用：临床用于脾胃虚寒所致的胃脘痛、腹痛、呕吐泄泻、手足不温等。

（4）金佛止痛丸。

组成：郁金、佛手、白芍、延胡索、三七、姜黄、甘草。

功用：行气止痛，舒肝和胃。

应用：临床用于饭后胃痛、两肋胀满、心烦易怒、爱叹气、肝胃不和（病情常在生气或烦躁时发作或加重）等。

九、便秘常用中成药

便秘多长期持续存在，病因多样，症状扰人，影响生活质量。用于治疗便秘的中成药有多种，使用时应对症下药，才能达到预期的疗效。主要症状和常用中成药分述如下。

1. 寒下通便类——适用于里热与积滞互结的大便秘结（热积便秘）

主要临床表现：大便秘结、腹部或满或胀或痛、苔黄脉实等，多见于青壮年。

常用中成药：通便宁片。

通便宁片。

组成：番泻叶干粉、牵牛子、白豆蔻、砂仁。

功用：宽中理气，泻下通便。

应用：临床常用于胃肠实热积滞所致的便秘，症见大便秘结、腹痛拒按、腹胀纳呆、口干苦、小便短赤、舌红苔黄等。患者一般很长时间才大便一次，还总是排不出来、排不干净，每天感觉腹胀，排便艰难，便后肛门有烧灼感。少数患者服药后因肠蠕动加强，排便前有腹痛感，排便后可缓解。

2. 润肠通便类——适用于肠燥津亏的便秘（肠燥便秘）

主要临床表现：大便次数明显减少，每周排便小于三次，伴有排便困难、大便干结，有时大便会呈羊屎状；排便时容易发生肛门黏膜撕裂，继而引起便血。

常用中成药：麻仁胶囊、通便灵胶囊、苁蓉通便口服液。

（1）麻仁胶囊。

组成：麻子仁、杏仁、枳实、大黄、厚朴、芍药。

功用：润肠通便。

应用：临床用于肠热津亏所致的便秘，症见大便干结难下、腹部胀满不舒、习惯性便秘。

（2）通便灵胶囊。

组成：番泻叶、当归、肉苁蓉。

功用：泻热导滞，润肠通便。

应用：临床用于热结便秘、长期卧床便秘、一时性腹胀便秘、习惯性便秘。

（3）苁蓉通便口服液。

组成：肉苁蓉、何首乌、枳实（麸炒）。

功用：滋阴补肾，润肠通便。

应用：临床用于病后、产后虚性便秘及习惯性便秘。

十、解暑常用中成药

盛夏酷暑，高温湿热，人们经常食无味、睡不香，容易出现头晕、头痛、乏力、胸闷、心悸甚至恶心呕吐等不适。为了安全度夏，平时除了要注意适时补水、讲究饮食卫生、做好居室降温及防晒保护，还应在家中备些防暑药物，便于及时缓解暑热引发的各种病证。

常用中成药：藿香正气水（胶囊、滴丸）、六一散、十滴水。

1. 藿香正气水（胶囊、滴丸）

组成：苍术、陈皮、厚朴（姜制）、白芷、茯苓、大腹皮、生半夏、甘草浸膏、广藿香油、紫苏叶油。

功用：祛暑化湿，解表和胃。

应用：临床用于夏季寒湿感冒（阴暑）或饮食不洁引起的急性胃肠炎，症见发热恶寒、头痛胸闷、恶心呕吐、腹泻等。

2. 六一散

组成：滑石粉、甘草。

功用：清暑利湿。

应用：临床用于夏季中暑所致的胸闷、心烦、口渴、小便黄少、呕吐腹泻。此外，六一散外用可治疗痱子。

3. 十滴水

组成：樟脑、干姜、大黄、小茴香、肉桂、辣椒、桉油。

功用：清热祛暑，解表和胃。

应用：临床用于中暑所致的恶心呕吐、胃肠不适、腹痛等。烈日下久待室外者，若出现烦热感，可立即服用 2~5 mL 十滴水，以免发生中暑。孕妇忌用。驾驶员及高空作业者慎用。

此外，家中也可常备清凉油、风油精。在太阳穴或患处外搽清凉油、风油精可防治中暑、头痛、头昏、伤风感冒、蚊虫叮咬。

十一、儿科常用中成药

感冒常用中成药：小儿热速清颗粒、儿感清口服液、抗感颗粒（儿童装）。

咳嗽常用中成药：小儿肺咳颗粒、小儿咳喘灵颗粒、小儿百部止咳糖浆。

积滞常用中成药：健胃消食口服液、肥儿丸、小儿消食片、小儿七珍丸。

泄泻常用中成药：小儿泻速停颗粒、止泻灵、健脾康儿片。

咽喉肿痛常用中成药：小儿咽扁颗粒、蒲地蓝口服液、蓝芩口服液。

1. 抗感颗粒（儿童装）

组成：金银花、赤芍、绵马贯众。

功用：清热解毒。

应用：临床用于中医诊断为"外感风热"引起的一些病证，如感冒等，症见发热、头痛、鼻塞、喷嚏、咽痛、全身乏力、酸痛等。

2. 小儿肺咳颗粒

组成：人参、茯苓、白术、甘草、陈皮、内金、大黄、鳖甲、地骨皮、北沙参、青蒿、麦冬、桂枝、干姜、淡附片、瓜蒌、款冬花、紫菀、桑白皮、胆南星、黄芪、枸杞子。

应用：临床用于中医诊断为"肺脾不足、痰湿内壅"引起的一些病证，如小儿支气管炎反复发作等，症见咳嗽、痰稠黄、咳吐不爽、气短、喘促、易汗出、食少纳呆、周身乏力、精神不振、舌红苔厚等。

3. 健儿消食口服液

组成：黄芪、炒白术、陈皮、麦冬、黄芩、炒山楂、炒莱菔子。

功用：健脾益胃，理气消食。

应用：临床用于中医诊断为"饮食不节、损伤脾胃"引起的一些病证，如小儿积滞、厌食伴反复感冒等，症见纳呆食少、腹胀满、手足心热、自汗乏力、大便不调、厌食。

4. 小儿泻速停颗粒

组成：地锦草、儿茶、乌梅、山楂（炒焦）、茯苓、白芍、甘草。

功用：清热利湿，健脾止泻，解痉止痛。

应用：临床用于小儿泄泻、腹痛、不思饮食，尤其适用于秋季腹泻、慢性腹泻。

5. 小儿咽扁颗粒

组成：金银花、射干、金果榄、桔梗、玄参、麦冬、人工牛黄、冰片。

功用：清热利咽，解毒止痛。

应用：临床用于小儿肺实热引起的喉痹，症见咽喉肿痛、咳嗽痰盛、口舌糜烂等；还用于急性咽炎、急性扁桃体炎等。

十二、妇科常用中成药

月经不调常用中成药：八珍颗粒、益母草颗粒、七制香附片、安坤颗粒、乌鸡白凤丸、少腹逐瘀丸、艾附暖宫丸丸。

痛经常用中成药：妇女痛经丸、元胡止痛片、妇康宁片。

带下病常用中成药：妇炎平胶囊、妇科千金片、花红颗粒、白带丸。

围绝经期常用中成药：更年安片、坤宝丸。

产后康复常用中成药：下乳涌泉散、通乳颗粒、产复康颗粒。

1. 八珍颗粒

组成：当归、川芎、熟地、白芍、党参、白术、茯苓、甘草。

功用：补气益血。

应用：临床用于气血亏虚所致的月经先期、月经后期、月经先后无定期、月经过多、月经过少、痛经、闭经等，症见面色萎黄、头晕目眩、食欲不振、四肢倦怠等。

2. 妇女痛经丸

组成：延胡索（醋制）、五灵脂（醋炒）、丹参、蒲黄（炭）。

功用：活血，调经，止痛。

应用：临床用于气血凝滞、小腹胀痛、经期腹痛。痛经者，可于经前3~7天开始服药，直至痛经缓解；有生育要求（未避孕）者，宜行经当天开始服药。

3. 妇炎平胶囊

组成：苦参、蛇床子、苦木、冰片、珍珠层粉、枯矾、薄荷脑、硼酸、盐酸小檗碱。

功用：清热解毒，燥湿止带，杀虫止痒。

应用：临床用于湿热下注所致的带下病、阴痒以及滴虫、霉菌、细菌引起的阴道炎、外阴炎，症见带下量多色黄味臭、阴部瘙痒。妇炎平胶囊虽为胶囊，但与一般胶囊不同，属于外用药，不可内服。临睡前洗净阴部，置胶囊于阴道内，经期前至经净3天内停用。

4. 更年安片

组成：地黄、泽泻、麦冬、熟地黄、玄参、茯苓、仙茅、磁石、牡丹皮、珍珠母、五味子、首乌藤、制何首乌、浮小麦、钩藤。

功用：滋阴清热，除烦安神。

应用：临床用于围绝经期出现的潮热汗出、阵发性烘热、眩晕、耳鸣、失眠、烦躁不安、月经周期紊乱、入睡困难、睡眠质量差、健忘、易怒、腰膝酸软、咽干口渴等。

5. 下乳涌泉散

组成：柴胡、当归、白芍、地黄、川芎、王不留行（炒）、穿山甲（烫）、通草、漏芦、桔梗、麦芽、天花粉、白芷、甘草。

功用：舒肝养血，通乳。

应用：临床用于胀肝郁气滞所致的产后乳汁过少，症见产后乳汁不行、乳房硬胀作痛、胸闷胁痛。产后缺乳属气血虚弱者慎用（可选通乳颗粒），孕妇禁用。

十三、外科、皮肤科常用中成药

痤疮常用中成药：当归苦参丸。

痔疮常用中成药：地榆槐角丸、马应龙麝香痔疮膏。

乳癖常用中成药：乳癖消颗粒。

眼科常用中成药：明目蒺藜丸、明目地黄丸、石斛夜光丸。

骨伤科常用中成药：云南白药气雾剂、冯了性药酒、红花油、七厘散、接骨丸。

耳鼻喉科常用中成药：耳聋丸、耳聋左慈丸、鼻炎康片、千柏鼻炎片、西瓜霜含片、冰硼散、玄麦甘桔含片、黄氏响声丸、栀子金花丸。

1. 当归苦参丸

组成：当归、苦参。

功用：凉血，祛湿。

应用：临床用于血燥湿热引起的头面生疮、粉刺、疙瘩、湿疹刺痒、酒糟鼻赤等。部分患者服药后可能出现大便溏稀，若每天大便次数不超过 3 次，则属于正常现象。

2. 地榆槐角丸

组成：地榆炭、蜜槐角、炒槐花、大黄、黄芩、地黄、当归、赤芍、红花、防风、荆芥穗、炒枳壳。

功用：疏风凉血，泻热润燥。

应用：临床用于脏腑实热、大肠火盛所致的肠风便血、痔疮肛瘘、湿热便秘、肛门肿痛。这是治疗痔疮较为常见的内服中成药。

3. 马应龙麝香痔疮膏

组成：人工麝香、人工牛黄、珍珠、煅炉甘石粉、硼砂、冰片、琥珀。

功用：清热燥湿，活血消肿，去腐生肌。

应用：临床用于湿热瘀阻所致的痔疮、肛裂，症见大便出血、疼痛、有下坠感；还用于肛周湿疹。这是治疗痔疮较为常见的外用中成药。

4. 乳癖消颗粒

组成：鹿角、蒲公英、昆布、天花粉、鸡血藤、三七、赤芍、海藻、漏芦、木香、玄参、牡丹皮、夏枯草、连翘、红花。

功用：软坚散结，活血消瘀，清热解毒。

应用：临床用于乳癖结块、乳腺囊性增生病及乳腺炎前期，症见乳房结节数目不等、大小形态不一、质地柔软或产后乳房结块、乳房红热疼痛、乳腺增生等。

第四章　中药饮片

一、山楂

1. 来源

本品为蔷薇科植物山里红 *Crataegus pinnatifida* Bge. var. *major* N.E.Br. 或山楂 *Crataegus pinnatifida* Bge. 的干燥成熟果实。

2. 采收加工

本品于秋季果实成熟时采收，切片，干燥。

3. 性状

本品为圆形片，皱缩不平，直径 1~2.5 cm，厚 0.2~0.4 cm。外皮红色，具皱纹，有灰白色小斑点。果肉深黄色至浅棕色。中部横切片具 5 粒浅黄色果核，但核多脱落而中空。有的片上可见短而细的果梗或花萼残迹。气微清香，味酸、微甜。

4. 性味与归经

本品酸、甘，微温。归脾、胃、肝经。

5. 功能与主治

本品消食健胃，行气散瘀，化浊降脂，用于肉食积滞、胃脘胀满、泻痢腹痛、瘀血经闭、产后瘀阻、心腹刺痛、胸痹心痛、疝气疼痛、高脂血症。焦山楂消食导滞作用增强，用于肉食积滞、泻痢不爽。

二、川贝母

1. 来源

本品为百合科植物川贝母 *Fritillaria cirrhosa* D.Don、暗紫贝母 *Fritillaria unibracteata*

Hsiao et K.C.Hsia、甘肃贝母 *Fritillaria przewalskii* Maxim.、梭砂贝母 *Fritillaria delavayi* Franch.、太白贝母 *Fritillaria taipaiensis* P.Y.Li 或瓦布贝母 *Fritillaria unibracteata* Hsiao et K.C.Hsia var. *wabuensis*（S.Y.Tang et S.C.Yue）Z.D.Liu，S.Wang et S.C.Chen 的干燥鳞茎。

2. 采收加工

本品于夏、秋二季或积雪融化后采挖，除去须根、粗皮及泥沙，晒干或低温干燥。

3. 性状

本品按性状不同分为"松贝""青贝""炉贝"和"栽培品"。

松贝：呈类圆锥形或近球形，高 0.3~0.8 cm，直径 0.3~0.9 cm。表面类白色。外层鳞叶 2 瓣，大小悬殊，大瓣紧抱小瓣，未抱部分呈新月形，习称"怀中抱月"；顶部闭合，内有类圆柱形、顶端稍尖的心芽和小鳞叶 1~2 枚；先端钝圆或稍尖，底部平，微凹入，中心有 1 灰褐色的鳞茎盘，偶有残存须根。质硬而脆，断面白色，富粉性。气微，味微苦。

青贝：呈类扁球形，高 0.4~1.4 cm，直径 0.4~1.6 cm。外层鳞叶 2 瓣，大小相近，相对抱合，顶部开裂，内有心芽和小鳞叶 2~3 枚及细圆柱形的残茎。

炉贝：呈长圆锥形，高 0.7~2.5 cm，直径 0.5~2.5 cm。表面类白色或浅棕黄色，有的具棕色斑点。外层鳞叶 2 瓣，大小相近，顶部开裂而略尖，基部稍尖或较钝。

栽培品：呈类扁球形或短圆柱形，高 0.5~2 cm，直径 1~2.5 cm。表面类白色或浅棕黄色，稍粗糙，有的具浅黄色斑点。外层鳞叶 2 瓣，大小相近，顶部多开裂而较平。

4. 性味与归经

本品苦、甘，微寒。归肺、心经。

5. 功能与主治

本品清热润肺，化痰止咳，散结消痈，用于肺热燥咳、干咳少痰、阴虚劳嗽、痰中带血、瘰疬、乳痈、肺痈。

三、枇杷叶

1. 来源

本品为蔷薇科植物枇杷 *Eriobotrya japonica*（Thunb.）Lindl. 的干燥叶。

2. 采收加工

本品全年均可采收，晒至七、八成干时，扎成小把，再晒干。

3. 性状

本品呈长圆形或倒卵形，长 12~30 cm，宽 4~9 cm。先端尖，基部楔形，边缘有疏锯齿，近基部全缘。上表面灰绿色、黄棕色或红棕色，较光滑；下表面密被黄色绒毛，主脉于下表面显著突起，侧脉羽状；叶柄极短，被棕黄色绒毛。革质而脆，易折断。气微，味微苦。

4. 性味与归经

本品苦，微寒。归肺、胃经。

5. 功能与主治

本品清肺止咳，降逆止呕，用于肺热咳嗽、气逆喘急、胃热呕逆、烦热口渴。

四、枸杞子

1. 来源

本品为茄科植物宁夏枸杞 *Lycium barbarum* L. 的干燥成熟果实。

2. 采收加工

本品于夏、秋二季果实呈红色时采收，热风烘干，除去果梗，或晾至皮皱后，晒干，除去果梗。

3. 性状

本品呈类纺锤形或椭圆形，长 6~20 mm，直径 3~10 mm。表面红色或暗红色，顶端有小突起状的花柱痕，基部有白色的果梗痕。果皮柔韧，皱缩；果肉肉质，柔润。种子 20~50 粒，类肾形，扁而翘，长 1.5~1.9 mm，宽 1~1.7 mm，表面浅黄色或棕黄色。气微，味甜。

4. 性味与归经

本品甘，平。归肝、肾经。

5. 功能与主治

本品滋补肝肾，益精明目，用于虚劳精亏、腰膝酸痛、眩晕耳鸣、阳痿遗精、内热消渴、血虚萎黄、目昏不明。

五、大枣

1. 来源

本品为鼠李科植物枣 *Ziziphus juuba* Mill. 的干燥成熟果实。

2. 采收加工

本品于秋季果实成熟时采收，晒干。

3. 性状

本品呈椭圆形或球形，长 2~3.5 cm，直径 1.5~2.5 cm。表面暗红色，略带光泽，有不规则皱纹。基部凹陷，有短果梗。外果皮薄，中果皮棕黄色或淡褐色，肉质，柔软，富糖性而油润。果核纺锤形，两端锐尖，质坚硬。气微香，味甜。

4. 性味与归经

本品甘，温。归脾、胃、心经。

5. 功能与主治

本品补中益气，养血安神，用于脾虚食少、乏力便溏、妇人脏躁。

六、龙眼肉

1. 来源

本品为无患子科植物龙眼 *Dimocarpus longan* Lour. 的假种皮。

2. 采收加工

本品于夏、秋二季果实成熟时采收，干燥，除去壳、核，晒至干爽不黏。

3. 性状

本品为纵向破裂的不规则薄片，或呈囊状，长约 1.5 cm，宽 2~4 cm，厚约 0.1 cm。棕黄色至棕褐色，半透明。外表面皱缩不平，内表面光亮而有细纵皱纹。薄片者质柔润，囊状者质稍硬。气微香，味甜。

4. 性味与归经

本品甘，温。归心、脾经。

5. 功能与主治

本品补益心脾，养血安神，用于气血不足、心悸怔忡、健忘失眠、血虚萎黄。

七、山药

1. 来源

本品为薯蓣科植物薯蓣 *Dioscorea opposita* Thunb. 的干燥根茎。

2. 采收加工

本品于冬季茎叶枯萎后采挖，切去根头，洗净，除去外皮和须根，干燥，习称"毛山药"；或除去外皮，趁鲜切厚片，干燥，习称"山药片"；也有选择肥大顺直的干燥山药，置清水中，浸至无干心，闷透，切齐两端，用木板搓成圆柱状，晒干，打光，习称"光山药"。

3. 性状

毛山药：略呈圆柱形，弯曲而稍扁，长 15~30 cm，直径 1.5~6 cm。表面黄白色或淡黄色，有纵沟、纵皱纹及须根痕，偶有浅棕色外皮残留。体重，质坚实，不易折断，断面白色，粉性。气微，味淡、微酸，嚼之发黏。

山药片：为不规则的厚片，皱缩不平，切面白色或黄白色，质坚脆，粉性。气微，味淡、微酸。

光山药：呈圆柱形，两端平齐，长 9~18 cm，直径 1.5~3 cm。表面光滑，白色或黄白色。

4. 性味与归经

本品甘，平。归脾、肺、肾经。

5. 功能与主治

本品补脾养胃，生津益肺，补肾涩精，用于脾虚食少、久泻不止、肺虚喘咳、肾虚遗精、带下病、尿频、虚热消渴。麸炒山药补脾健胃，用于脾虚食少、泄泻便溏、白带过多。

八、百合

1. 来源

本品为百合科植物卷丹 *Lilium lancifolium* Thunb.、百合 *Lilium brownii* F.E.Brown var. *viridulum* Baker 或细叶百合 *Lilium pumilum* DC. 的干燥肉质鳞叶。

2. 采收加工

本品于秋季采挖，洗净，剥取鳞叶，置沸水中略烫，干燥。

3. 性状

本品呈长椭圆形，长 2~5 cm，宽 1~2 cm，中部厚 1.3~4 mm。表面黄白色至淡棕黄色，有的微带紫色，有数条纵直平行的白色维管束。顶端稍尖，基部较宽，边缘薄，微波状，略向内弯曲。质硬而脆，断面较平坦，角质样。气微，味微苦。

4. 性味与归经

本品甘，寒。归心、肺经。

5. 功能与主治

本品养阴润肺，清心安神，用于阴虚燥咳、劳嗽咯血、虚烦惊悸、失眠多梦、精神恍惚。

九、薏苡仁

1. 来源

本品为禾本科植物薏米 *Coix lacryma-jobi* L. var. *mayuen*（Roman.）Stapf 的干燥成熟种仁。

2. 采收加工

本品于秋季果实成熟时采割植株，晒干，打下果实，再晒干，除去外壳、黄褐色种皮和杂质，收集种仁。

3. 性状

本品呈宽卵形或长椭圆形，长 4~8 mm，宽 3~6 mm。表面乳白色，光滑，偶有残存的黄褐色种皮；一端钝圆，另端较宽而微凹，有 1 淡棕色点状种脐；背面圆凸，腹面有 1 条较宽而深的纵沟。质坚实，断面白色，粉性。气微，味微甜。

4. 性味与归经

本品甘、淡，凉。归脾、胃、肺经。

5. 功能与主治

本品利水渗湿，健脾止泻，除痹，排脓，解毒散结，用于水肿、脚气、小便不利、脾虚泄泻、湿痹拘挛、肺痈、肠痈、赘疣、癌肿。

十、三七

1. 来源

本品为五加科植物三七 *Panax notoginseng*（Burk.）F.H.Chen 的干燥根和根茎。

2. 采收加工

本品于秋季花开前采挖，洗净，分开主根、支根及根茎，干燥。支根习称"筋条"，根茎习称"剪口"。

3. 性状

主根呈类圆锥形或圆柱形，长 1~6 cm，直径 1~4 cm。表面灰褐色或灰黄色，有断续的纵皱纹和支根痕。顶端有茎痕，周围有瘤状突起。体重，质坚实，断面灰绿色、黄绿色或灰白色，木部微呈放射状排列。气微，味苦回甜。筋条呈圆柱形或圆锥形，长 2~6 cm，上端直径约 0.8 cm，下端直径约 0.3 cm。剪口呈不规则的皱缩块状或条状，表面有数个明显的茎痕及环纹，断面中心灰绿色或白色，边缘深绿色或灰色。

4. 性味与归经

本品甘、微苦，温。归肝、胃经。

5. 功能与主治

本品散瘀止血，消肿定痛，用于咯血、吐血、衄血、便血、崩漏、外伤出血、胸腹刺痛、跌仆肿痛。

十一、菊花

1. 来源

本品为菊科植物菊 *Chrysanthemum morifolium* Ramat. 的干燥头状花序。

2. 采收加工

本品于 9~11 月花盛开时分批采收，阴干或焙干，或熏、蒸后晒干。

3. 性状

本品按产地和加工方法不同，分为"亳菊""滁菊""贡菊""杭菊""怀菊"。

亳菊：呈倒圆锥形或圆筒形，有时稍压扁呈扇形，直径 1.5~3 cm，离散。总苞碟状；总苞片 3~4 层，卵形或椭圆形，草质，黄绿色或褐绿色，外面被柔毛，边缘膜质。花托半球形，无托片或托毛。舌状花数层，雌性，位于外围，类白色，劲直，上举，纵向折缩，散生金黄色腺点；管状花多数，两性，位于中央，为舌状花所隐藏，黄色，顶端 5 齿裂。瘦果不发育，无冠毛。体轻，质柔润，干时松脆。气清香，味甘、微苦。

滁菊：呈不规则球形或扁球形，直径 1.5~2.5 cm。舌状花类白色，不规则扭曲，内卷，边缘皱缩，有时可见淡褐色腺点；管状花大多隐藏。

贡菊：呈扁球形或不规则球形，直径 1.5~2.5 cm。舌状花白色或类白色，斜升，上部反折，边缘稍内卷而皱缩，通常无腺点；管状花少，外露。

杭菊：呈碟形或扁球形，直径 2.5~4 cm，常数个相连成片。舌状花类白色或黄色，平展或微折叠，彼此粘连，通常无腺点；管状花多数，外露。

怀菊：呈不规则球形或扁球形，直径 1.5~2.5 cm。多数为舌状花，舌状花类白色或黄色，不规则扭曲，内卷，边缘皱缩，有时可见腺点；管状花大多隐藏。

4. 性味与归经

本品甘、苦，微寒。归肺、肝经。

5. 功能与主治

本品散风清热，平肝明目，清热解毒，用于风热感冒、头痛眩晕、目赤肿痛、眼目昏花、疮痈肿毒。

十二、桑叶

1. 来源

本品为桑科植物桑 *Morus alba* L. 的干燥叶。

2. 采收加工

本品于初霜后采收，除去杂质，晒干。

3. 性状

本品多皱缩、破碎。完整者有柄，叶片展平后呈卵形或宽卵形，长 8~15 cm，宽 7~13 cm。先端渐尖，基部截形、圆形或心形，边缘有锯齿或钝锯齿，有的不规则分裂。上表面黄绿色或浅黄棕色，有的有小疣状突起；下表面颜色稍浅，叶脉突出，小脉网状，脉上被疏毛，脉基具簇毛。质脆。气微，味淡、微苦涩。

4. 性味与归经

本品甘、苦，寒。归肺、肝经。

5. 功能与主治

本品疏散风热，清肺润燥，清肝明目，用于风热感冒、肺热燥咳、头晕头痛、目赤昏花。

十三、西洋参

1. 来源

本品为五加科植物西洋参 *Panax quinquefolium* L. 的干燥根。

2. 采收加工

本品均为栽培品，秋季采挖，洗净，晒干或低温干燥。

3. 性状

本品呈纺锤形、圆柱形或圆锥形，长 3~12 cm，直径 0.8~2 cm。表面浅黄褐色或黄白色，可见横向环纹和线形皮孔状突起，并有细密浅纵皱纹和须根痕。主根中下部有一至数条侧根，多已折断。有的上端有根茎（芦头），环节明显，茎痕（芦碗）圆形或半圆形，具不定根（艼）或已折断。体重，质坚实，不易折断，断面平坦，浅黄白色，略显粉性，皮部可见黄棕色点状树脂道，形成层环纹棕黄色，木部略呈放射状纹理。气微而特异，味微苦、甘。

4. 性味与归经

本品甘、微苦，凉。归心、肺、肾经。

5. 功能与主治

本品补气养阴，清热生津，用于气虚阴亏、虚热烦倦、咳喘痰血、内热消渴、口燥咽干。

十四、黄芪

1. 来源

本品为豆科植物蒙古黄芪 *Astragalus membranaceus*（Fisch.）Bge. var. *mongholicus*（Bge.）Hsiao 或膜荚黄芪 *Astragalus membranaceus*（Fisch.）Bge. 的干燥根。

2. 采收加工

本品于春、秋二季采挖，除去须根和根头，晒干。

3. 性状

本品呈圆柱形，有的有分枝，上端较粗，长 30~90 cm，直径 1~3.5 cm。表面淡棕黄色或淡棕褐色，有不整齐的纵皱纹或纵沟。质硬而韧，不易折断，断面纤维性强，并显粉性，皮部黄白色，木部淡黄色，有放射状纹理和裂隙，老根中心偶呈枯朽状，黑褐色或呈空洞。气微，味微甜，嚼之微有豆腥味。

4. 性味与归经

本品甘，微温。归肺、脾经。

5. 功能与主治

本品补气升阳，固表止汗，利水消肿，生津养血，行滞通痹，排脓托毒，敛疮生肌，用于气虚乏力、食少便溏、中气下陷、久泻脱肛、便血崩漏、表虚自汗、气虚水肿、内热消渴、血虚萎黄、半身不遂、痹痛麻木、痈疽难溃、久溃不敛。

十五、阿胶

1. 来源

本品为马科动物驴 *Equus asinus* L. 的干燥皮或鲜皮经煎煮、浓缩制成的固体胶。

2. 制法

将驴皮浸泡去毛，切块洗净，分次水煎，滤过，合并滤液，浓缩（可分别加入适量的黄酒、冰糖及豆油）至稠膏状，冷凝，切块，晾干，即得本品。

3. 性状

本品呈长方形块、方形块或丁状。棕色至黑褐色，有光泽。质硬而脆，断面光亮，碎片对光照视呈棕色半透明状。气微，味微甘。

4. 性味与归经

本品甘，平。归肺、肝、肾经。

5. 功能与主治

本品补血滋阴，润燥，止血，用于血虚萎黄、眩晕心悸、肌痿无力、心烦不眠、虚风内动、肺燥咳嗽、劳嗽咯血、吐血尿血、便血崩漏、妊娠胎漏。

十六、鹿茸

1. 来源

本品为鹿科动物梅花鹿 *Cervus nippon* Temminck 或马鹿 *Cervus elaphus* Linnaeus 的雄鹿未骨化密生茸毛的幼角。前者习称"花鹿茸"，后者习称"马鹿茸"。

2. 采收加工

本品于夏、秋二季锯取，加工处理，阴干或烘干。

3. 性状

花鹿茸：呈圆柱状分枝。具一个分枝者，习称"二杠"，主枝习称"大挺"，长 17~20 cm，锯口直径 4~5 cm，离锯口约 1 cm 处分出侧枝，习称"门庄"，长 9~15 cm，直径较大挺略细。外皮红棕色或棕色，多光润，表面密生红黄色或棕黄色细茸毛，上端较密，下端较疏；分岔间具 1 条灰黑色筋脉，皮茸紧贴。锯口黄白色，外围无骨质，中部密布细孔。具二个分枝者，习称"三岔"，大挺长 23~33 cm，直径较二杠细，略呈弓形，微扁，枝端略尖，下部多有纵棱筋及突起疙瘩；皮红黄色，茸毛较稀而粗。体轻。气微腥，味微咸。

二茬茸：与头茬茸相似，但挺长而不圆或下粗上细，下部有纵棱筋。皮灰黄色，茸毛较粗糙，锯口外围多已骨化。体较重。无腥气。

马鹿茸：较花鹿茸粗大，分枝较多，侧枝一个者习称"单门"，二个者习称"莲花"，三个者习称"三岔"，四个者习称"四岔"或更多。按产地分为"东马鹿茸"和"西马鹿茸"。

东马鹿茸："单门"大挺长 25~27 cm，直径约 3 cm。外皮灰黑色，茸毛灰褐色或灰黄色，锯口面外皮较厚，灰黑色，中部密布细孔，质嫩；"莲花"大挺长可达 33 cm，下部有棱筋，锯口面蜂窝状小孔稍大；"三岔"皮色深，质较老；"四岔"茸毛粗而稀，大挺下部具棱筋及疙瘩，分枝顶端多无毛，习称"捻头"。

西马鹿茸：大挺多不圆，顶端圆扁不一，长 30~100 cm。表面有棱，多抽缩干瘪，分枝较长且弯曲，茸毛粗长，灰色或黑灰色。锯口色较深，常见骨质。气腥臭，味咸。

4. 性味与归经

本品甘、咸，温。归肾、肝经。

5. 功能与主治

本品壮肾阳，益精血，强筋骨，调冲任，托疮毒，用于肾阳不足、精血亏虚、阳痿滑精、宫冷不孕、羸瘦、神疲、畏寒、眩晕、耳鸣、耳聋、腰脊冷痛、筋骨痿软、崩漏带下、阴疽不敛。

十七、鸡内金

1. 来源

本品为雉科动物家鸡 *Gallus gallus domesticus* Brisson 的干燥沙囊内壁。

2. 采收加工

杀鸡后，取出鸡肫，立即剥下内壁，洗净，干燥，既得本品。

3. 性状

本品为不规则卷片，厚约 2 mm。表面黄色、黄绿色或黄褐色，薄而半透明，具明显的条状皱纹。质脆，易碎，断面角质样，有光泽。气微腥，味微苦。

4. 性味与归经

本品甘，平。归脾、胃、小肠、膀胱经。

5. 功能与主治

本品健胃消食，涩精止遗，通淋化石，用于食积不消、呕吐泻痢、小儿疳积、遗尿、遗精、石淋涩痛、胆胀胁痛。

十八、金银花

1. 来源

本品为忍冬科植物忍冬 *Lonicera japonica* Thunb. 的干燥花蕾或带初开的花。

2. 采收加工

本品于夏初花开放前采收，干燥。

3. 性状

本品呈棒状，上粗下细，略弯曲，长 2~3 cm，上部直径约 3 mm，下部直径约 1.5 mm。表面黄白色或绿白色（贮久色渐深），密被短柔毛。偶见叶状苞片。花萼绿色，先端 5 裂，裂片有毛，长约 2 mm。开放者花冠筒状，先端二唇形；雄蕊 5，附于筒壁，黄色；雌蕊 1，子房无毛。气清香，味淡、微苦。

4. 性味与归经

本品甘，寒。归肺、心、胃经。

5. 功能与主治

本品清热解毒，疏散风热，用于痈肿疔疮、喉痹、丹毒、热毒血痢、风热感冒、温病发热。

十九、人参

1. 来源

本品为五加科植物人参 *Panax ginseng* C.A.Mey. 的干燥根和根茎。栽培的人参习称"园参"；人工播种但在野生状态下自然生长的"林下山参"，习称"籽海"。

2. 采收加工

本品多于秋季采挖，洗净经晒干或烘干。

3. 性状

本品的主根呈纺锤形或圆柱形，长 3~15 cm，直径 1~2 cm。表面灰黄色，上部或全体有疏浅断续的粗横纹及明显的纵皱，下部有支根 2~3 条，并着生多数细长的须根，须根上常有不明显的细小疣状突出。根茎（芦头）长 1~4 cm，直径 0.3~1.5 cm，多拘挛而弯曲，具不定根（艼）和稀疏的凹窝状茎痕（芦碗）。质较硬，断面淡黄白色，显粉性，

形成层环纹棕 黄色，皮部有黄棕色的点状树脂道及放射状裂隙。香气特异，味微苦、甘。

主根多与根茎近等长或较短，呈圆柱形、菱角形或人字形，长 1~6 cm。表面灰黄色，具纵皱纹，上部或中下部有环纹。支根多为 2~3 条，须根少而细长，清晰不乱，有较明显的疣状突起。根茎细长，少数粗短，中上部具稀疏或密集而深陷的茎痕。不定根较细，多下垂。

4. 性味与归经

本品甘、微苦，微温。归脾、肺、心、肾经。

5. 功能与主治

本品大补元气，复脉固脱，补脾益肺，生津养血，安神益智，用于体虚欲脱、肢冷脉微、脾虚食少、肺虚喘咳、津伤口渴、内热消渴、气血亏虚、久病虚羸、惊悸失眠、阳痿宫冷。

二十、冬虫夏草

1. 来源

本品为麦角菌科真菌冬虫夏草菌 *Cordyceps sinensis*（BerK.）Sacc. 寄生在蝙蝠蛾科昆虫幼虫上的子座和幼虫尸体的干燥复合体。

2. 采收加工

本品于夏初子座出土、孢子未发散时挖取，晒至六七成干，除去似纤维状的附着物及杂质，晒干或低温干燥。

3. 性状

本品由虫体与从虫头部长出的真菌子座相连而成。虫体似蚕，长 3~5 cm，直径 0.3~0.8 cm；表面深黄色至黄棕色，有环纹 20~30 个，近头部的环纹较细；头部红棕色；足 8 对，中部 4 对较明显；质脆，易折断，断面略平坦，淡黄白色。子座细长圆柱形，长 4~7 cm，直径约 0.3 cm；表面深棕色至棕褐色，有细纵皱纹，上部稍膨大；质柔韧，断面类白色。气微腥，味微苦。

4. 性味与归经

本品甘，平。归肺、肾经。

5. 功能与主治

本品补肾益肺，止血化痰，用于肾虚精亏、阳痿遗精、腰膝酸痛、久咳虚喘、劳嗽咯血。

二十一、石斛

1. 来源

本品为兰科植物金钗石斛 *Dendrobium nobile* Lindl.、霍山石斛 *Dendrobium huoshanense* C.Z.Tang et S.J.Cheng、鼓槌石斛 *Dendrobium chrysotoxum* Lindl. 或流苏石斛 *Dendrobium fimbriatum* Hook. 的栽培品及其同属植物近似种的新鲜或干燥茎。

2. 采收加工

本品全年均可采收，鲜用者除去根和泥沙；干用者采收后，除去杂质，用开水略烫或烘软，再边搓边烘晒，至叶鞘搓净，干燥。霍山石斛于 11 月至翌年 3 月采收，除去叶、根须及泥沙等杂质，洗净，鲜用，或加热除去叶鞘制成干条；或边加热边扭成螺旋状或弹簧状，干燥，习称"霍山石斛枫斗"。

3. 性状

鲜石斛：呈圆柱形或扁圆柱形，长约 30 cm，直径 0.4~1.2 cm。表面黄绿色，光滑或有纵纹，节明显，色较深，节上有膜质叶鞘。肉质多汁，易折断。气微，味微苦而回甜，嚼之有黏性。

金钗石斛：呈扁圆柱形，长 20~40 cm，直径 0.4~0.6 cm，节间长 2.5~3 cm。表面金黄色或黄中带绿色，有深纵沟。质硬而脆，断面较平坦而疏松。气微，味苦。

霍山石斛：干条呈直条状或不规则弯曲形，长 2~8 cm，直径 1~4 mm。表面淡黄绿色至黄绿色，偶有黄褐色斑块，有细纵纹，节明显，节上有的可见残留的灰白色膜质叶鞘；一端可见茎基部残留的短须根或须根痕，另一端为茎尖，较细。质硬而脆，易折断，断面平坦，灰黄色至灰绿色，略角质状。气微，味淡，嚼之有黏性。鲜品稍肥大。肉质，易折断，断面淡黄绿色至深绿色。气微，味淡，嚼之有黏性且少有渣。枫斗呈螺旋形或弹簧状，通常为 2~5 个旋纹，茎拉直后性状同干条。

鼓槌石斛：呈粗纺锤形，中部直径 1~3 cm，具 3~7 节。表面光滑，金黄色，有明显凸起的棱。质轻而松脆，断面海绵状。气微，味淡，嚼之有黏性。

流苏石斛等：呈长圆柱形，长 20~150 cm，直径 0.4~1.2 cm，节明显，节间长 2~6 cm。表面黄色至暗黄色，有深纵槽。质疏松，断面平坦或呈纤维性。味淡或微苦，嚼之有黏性。

4. 性味与归经

本品甘，微寒。归胃、肾经。

5. 功能与主治

本品益胃生津，滋阴清热，用于热病津伤、口干烦渴、胃阴不足、食少干呕、病后虚热不退、阴虚火旺、骨蒸劳热、目暗不明、筋骨痿软。

二十二、蒲公英

1. 来源

本品为菊科植物蒲公英 *Taraxacum mongolicum* Hand.-Mazz.、碱地蒲公英 *Taraxacum borealisinense* Kitam. 或同属数种植物的干燥全草。

2. 采收加工

本品于春季至秋季花初开时采挖，除去杂质，洗净，晒干。

3. 性状

本品呈皱缩卷曲的团块。根呈圆锥状，多弯曲，长 3~7 cm；表面棕褐色，抽皱；根头部有棕褐色或黄白色的茸毛，有的已脱落。叶基生，多皱缩破碎，完整叶片呈倒披针形，绿褐色或暗灰绿色，先端尖或钝，边缘浅裂或羽状分裂，基部渐狭，下延呈柄状，下表面主脉明显。花茎 1 至数条，每条顶生头状花序，总苞片多层，内面一层较长，花冠黄褐色或淡黄白色。有的可见多数具白色冠毛的长椭圆形瘦果。气微，味微苦。

4. 性味与归经

本品苦、甘，寒。归肝、胃经。

5. 功能与主治

本品清热解毒，消肿散结，利尿通淋，用于疔疮肿毒、乳痈、瘰疬、目赤、咽痛、肺痈、肠痈、湿热黄疸、热淋涩痛。

第四篇

养生篇

第一章　中医养生保健概述

一、中医养生保健的概念

养生保健是指根据生命发展规律，采取的具有保养身体、减少疾病、增进健康、延年益寿等功效的卫生保健活动。

养生又称"摄生""道生"。"摄生"一词最早见于《老子》第五十章，"养生"一词最早见于《庄子》内篇。所谓生，是指生命、生存、生长；所谓养，是指保养、调养、培养、补养、护养。养生是通过养精神、调饮食、练形体、慎房事、适寒温等各种保健方法实现的，是一种综合性的强身健体益寿活动。保健是一种综合维持健康的行为，它追求的不仅仅是长寿，更重要的是生活品质的提高，使人活得更健康、快乐。由此可见，养生强调的是道和术，而保健强调的是行为和目的。

中医养生保健是在中医理论的指导下，探索和研究人类生命生长发育、寿夭衰老的成因、机制、规律，阐明颐养身心、增强体质、防治疾病、延年益寿的基础理论和方法，指导人们达到更好的生存状态的一门实用性学科。

自古以来，人们把养生的理论和方法叫作"养生之道"。《素问·上古天真论》说："上古之人，其知道者，法于阴阳，和于术数，食饮有节，起居有常，不妄作劳，故能形与神俱，而尽终其天年，度百岁乃去。"此处的"道"，就是养生之道。能否健康长寿，不仅在于能否懂得养生之道，更为重要的是能否把养生之道贯彻应用到日常生活中。历代养生家的实践和体会不同，因此他们的养生之道在静神、动形、固精、调气、食养及药饵等方面各有侧重，各有所长。从学术流派来看，养生学有道家养生、儒家养生、医家养生、释家养生、武术家养生和民间养生之分，他们从不同角度阐述和践行了养生学的理论和方法，丰富了养生学的内容。

中医养生保健汲取各学派之精华，提出了一系列养生保健原则，如形神共养、协调阴阳、顺应自然、饮食调养、谨慎起居、和调脏腑、通畅经络、节欲保精、益气调息、动静适宜等，使养生保健活动有章可循、有法可依。例如，饮食养生保健强调食养、食节、食忌、食禁等；药物保健则注意药养、药治、药忌、药禁等；传统的运动养生保健更是功法丰富、练养各宜，以健身气功为例，动功有太极拳、八段锦、易筋经、五禽戏、保健功等，静功有放松功、内养功、强壮功、意气功、真气运行法、内丹术等，动静结合功有空劲功、形神桩、减肥功等。诸如此类的中医养生保健方法不仅深受中国人民喜爱，而且远播世界各地，为全人类的保健事业作出了应有的贡献。

二、中医养生保健的性质及特点

中医养生保健是从实践经验中总结出来的学科，是历代劳动人民智慧的结晶。它经历了亿万次的实践，由实践上升为理论，系统地归纳出理论思想、原则和方法，再回到实践中反复验证，如此循环往复，不断丰富和发展，逐渐形成一门独立的学科。从学科内容上来看，中医养生保健涉及现代科学中的预防医学、心理医学、行为科学、医学保健、天文气象学、地理医学、社会医学等多学科领域，是多学科领域的综合，是当代生命科学中的实用学科。

自古以来，东西方人对养生保健都进行了长期大量的实践和探讨。但由于各自的文化背景不同，其养生保健的观点也有明显差异。中医养生保健的形成和发展与数千年光辉灿烂的中华传统文化密切相关，因此，具有独特的东方色彩和民族风格。

1. 以精、气、神为核心的独特理论体系

中医养生保健的理论是以"天人相应、形神合一"的整体观念为出发点，去认识人体生命活动规律及其与自然、社会的关系，特别强调人与自然环境、社会环境的协调，讲求体内气化升降、精气积聚以及心理与生理的协调一致，并用阴阳形气学说、脏腑经络学说和精、气、神理论来阐述人体生老病死的规律。中医养生保健将精、气、神作为人体三宝和养生保健的核心，进而确定了指导养生实践的种种原则，提出养生之道必须"法于阴阳，和于术数，饮食有节，起居有常"，以顺应人体和自然，保护生机遵循自然变化的规律，使生命活动节律随着时间、空间的移易和四时气候的变化而不断调整，使人体机能处于良好的健康状态。

2. 和谐适度、随处可行的宗旨

中医养生保健强调和谐适度、整体协调、易知易行，将养生保健活动贯穿于衣、食、住、行、坐、卧等日常生活的方方面面，做到时时、事事、处处都蕴含养生保健的道、法、术。其突出特点就是要求人们在学习、工作、生活中的一切活动都要和谐适度，从

而使人体内阴阳平衡，守其中正，保其冲和，既能精力充沛地学习和工作，又可健康地生活。例如，情绪保健要求不卑不亢、不偏不倚、中和适度。此外，节制饮食、节欲保精、睡眠适度、形劳而不倦等也都体现了这种和谐、适度的思想。晋代医学家、养生家葛洪提出"养生以不伤为本"的观点，即遵循自然及生命的变化规律，掌握和谐、适度，注意整体调节。

3. 综合、辨证的调摄

人类健康长寿并不是靠一朝一夕、一功一法的摄养就能实现的，而是要针对人体的各个方面，采取多种调养方法，持之以恒地进行审因施养。因此，中医养生保健一方面强调从自然环境到衣食住行、从生活爱好到精神卫生、从药饵强身到运动保健等，采用较为全面的、综合的防病保健措施；另一方面又十分重视按照不同情况区别对待，反对千篇一律、一个模式，针对各种情况的不同特点做到有的放矢，从而体现中医养生保健的动态整体平衡和审因施养思想。历代养生家普遍主张养生要因人、因时、因地制宜，全面配合，综合调养。例如，因年龄而异，注意分阶段养生；顺乎自然变化，四时养生；重视环境与健康长寿的关系，注意环境养生等。又如，传统健身术的运用原则提倡根据自身需要，既可分别选用动功、静功或动静结合功，又可配合导引、按摩、针灸等法。这样，不仅可补偏救弊、导气归经、健身延年，还可开发人体潜能，从而达到最佳的养生保健效果。

4. 方法丰富灵活，适用范围广泛

中医养生保健可与每个人终身相伴，适用范围非常广泛。人自妊娠于母体之始，至耄耋老年，每个年龄阶段都有养生保健的要求和方法。人在未病之时、患病之际、病愈之后，都有养生保健的必要。不仅如此，针对不同体质、不同性别、不同地区的人，中医养生保健都有相应的理论和方法。因此，中医养生保健值得引起大众的高度重视。我们应提高养生保健的自觉性，把养生保健活动看作是人生活动的一个重要组成部分。

三、中医养生保健的地位及任务

中医养生保健的基本思想是强身防病，即强调正气作用，防微杜渐治未病。把握生命和健康的整体观念及辨证思想，重视心理因素在养生保健中的重要作用，将人类、社会和环境联系起来，理解并合理对待人体的健康和疾病，一直以来是中医养生保健的精髓。现代医学模式已由生物医学模式演变为"生物、心理、社会医学模式"，并且正在由疾病医学向健康医学过渡。现代医学的主要任务是控制和降低慢性病的发病率，其特征是从治疗扩大到预防，从生理扩大到心理，从个体扩大到群体，从医院扩大到社会。

当前首先要处理好医疗和预防的关系，将整个卫生事业推入预防的轨道，推行"三级预防"。在"三级预防"中，一级预防是最积极的预防，是社会预防的主干，是预防的前沿，其基本思想是防患于未然。中医养生保健的思维方式与现代医学发展的思维方式完全一致，因此，中医养生保健将在今后人类防病保健事业中占有重要地位。

中医养生保健着重研究和指导常人的保健问题，其基本任务概括起来有三个方面：一是以科学的观点和方法全面系统地发掘、整理、研究、总结、提高传统养生保健的理论和方法；二是结合现代科学手段，对传统的行之有效的方法进行分析研究，探讨其实质，阐明其机理；三是针对当前人们面临的新问题，结合现实情况，提出新理论，创立新方法，进行更大范围的推广，使之成为个体养生和群体保健的不二选择。

中医养生保健是一门古老而又新兴的学科。由于历史条件的限制，它并非完美无缺。如何运用现代科学技术成果，使其内容更加完整、更加科学化，有待深入研究和探讨。此外，还有很多散在民间的养生保健经验、方法和措施，有待进一步收集、整理和提高。我们不仅要把古人养生保健的宝贵遗产很好地继承下来，还要运用现代科学知识和方法，进一步充实、丰富和发展中医养生保健，将其提高到一个新的水平。

第二章　中医养生保健的基本原则

一、天人相应

顺应自然，与自然和谐一致，这就是"天人相应"的思想，这也是中医养生保健必须遵循的基本原则。

中医学认为，人生于天地之间，一切生命活动都与大自然息息相关，人必须随时随地顺应自然而摄生，各种生理功能便可循其常性，节律有序而稳定，机体则处于阴阳和谐的健康状态；若违逆自然，则各种生理功能节律紊乱，适应外界变化和防御抗邪的能力减弱，机体易罹患各种疾病。"改造自然""挑战自然""战天斗地"之类的思想和行为，在中医养生保健领域是不提倡的。

1.适应自然

"人以天地之气生，四时之法成。"人体要依靠天地之气提供的物质条件而获得生存，同时还要适应四时阴阳的变化规律，才能发育成长。人体五脏的生理活动，必须适应"春生、夏长、秋收、冬藏"的阴阳变化，还要因人、因地制宜，才能与外界环境保持协调平衡。

以上是从春、夏、秋、冬四季角度来说的。从更长的时间段来说，在人的一生中，少年期、青年期、中年期、老年期要有不同的养生侧重点。从更短的时间段来说，在一天之内的早上、白昼、傍晚、夜间，人的阴阳气血的盛衰是不同的，养生的方式和侧重点也要有所不同。

2.适应社会

（1）感恩。

历代养生家认为，人要想得到健康和长寿，就要对自然、社会怀着一颗感激之心，要明白离开了社会、离开了自然界，每个人都是不能独活的。每个人都得依靠很多人和物质才能生存与发展。

（2）乐观。

无论何时何地，社会上都会存在利益的冲突，存在不稳定或不平衡的事件。这要求养生者应以乐观的、积极的态度看待社会，而不应以悲观的、消极的态度看待社会。如果以悲观的态度看待社会，那么人天天都会生气，对健康造成不好的影响。如果以乐观的态度看待社会，那么人可保持心态平和，适应社会状态，积极乐观地生活与工作，就会形成一种良好的精神环境，有利于养生。

俗语所谓的"知足者常乐"，以及《养生要语》中的"笑一笑，少一少；恼一恼，老一老。斗一斗，瘦一瘦；让一让，壮一壮"说的也是这个道理。

（3）豁达。

凡事都有两面，看我们怎样去理解、去认识，并以怎样的心态去对待了。处理得好，坏事可能变好事；处理得不好，好事也可能变坏事。豁达为人，豁达处世，于身心有百利而无一害。

二、形神共养

1. 形为基础

形是神的物质基础，五脏生五神（魂、神、魄、志、意）、五志（怒、喜、思、悲、恐），神需要大量的气血精微濡养；另外，形也是神的载体。因此，如果精气神出了问题，我们可从五脏论治。

2. 神为统帅

神乃形的主宰，对人体起统帅和协调作用，故养生要以"养性"和"调神"为先。

3. 形神共养

"养形"是指摄养脏腑、四肢百骸、五官九窍等有形结构。形乃神之宅，形为生命的基础，形具而神生，五脏及其所藏的精气是产生五神活动的物质基础。

"养神"是指安定情志、调摄精神。神乃形之主，人体脏腑的功能活动、气血津液的运行都受神的主宰和影响，故养神可保形，保形亦可养神，二者相互支持，密不可分。

三、协调脏腑

五脏间的协调是通过相互依赖、相互制约、生克制化的关系来实现的。有生有制，则可保持一种动态平衡，以保证生理活动的顺利进行。

脏腑的生理，以藏泻有序为特点。五脏的主要生理功能是化生和贮藏精、神、气、血、津液；六腑的主要生理功能是受盛和传化水谷、排泄糟粕。藏泻得宜，机体才有充足的营养来源，以保证生命活动的正常进行。任何一个环节发生故障都会影响整体生命活动，从而引发疾病。

脏腑协同在生理上的重要意义决定了其在养生中的作用。从养生角度而言，协调脏腑是通过一系列养生手段和措施来实现的。协调的含义大致有二：一是强化脏腑的协同作用，增强机体新陈代谢的活力；二是纠偏，脏腑间偶有失和，及时予以调整，以纠正其偏差。协调脏腑作为中医养生保健的基本原则之一，贯穿于各种养生保健方法之中。例如，四时养生中强调春养肝、夏养心、长夏养脾、秋养肺、冬养肾；精神养生中强调情志舒畅，避免五志过极伤害五脏；饮食养生中强调五味调和、不可过偏等；运动养生中的"六字诀""八段锦""五禽戏"等功法，都是以增强脏腑功能为目的而组编的。

四、畅通经络

经络是气血运行的通道。只有经络通畅，气血才能川流不息地营运于全身。经络通畅可使脏腑相通、阴阳交贯、内外相通，从而养脏腑、生气血、补津液、传糟粕、御精神，确保生命活动顺利进行，新陈代谢旺盛。经络以通为用，经络通畅与生命活动息息相关。经络一旦阻滞，则影响脏腑协调，阻碍气血运行。《素问·调经论》说："五脏之道，皆出于经隧，以行血气，血气不和，百病乃变化而生。"因此，畅通经络是中医养生保健的基本原则之一，贯穿于各种养生保健方法之中。

畅通经络在养生保健方法中主要作用形式有二：一是活动筋骨，以求气血通畅，如太极拳、五禽戏、八段锦、易筋经等都是用动作达到所谓"动形以达郁"的锻炼目的。活动筋骨，则气血周流，经络畅通。气血脏腑调和，则身健而无病。二是开通任督二脉，营运大小周天。气功导引法中有"开通任督二脉，营运大小周天"之说，任脉起于胞中，循行于胸腹部正中线，总任一身之阴脉，可调节阴经气血；督脉亦起于胞中，下出会阴，沿脊柱里面上行，循行于背部正中，总督一身之阳脉，可调节阳经气血。任督二脉的相互沟通，可使阴经、阳经的气血周流，互相交贯。《奇经八脉考》指出："任督二脉，此元气之所由生，真气之所由起。"因而，任督二脉相通，可促进真气的运行，协调阴阳经脉，增强新陈代谢的活力。任督二脉循行于胸腹背，二脉相通，则气血运行如环周流，故在气功导引法中称为"周天"，因其仅限于任督二脉，并非全身经脉，故称为"小周天"。在小周天开通的基础上，周身诸经脉皆开通，则称为"大周天"。谓之开通，是因为在气功导引法中，要意守、调息，以促使气血周流，打通经脉。一旦大小周天能够通畅营运，则阴阳协调、气血平和、脏腑得养，精充、气足、神旺，进而身体健壮、无病。开通任督二脉、营运大小周天的养生作用都是以畅通经络为基础，由此可以看出畅通经络这一中医养生保健基本原则的重要意义。

五、节欲保精

精在生命活动中起着十分重要的作用，因此，要想使身体健康而无病，养精是十分重要的一点。《类经》明确指出："善养生者，必宝其精，精盈则气盛，气盛则神全，神全则身健，身健则病少，神气坚强，老而益壮，皆本乎精也。"由此可见，养精的意义非比寻常。

养精中的保养肾精，是指狭义的"精"。男女生殖之精，是人体先天生命之源泉，不宜过分泄漏，纵情泄欲会使精液枯竭、真气耗散，从而导致未老先衰。《千金要方·养性》指出"精竭则身惫。故欲不节则精耗，精耗则气衰，气衰则病至，病至则身危"，告诫人们宜保养肾精，这是关系到机体健康和生命安危的大事。

精不可耗伤，养精方可强身益寿。欲达到养精的目的，必须抓住两个关键环节。其一为节欲。所谓节欲，是指性欲要有所节制，男女之欲是正常生理要求，欲不可绝，亦不能禁，但要注意适度，不可太过，做到既不绝对禁欲，也不纵欲过度，这是节欲的真正含义。节欲可防止阴精的过分泄漏，保持精盈充盛，有利于身心健康。在中医养生保健理论中，房事保健、气功、导引等均有节欲的具体措施。其二是保精。此指广义的"精"，精禀于先天，养于水谷而藏于五脏，若后天充盛，五脏安和，则精自然得养，故保精需要做到养五脏以不使其过伤，调情志以不使其过极，忌劳伤以不使其过耗，也就是《素问·上古天真论》所说的"志闲而少欲，心安而不惧，形劳而不倦"。避免精气伤耗，即可保精。节欲和保精合为中医养生保健的基本原则之一。在传统养生法中，调摄情志、四时养生、起居养生等诸法均贯彻了这一基本原则。

六、调息养气

养气主要从两方面入手，一是保养元气，二是调畅气机。元气充足，则生命有活力；气机通畅，则机体健康。保养元气、调畅气机合称"调息养气"，作为中医养生保健的基本原则之一。

保养正气，首先要顺四时、慎起居。人体顺应四时变化可使阳气得到保护，不致耗伤，即《素问·生气通天论》所说的"苍天之气清静，则志意治，顺之则阳气固，虽有贼邪，弗能害也，此因时之序"。故四时养生、起居保健诸法均以保养元气为主。保养正气，多以培补后天、固护先天为基点，饮食营养以培补后天脾胃，使水谷精微充盛，以供养气。而节欲固精、避免劳伤则是固护先天元气的方法措施。先天、后天均充足，则正气得养，这是保养正气的要点之一。此外，调情志可避免正气耗伤，省言语可使气不过散，都是保养正气的措施。

至于调畅气机，则多以调息为主。《类经·摄生类》指出："善养生者导息，此言养气当从呼吸也。"呼吸吐纳，可调理气息，畅通气机，宗气宣发，营卫周流，可促使气血流通，经脉通畅。故古有吐纳、胎息、气功诸法，重调息以养气。在调息的基础上，还有导引、按跷、健身术及针灸诸法，都是通过不同的方法活动筋骨、激发经气、畅通经络，以促进气血周流，达到增强真气运行、旺盛新陈代谢活力的作用。诸多养生保健方法都体现了调息养气，足见其重要性。

七、综合调养

人是一个统一的有机体，无论生命活动的哪一个环节发生了障碍，都会影响整体生命活动的正常进行。因此，养生必须从整体全局着眼，注意生命活动的各个环节，全面考虑，综合调养。

综合调养的内容，不外着眼于人与自然的关系，以及脏腑、经络、精神情志、气血等方面，具体说来，大致有顺四时、慎起居、调饮食、戒色欲、调情志、动形体，以及针灸、推拿按摩、药物养生等。恰如李挺在《医学入门·保养说》中指出的"避风寒以保其皮肤六腑"，"节劳逸以保其筋骨五脏"，"戒色欲以养精，正思虑以养神"，"薄滋味以养血，寡言语以养气"。避风寒是指顺四时以养生，使机体内外功能协调；节劳逸是指慎起居、防劳伤以养生，使脏腑协调；戒色欲、正思虑、薄滋味、寡言语是指精、气、神的保养。动形体、针灸、推拿按摩可调节经络、脏腑、气血，使经络通畅、气血周流、脏腑协调。药物保健是以药物为辅助，达到强壮身体、益寿延年的作用。从上述诸多方面，对机体进行全面调理保养，使机体内外协调，适应自然变化，增强抗病能力，避免出现失调、偏颇，达到人与自然、体内脏腑气血阴阳的平衡统一，便是综合调养。

综合调养作为中医养生保健的基本原则之一，主要是告诫人们养生要有整体观念。其要点大致如下，具体运用时要多加注意。

1. 养宜适度

养生能使人保持健康、益寿延年，但在实际调养过程中，要适度。所谓适度，就是要恰到好处，换言之，就是养不可太过，也不可不及。过分注意保养，则会瞻前顾后，不知所措。例如，稍劳则怕耗气伤神；稍有寒暑之变，便闭门不出；以为食养可益寿，便强食肥鲜；恐惧肥甘厚腻，而节食少餐。虽然意求养生，但自己却因养之太过而受到约束，这也不敢，那也不行。这对健康非但无益，反而有害。因此，养生应该适度，按照生命活动的规律，做到合其常度，才能真正达到"尽终其天年"的目的。

2. 养勿过偏

综合调养注意不要过偏。过偏大致有两种情况，一种情况是认为"补"即为养。于是，饮食则强调营养，食必进补；起居则强调安逸，以静养为第一；为求得益寿延年，还以补益药物为辅助。当然，食补、药补、静养都是养生的有效措施，但用之六偏而忽略其他方面，也会影响健康。食补太过则营养过剩，药补太过则会发生阴阳偏盛，过分静养、只逸不劳则动静失调，都会使机体新陈代谢失调。另一种情况是认为"生命在于运动"，只强调"动则不衰"，致使机体超负荷运动，消耗大于供给，忽略动静结合，劳逸失度，最终导致新陈代谢失调。虽然主观愿望是想养生益寿，但结果往往事与愿违。因此，综合调养主张动静结合、劳逸结合、补泻结合、形神共养，要从机体全身着眼，不可失之过偏，过偏则失去了养生的意义。

3. 审因施养

除了上述两点，综合调养还强调施养宜有针对性。所谓审因施养，就是指要根据实际情况，具体问题，具体分析，不可一概而论。一般说来，可因人、因时、因地不同而分别施养。不能千人一面，统而论之。

八、持之以恒

恒，意指长久、经常。中医养生保健不仅要方法合适，而且要坚持不懈，这样才能改善体质。只有持之以恒地进行调摄，才能达到养生保健的目的。其要点大致如下。

1. 养生保健贯穿一生

在人的一生中，各种因素都会影响最终寿限，因此，养生保健必须贯穿一生。中国古代养生家非常重视整体养生法。金元时期医学家刘完素提出"养、治、保、延"的摄生思想。明代医学家张景岳特别强调胎孕养生保健和中年调理的重要性。

养生保健宜早不宜晚，自孕胎贯穿一生。张景岳在《类经》中指出"凡寡欲而得之男女，贵而寿，多欲而得之男女，浊而夭"，告诫为人父母者，生命出生之前常为一生寿夭强弱的决定性时期，应当高度重视节欲节饮，以保全精血，造福后代。刘完素在《素问·病机气宜保命集》中指出："人欲抗御早衰，尽终天年，应从小入手，苟能注重摄养，可收防微杜渐之功。"根据少年的生理特点，刘完素提出"其治之之道，节饮食，适寒暑，宜防微杜渐，用养性之药，以全其真"。张景岳主张小儿多要补肾，通过后天作用补先天不足。

人的青年期到中年期是一生中的兴旺阶段，据此特点，刘完素认为"其治之道，辨八邪，分劳佚，宜治病之药，当减其毒，以全其真"。这种"减毒"预防伤正思想，对于抗御早衰具有重要作用。张景岳更强调指出："人于中年左右，当大为修理一番，则再振根基，尚余强半。"

人到老年，生理功能开始衰退。刘完素指出："其治之之道，顺神养精，调腑和脏，行内恤外护。"老年期应内养精、气、神，外避六淫之邪，保正气，济衰弱。对于高龄之人，可视其阴阳气血之虚实，有针对性地采取保健措施。刘完素指出："其治之道，餐精华，处奥庭，爕理阴阳，周流和气，宜延年之药，以全其真。"基于老年人的生理特点，适当锻炼并辅以药养和食养，有益于延年益寿。

2. 练功贵在精专

中医养生保健的方法很多。要根据自己各方面的情况，合理选择。选定之后，就要专一、精练，切忌见异思迁，朝秦暮楚。每一种功法都有自身的规律，专一、精练能强化生命运动的节律，提高生命运动的有序化程度。如果同时练几种功法，对每一种功法都学不深远，则起不到健身作用，而且各种功法的规律不完全相同，互有干扰，会影响生命活动的有序化，无法提高身体健康水平。

古人云，药无贵贱，中病者良；法无优劣，契机者妙。练功要想有益健康，就得遵循各种功法的自身规律，循序渐进，坚持不懈，专心致志，不可急于求成，练得过多或过猛。只要保持正确的态度，树立"三心"，即信心、专心、恒心，掌握正确的方法，勤学苦练，细心体会，一定能达到强身健身的效果。

3. 养生保健重在生活化

养生保健生活化是指要积极主动地把养生保健融入日常生活的方方面面。作、息、坐、卧、衣、食、住、行等必须符合人体生理特点、自然和社会的规律，才能给我们的工作、学习和健康带来更多的益处。总之，养生保健是人类之需，也是社会之需，只要将养生保健的思想融入日常生活，掌握健身方法，就可做到防病健身、祛病延年。

第三章　中医养生保健的常用方法

一、环境养生

人与自然是一个有机整体，良好的环境可促进人体健康，反之，恶劣的环境会导致人体患病。现代流行病学研究证明，70%~90% 的人类疾病与环境有关。因此，要想健康长寿，我们就必须维持与环境共生共存的和谐关系。

1. 环境的分类

（1）环境按形成条件可分为自然环境和人工环境。

自然环境：地球上的空气、水、土壤、岩石和生物等自然因素的总和。

人工环境：人类活动所形成的环境要素，包括由人工形成的物质、能量、精神产品，以及人与人之间的关系。

（2）环境按性质可分为物理环境、化学环境、生物环境和社会环境。

2. 自然环境与人体健康

（1）人类适宜的自然环境。

自然环境的优劣会直接影响人类寿命的长短。根据古今论述，人类适宜的自然环境应具备的条件包括洁净而充足的水源、新鲜的空气、充沛的阳光、良好的植被、幽静秀丽的景观等。

（2）不良的自然环境因素。

不良的自然环境因素包括不良的地理条件、大气污染、水源污染、土地污染、噪声、异臭、光污染、核污染等。

3. 居住环境与人体健康

如何选择住宅并创造一个科学合理、舒适清净的居住环境，对于保障身心健康、延年益寿是非常重要的。

（1）住宅选址。

住宅选址最好能依山傍水，要求"南向而坐，东首而寝，阴阳适中，明暗相半"。换言之，住宅最好是门窗向阳，这样采光充足、冬暖夏凉。住宅周围应多植树木花草，具有美化环境、调节气温、降低噪声、减少污染、保持空气新鲜的作用。

（2）住宅坐向。

住宅坐向的选择是根据地理位置来确定的。就北半球的多数地区而言，最佳住宅坐向是坐北朝南，这样有两个优点，一是有利于室温调节，二是有利于室内采光。

4. 理想的室内环境

（1）住宅组成和平面配置要恰当，居室面积要宽敞适中。

（2）室内小气候适宜。

（3）居室采光良好。

（4）居室通风良好。

二、四季养生

因时制宜地养生，就是要按照春、夏、秋、冬四时节令的变化，来确定相应的合理的养生方法。四时节令传统上是以农历为依据。根据农历，一年分为四季，即春、夏、秋、冬；一年又分为二十四节气，每半个月为一个节气。为了便于记忆，人们编出了二十四节气歌："春雨惊春清谷天，夏满芒夏暑相连。秋处露秋寒霜降，冬雪雪冬小大寒。每月两节不变更，最多相差一两天。上半年来六廿一，下半年是八廿三。"

1. 春季养生

春三月，从立春到立夏前一天为止，包括立春、雨水、惊蛰、春分、清明、谷雨六个节气。春为一年四季之首。"一年之计在于春，一日之计在于晨。"春季养生，必须顺应春天阳气升发、万物萌发向上的特点，保持内环境的相对平衡，即春宜养"生"。

（1）起居调养。

起居：应夜卧早起。早晨起床，披散头发，舒缓形体，广步于庭，多沐浴春日暖暖的阳光。

衣着：自初春至暮春，气温差别大，故衣着更换较频繁，应随气温变化而增减衣服，尤其早晚仍较凉，须更加注意。保暖御寒，春捂秋冻，下厚上薄，以养阳之生气。

（2）情志调节。

春属木，与肝相应。肝主疏泄，在志为怒，恶抑郁而喜条达。春季养生，在情志方面，切勿暴怒，更忌精神忧郁。要加强精神修养，用积极向上的态度对待任何事物，做到心胸开阔，乐观豁达，精神愉快。精神情志应与春季的大自然相适应，充满勃勃生气。

（3）饮食调养。

在饮食调养方面，春季当选清凉、疏解、化痰、化滞之品。

一般而言，为适应春季阳气升发和肝之疏泄的需要，饮食应遵循如下原则：多食清淡、爽口、偏凉性的蔬菜、豆制品等；适当食用辛温升散或辛甘发散类食物；少食酸性收敛之品；当然也不能矫枉过正，还应少食辛温燥辣植物，特别是有肝病的人更应注意。

（4）运动锻炼。

运动形式：不拘，以自己的身体条件为选择依据，玩球、跑步、打拳、做操、放风筝等均可。

运动场所：以户外空气新鲜、阳光充足处为宜。春季可行导引养生法，练六字诀中之"嘘"字功，能舒肝、调气、祛病。

2. 夏季养生

夏三月，从立夏到立秋前一天为止，包括立夏、小满、芒种、夏至、小暑、大暑六个节气。夏季烈日炎炎，雨水充足，万物茂盛，日新月异，阳极阴生，万物结实。夏季养生，要顺应夏季阳盛于外的特点，注意养护阳气，着眼一个"长"字。

（1）起居调养。

起居：夜卧早起，无厌于日。早些起床，以顺应阳气充盛。盛夏要防止中暑。宜午饭后坚持午睡。宜每天洗温水澡。

衣着：衣衫要薄，勤洗勤换，避免久穿湿衣。

（2）情志调节。

夏属火，内应于心。汗为心液，夏季心气容易受伤。

夏季切忌急躁发怒，要保持神清气和，快乐欢畅，胸怀宽广，精神饱满，对外界事物要有浓厚的兴趣，培养乐观外向的性格，以利于气机的宣畅。

夏季尤其要重视心神的保养、精神的调摄，以保证人体全身机能的协调旺盛、脏腑功能的正常运行。民间谚语"心静自然凉"既道出了避暑的方法，也指出了调养心神的方法。

（3）饮食调养。

夏季气候炎热，心火易于亢盛。一般情况下，饮食上宜选清心泻火、清暑益气类的食物，食物以清淡、营养丰富、易消化为好，生冷食物不可太过，且须注意清洁。暑热出汗较多，可适当用些冷饮，补充水分，但切忌贪凉而暴吃冷饮，以免脾胃受伤。

夏季阳气外浮，气血运行于表，脾胃消化功能减弱，故夏季饮食应以清淡、少油腻、易消化为原则，还可适当食用具有酸味、辛辣香气之物，以开胃助消化。

夏季食物易腐败变质，应讲究饮食卫生，不吃隔夜食物。

（4）运动锻炼。

暑热季节，运动要避开炽热烈日之时，防止中暑。最好选在清晨和傍晚天气较凉爽时运动。

运动形式：不拘。但运动量宜较小或适中，多有氧运动，如散步、慢跑、打太极拳、做广播体操、练气功等。运动穿着宜松软、宽大、穿脱方便。运动后切勿立即冷水冲头洗澡，以免感冒或引起风湿痹痛。夏季可行导引养生法，练六字诀中的"呵"字功，能平心气、去心火、安心神。

3. 秋季养生

秋季三月，从立秋到立冬前一天为止，包括立秋、处暑、白露、秋分、寒露、霜降六个节气。此时，自然界阳气渐渐收敛，阴气逐渐增长，气候由热转寒，是由阳盛向阴盛转变的关键时期。人体的生理变化，也会适应自然界的变化，从"夏长"逐渐过渡到"秋收"。故秋季养生，以养"收"为原则。

（1）起居调养。

起居：早卧早起。早卧以顺应阴精之收藏，早起以顺应阳气之舒展。

衣着：春捂秋冻。秋季适当让身体冻一冻，未寒不忙添衣，不可骤然过暖，但也须注意秋季昼夜温差增大，避免着凉感冒。

（2）情志调节。

秋季气候干燥，日照减少，花叶凋零，易使人产生"秋愁"。秋愁对心肺功能极为不利。减少秋愁的关键在于培养乐观情绪，保持神志安定，如增加户外活动、多接受日光照射、养花、垂钓、到农村体验丰收的喜悦、听一些欢快解郁的乐曲、登高赏景等。

（3）饮食调养。

秋属金，肺应之。酸味收敛补肺，辛味发散泻肺，秋天宜收不宜散，故秋季饮食上尽可能少吃葱、姜等辛味之物，适当多吃酸味果蔬。

秋季干燥，饮食上宜"润其燥"，即多吃些新鲜蔬菜和水果，多喝开水、淡茶、果汁饮料。秋季瓜果大量上市，有些瓜果性热，有些性寒，应根据个人体质酌情食用，但寒、热均不宜过量。

（4）运动锻炼。

秋高气爽，是运动锻炼的好时机。可根据个人喜好和身体状况选择不同的锻炼项目。秋季可行导引养生法，练六字诀中的"咽"字功，能清肺气、化痰浊、止咳喘。

4. 冬季养生

冬季三月，从立冬到立春前一天为止，包括立冬、小雪、大雪、冬至、小寒、大寒六个节气。冬季是一年中最寒冷的季节，此时天寒地冻，阳气闭藏，阴气极盛，草木凋零，蛰虫伏藏。人体的阴阳消长代谢相对缓慢，故冬季养生，应避寒就暖，敛阳护阴，以收藏为本，即冬宜养"藏"。

（1）起居调养。

起居：早卧晚起，必待日光。睡眠充足，固精护阳。

衣着：防寒保暖，适时增减衣物。

性生活：节制房事，养精蓄锐。

（2）情志调节。

冬季宜神气内敛，情绪平稳。不宜情绪波动过于剧烈。

（3）饮食调养。

冬属水，肾应之，五味中咸与之对应。冬季饮食调养，应遵循"秋冬养阴""无扰乎阳"的原则，既不宜生冷，也不宜燥热，适宜食用滋阴潜阳、热量较高的食物。冬季是进补的好时机，可根据个人体质及阴阳互生的原理，多吃血肉有情之品。某些慢性病患者有阳虚的病理基础，可在"冬至一阳生"之时，乘势给以养阳之药、食，此即所谓"夏病冬治"。

冬季饮食宜减咸增苦，以养心气，使肾气坚固。

（4）运动锻炼

冬季锻炼，以运动量适宜为度，谨记"无扰乎阳"的原则，出汗不宜过多。时间上以白天为宜。地点以户内为主，户外为辅。同时应注意防寒保暖、避免感冒和发生冻疮。"冬季动一动，少闹一场病；冬季懒一懒，多喝药一碗。"冬季可行导引养生法，练六字诀中的"吹"字功，能固肾气。

三、情志养生

情志养生是通过控制和调节情绪达到身心安宁、情绪愉快的作用的养生方法。

中医学历来强调情志因素、社会因素对人体健康的重要作用，认为在正常情况下，七情活动对五脏生理功能起着协调作用，而五志过激、人与社会环境不协调会导致疾病，甚至加速衰老进程。老子曰："养生之道，在神静心清。"

历代养生家认为，要想长寿，除了身体健康，精神也要健康。明代养生家高濂说："夫人只知养形，不知养神，只知爱身，不知爱神，殊不知形者载神之车也，神去则人死，车散马即奔也。"这句话的大意就是，人们只知道保养身体，不知道保养精神，只知道爱护身体，不知道爱护精神，殊不知身体就好像载有精神的马车一样，精神一去，人就死了，马车若是坏了，马也跑了。由此看来，要想健康长寿，既要讲究饮食、睡眠、生活环境等物质条件，也要重视思想、情绪等精神条件，二者缺一不可。

老子一再强调"见素抱朴、少私寡欲"，"不贵难得之货"，而要"为而不争"，即要外表单纯、内心淳朴、减少私心、降低欲望，不要看重稀有的商品，做什么事都不要与人争夺，以免造成精神紧张，危害身体。

多思则神散，多念则心劳，多笑则脏腑翻，多言则气海虚脱，多喜则膀胱纳客风，多怒则腠理奔血，多乐则心神邪荡，多愁则头鬓憔枯，多好则志气倾溢，多恶则精爽奔腾，多事则筋脉干急，多机则智虑沉迷。斯乃伐人之生，甚于斤斧；损人之命，猛于豺狼。

中医学认为，"形与神俱，乃生为人"。人的形体与精神是一个有机整体，形是神的物质基础，神是形的主宰，形损可伤及神，神伤也可损及形；形全有利于神复，神复也可促进形全。因此，情志养生对情志疾病、心身疾病的保健具有重要意义，对外伤、病后所致的形残和顽疾沉疴等的保健也有重要作用。

四、运动养生

运动养生是通过练习中医传统保健项目的方式来维护健康、增强体质、延长寿命、延缓衰老的养生方法。

1. 八段锦功法

八段锦是国家体育总局推广的健身功法之一，古人把这套动作比喻为"锦"，誉其既似锦之柔和优美，又如丝锦那样连绵不断，是一套完整的健身方法。此功法分为八段，每段一个动作，故取名"八段锦"。八段锦简单易学，且对增强体质、调节体内各脏腑经络气血的运行有显著功效，适合于男女老少，可使瘦者健壮，胖者减肥，病者康复。

（1）八段锦的口诀。

> 两手托天理三焦；
>
> 左右开弓如射雕；
>
> 调理脾胃单举手；
>
> 摇头摆尾去心火；
>
> 背后七颠百病消；
>
> 五痨七伤往后瞧；
>
> 攒拳怒目增力气；
>
> 两手攀足固肾腰。

（2）八段锦的动作要领。

呼吸均匀，要自然、平稳，腹式呼吸；意守丹田，精神放松，注意力集中于脐部；

刚柔结合，全身放松，用力轻缓，切不可用僵力。

2. 五禽戏

五禽戏是以模仿动物动作和神态为主要内容的组合动功，是一种中国传统健身方法，由五种模仿动物的动作组成。五禽戏，又称"华佗五禽之戏""五禽操""五禽气功""百步汗戏"等，是中国民间广为流传的健身方法之一。

（1）五禽戏的动作组成。

五禽戏分为虎戏、鹿戏、能戏、猿戏和鸟戏，每种动作都是模仿了相应的动物动作。

虎戏者，四肢距地，前三踯、却二踯，长引腰，侧脚，仰天即返。距行，前、却各过也。

鹿戏者，四肢距地，引项反顾，左三右二。伸左右脚，伸缩亦三亦二也。

熊戏者，正仰，以两手抱膝下，举头，左擗地七，右亦七。蹲地，以手左右托地。

猿戏者，攀物自悬，伸缩身体，上下一七。以脚拘物自悬，左右七。手钩却立，按头各七。

鸟戏者，双立手，翘一足，伸两臂，扬眉用力，各二七。坐伸脚，手挽足趾各七，伸缩二臂各七也。

（2）五禽戏的动作要领。

全身放松：练习时，首先要全身放松，使动作不致过分僵硬、紧张；情绪要轻松乐观，使气血通畅，精神振奋。

呼吸调匀：呼吸要平静自然，腹式呼吸，均匀和缓。呼吸时，口要合闭，舌尖轻抵上腭。吸气用鼻，呼气用嘴。

专注意守：排除杂念，精神专注，根据各戏意守要求，将意念集中于意守部位，保证意气相随。

动作自然：五禽戏的动作各有不同，如熊之沉缓、猿之轻灵、虎之刚健、鹿之温驯、鸟之活泼。练习时，应据其动作特点而进行，动作宜自然舒展，不要拘挛。

3. 太极拳

太极拳是中华民族的辩证理论思维与武术、艺术、导引术、中医学等的完美结合，以中国传统儒、道哲学中的太极、阴阳辩证理念为核心思想，集颐养性情、强身健体、技击对抗等多种功能为一体，结合易学的阴阳五行变化、中医经络学、古代的导引术和吐纳术而形成的一种柔和、缓慢、轻灵、内外兼修、刚柔相济的中国传统拳术。太极拳是中华民族传统体育宝库中的一颗璀璨的明珠，作为一种饱含东方包容理念的运动形式，非常符合人体生理和心理的要求，对人类个体身心健康以及人类群体的和谐共处有着极为重要的促进作用。太极拳有着悠久的历史和广泛的群众基础，以深厚的文化底蕴和显著的健身效果而享誉于世，流传数百年而不衰。

太极拳的动作要领如下。

虚领顶劲，头顶正直。头颈似向上提升，并保持正直，要松而不僵可转动。颈正直，身体的重心才能保持稳定。

含胸拔背，沉肩垂肘。胸不能挺而要含，肩不能耸而要沉，肘不能抬而要下垂，全身要自然放松。

手眼相应，以腰为轴，移步似猫行，虚实分清。打拳时必须上下呼应，融为一体。要求动作出于意，发于腰，动于手，眼随手转，两下肢弓步和虚步分清而交替，练到腿上有劲，轻移慢放，没有声音。

意体相随，用意不用力。切不可片面理解不用力。如果打拳时软绵绵的，打完一套拳身体不发热，不出汗，心率没有什么变化，这就失去打拳的作用。正确理解应该是用意念引出肢体动作来，随意用力，劲虽使得很大，外表却看不出来，即随着意而暗用劲。

意气相合，气沉丹田。意与呼吸相配合，呼吸要用腹式呼吸，一吸一呼正好与动作一开一合相配。

动中求静，动静结合。肢体动而脑子静，思想要集中于打拳，所谓形动于外，心静于内。

式式均匀，连绵不断。每一指一式的动作快慢均匀，而各式之间又连绵不断，全身各部位肌肉舒松协调而紧密衔接。

五、饮食养生

饮食养生，并非无限度地补充营养，而是必须遵循一定的原则和法度。概括地说，大要有四：一要"和五味"，即食不可偏，要合理配膳，全面营养；二要"有节制"，即不可过饱，亦不可过饥，食量适中，方能起到养生的效果；三要注意饮食卫生，防止病从口入；四要因时、因人而异，根据不同情况、不同体质，采取不同的配膳营养。这些原则对于指导饮食营养是十分重要的。

1. 合理调配

食物多种多样，所含营养成分各不相同，只有做到合理搭配，才能使人营养均衡，以满足生命活动的需要。因此，全面的饮食、适量的营养，是保证生长发育和健康长寿的必要条件。早在两千多年前，《素问·脏气法时论》中就指出"五谷为养，五果为助，五畜为益，五菜为充，气味合而服之，以补精益气"，《素问·五常政大论》也说"谷、肉、果、菜、食养尽之"。饮食应以谷类为主食品，肉类为副食品，以蔬菜为补充，以水果为辅助。人们必须根据需要，兼而取之。这样调配饮食，才会供给人体需求的大部分营养，有益于人体健康。

从现代科学研究角度来看，谷类食物含有糖类和蛋白质，肉类食物中含有蛋白质和脂肪，蔬菜、水果中含有丰富的维生素和矿物质，这些食物相互配合，才能满足人体对各种营养的需求。如果不注意食物的合理调配，就会影响人体对所需营养物质的摄取，于健康无益。

在实际生活中，要根据合理调配这一原则，结合具体情况，有针对性地安排饮食，这对维持身体健康是十分有益的。

中医将食物的味道归纳为酸、苦、甘、辛、咸五种，统称"五味"。五味不同，对人体的作用也各有不同。五味调和，有利于健康。《素问·生气通天论》指出："阴之所生，本在五味，用之五宫，伤在五味，是以谨和五味，骨正筋柔，气血以流，腠理以密，如是则骨气以精，谨道如法，长有天命。"这说明饮食调配得当，五味和谐，有助于机体消化吸收，滋养脏腑、筋骨、气血，因而有利于健康长寿。《素问·五脏生成》指出："多食咸，则脉凝泣而变色；多食苦，则皮槁而毛拔；多食辛，则筋急而爪枯；多食酸，则肉胝皱而唇揭；多食甘，则骨痛而发落，此五味之所伤也。"概括来说是指食味太偏有损健康，侧面强调了五味调和的重要性。

2. 定量、定时

饮食有节，就是饮食要有节制。这里所说的节制，包含两层意思，一是指进食的量，二是指进食的时间。所谓饮食有节，是指进食要定量、定时。《吕氏春秋·季春纪》曰："食能以时，身必无灾，凡食之道，无饥无饱，是之谓五脏之葆。"

（1）定量。

饮食定量是指进食宜饥饱适中。人体对饮食的消化、吸收、输布，主要靠脾胃来完成。进食定量，饥饱适中，恰到好处，则脾胃足以承受。消化、吸收功能运转正常，人便可及时得到营养供应，以保证各种生理功能活动；反之，过饥或过饱都对人体健康不利。

过分饥饿，则机体营养来源不足，无以保证营养供给。消耗大于补充，就会使机体逐渐衰弱，势必影响健康。反之，饮食过量，在短时间内突然进食大量食物，势必加重胃肠负担，食物停滞于肠胃，不能及时消化，会影响营养的吸收和输布；脾胃功能因承受过重，亦会受到损伤。过饥或过饱都难以供给人体生命所需要的足够营养。气血化生之源不足，必然导致疾病的发生，无益于健康。《管子》说："饮食节……则身利而寿命益……饮食不节……则形累而寿命损。"《千金要方·养性序》指出："不欲极饥而食，食不可过饱；不欲极渴而饮，饮不可过多。饱食过多，则结积聚，渴饮过多，则成痰群。"人在大饥大渴时，最容易过饮过食，急食暴饮。因此，即使饥渴难耐，亦应缓缓进食，避免身体受到伤害。当然，没有食欲时，也不应勉强进食，过分强食，脾胃也会受伤。《吕氏春秋·孟春纪》说："肥肉厚酒，务以自强，命曰烂肠之食。"《素问·痹论》说："饮食自倍，肠胃乃伤。"梁代陶弘景在《养性延命录》也指出："不渴强饮则胃胀，不饥强食则脾劳。"这些论述都说明了饮食定量的重要养生意义。

（2）定时。

饮食定时是指进食宜有较为固定的时间，早在《尚书》中就有"食哉唯时"之论。有规律地定时进食，可以保证消化、吸收机能有节奏地进行活动，脾胃可协调配合，有张有弛，食物可在机体内有条不紊地被消化、吸收，并输布全身。如果食无定时，或零食不离口，或忍饥不食，打乱胃肠消化的正常规律，都会使脾胃失调，消化能力减弱，食欲逐渐减退，有损健康。

我国传统的进食规律是一日三餐。若能经常按时进餐，养成良好的饮食习惯，则消化功能健旺，于身体是大有好处的。

饮食定量、定时是保护消化功能的调养方法，也是饮食养生的一个重要原则，历代养生家都十分重视这点。孙思邈在《千金要方》中指出："食欲数而少，不欲顿而多。"一日之内，人体的阴阳气血盛衰随昼夜变化而有所不同。白天阳气盛，故新陈代谢旺盛，需要的营养供给也必然多，故饮食量可略大；夜晚阳衰而阴盛，多为静息入寝，故需要的营养供给也相对少些，故饮食量可略少，这也有利于胃肠的消化功能。自古以来，就有"早饭宜好，午饭宜饱，晚饭宜少"之说。

早饭宜好：经过一夜睡眠，人体得到了充分休息，精神振奋，但胃肠经一夜时间，业已空虚，此时若能及时进食，则体内营养可得到补充，精力方可充沛。所谓早饭宜好，是指早餐的质量和营养价值宜高一些、精一些，便于机体吸收，提供充足的能量。尤以稀、干搭配进食为佳，不仅利于营养摄取，还令人感觉舒适。

午饭宜饱：午饭具有承上启下的作用。上午的活动告一段落，下午仍需要继续进行，白天能量消耗较大，应当及时得到补充。因此，午饭要吃饱，所谓的"饱"是指要保证一定的饮食量。当然，午饭不宜过饱，否则胃肠负担过重，会影响机体的正常活动和健康。

晚饭要少：夜间活动量小，距离入睡时间近，故不宜多食。进食过饱，易使饮食停滞，增加胃肠负担，会引起消化不良，影响睡眠。因此，晚饭进食要少一些，也不可食后即睡，宜稍有活动之后入寝。《千金要方·道林养性》说："须知一日之忌，暮无饱食……饱食即卧乃生百病。"

3. 饮食卫生

注意饮食卫生，是中华民族的优良传统。自古以来，人们一直非常重视饮食卫生，将其看成是养生防病的重要内容之一。归纳起来，大要有四点，分述如下。

（1）饮食宜新鲜。

新鲜、清洁的食物可以补充机体所需的营养。如果饮食新鲜而不变质，其营养成分则很容易被消化、吸收，对人体有益而无害。食物清洁可防止病从口入，避免细菌或毒素污染的食物进入机体而引发疾病。《论语·乡党》中就有"鱼馁而肉败不食，色恶不食"的论述，张仲景在《金匮要略》中指出"秽饭、馁肉、臭鱼食之皆伤人"，这些都告诫人们，腐败、不洁的食物不宜食用，食之有害，新鲜、清洁的食物才是人体所需要的。

（2）宜以熟食为主。

大部分食物不宜生吃，需要经过烹调加热后变成熟食，方可食用，其目的在于使食物更容易被机体消化吸收。同时，食物在加工变热的过程中，得到清洁、消毒，一些致病因素被去除。在人类取得火种以后，吃熟食便成为人类的饮食习惯，以致发展为烹调学。孔子的"脍不厌细"，也是着眼于熟食而言。故饮食以熟食为主是饮食卫生的重要内容之一，肉类尤须煮烂。《千金要方·养性序》强调"勿食生肉，伤胃，一切肉唯须煮烂"，这对老年人尤为重要。

（3）注意饮食禁忌。

在长期实践过程中，人们逐渐认识到，有些动、植物对人体有害，食用后会引起食物中毒，如海豚、发芽的马铃薯等，误食会影响健康，甚至危及生命。在饮食中，应多加小心，仔细辨认。早在两千多年前，汉代医学家张仲景就提出了有关食物禁忌的问题。《金匮要略》中的"禽兽鱼虫禁忌并治"和"果实菜谷禁忌并治"两部分内容指出"肉中有朱点者，不可食之"，"六畜自死，皆疫死，则有毒，不可食之"，"诸肉及鱼，若狗不食，鸟不啄者，不可食之"，"生果停留多日，有损处，食之伤人"，"果子落地经宿，虫蚁食之者，人大忌食之"。这些饮食禁忌，至今仍有现实意义，在饮食卫生中，应予以足够重视。

（4）因时因人制宜。

随四时气候的变化而调节饮食，是饮食养生的原则之一，有助于保证机体健康。元代医学家忽思慧在《饮膳正要》中强调"春气温，宜食麦以凉之；夏气热，宜食菽以寒之；秋气燥，宜食麻以润其燥；冬气寒，宜食黍以热性治其寒"，指明了饮食四时宜忌的原则。

饮食调摄，还要根据不同的年龄、体质、个性、习惯等方面的差异，分别予以安排，不可一概而论。例如，胃酸偏多者，宜适当食用碱性食物；胃酸缺乏者，宜适当食用酸性食物，以保证食物的酸碱适度。体胖之人，多有痰湿，故饮食宜清淡，而肥甘油腻则不宜多食；体瘦之人，多阴虚内热，故宜多食甘润生津的食物，而辛辣燥烈之品则不宜多食。

六、音乐养生

1. 概念

音乐养生是在中医基础理论的指导下，通过聆听不同的音乐来舒缓压力、宁心安神、调养脏腑、顺畅气血的养生方法。

2. 养生机理

五音调治身心是中医养生保健的重要方法之一。《内经·灵枢》中记载"天有五音，人有五脏；天有六律，人有六腑"，"肝属木，在音为角，在志为怒；心属火，在音为徵，在志为喜；脾属土，在音为宫，在志为思；肺属金，在音为商，在志为悲；肾属水，在音为羽，在志为恐"。古人根据阴阳五行理论，将五音（角、徵、宫、商、羽）与人的五脏（肝、心、脾、肺、肾）和五志（怒、喜、思、悲、恐）有机地联系在一起，即五音配五脏，五脏配五志。五音，是指中国古代五声音阶中的宫、商、角、徵、羽五个音级。若以某音为主音，其余各音围绕主音进行有序的组合与排列，便构成了特定调式的音乐。音乐具有中医药的特性，运用不同的乐器、演奏方式、手法、力度、节奏展现出不同的形式，彼此配伍，如同中药处方中有君臣佐使的区别一样，不同的搭配形式会产生不同的效果。欢快的音乐会让人情绪高昂，低沉的音乐则会让人情绪低落。这就是中医学中的正治与反治。在聆听过程中，曲调、情志、脏气共鸣互动，起到动荡血脉、通畅精神和心脉的作用，从而调和全身阴阳，调理五脏六腑，达到养生和治疗疾病的功效。

3. 操作方法

音乐养生的方法包括聆听音乐、演奏、歌唱等。应根据生活节奏、生物钟、五脏、性格、体质等选择合适的音乐。

（1）根据生活节奏、生物钟选择音乐。

人与自然是一个整体，人体节律与自然相顺应，机体则健康；人体节律与自然变化的节奏不同步、振幅不一致，就可能导致疾病的产生。例如，晨起时可选择具有朝气、旋律明快的音乐，如《蝴蝶双飞》《满庭芳》等；入睡前可选择节奏比较缓慢的音乐，如《春江花月夜》《二泉映月》等。

（2）根据五脏选择音乐。

人体的各个脏器有不同的生命节律，因此可以根据五脏来选择相应的音乐。例如，心系可听以徵调和羽调为主的《紫竹调》，补益心气；肝系可听商音较重的《胡笳十八拍》，克制体内过亢的肝气，曲中配有羽音以滋养木气，使肝气条达、舒畅；脾系可听徵音和宫音较重的《十面埋伏》，增加脾胃运化功能；肺系可听具有宫音、徵音及商音的《阳春白雪》，通调肺气；肾系可听五音调和适中的《梅花三弄》，补益肾气。

（3）根据性格选择音乐。

传统音乐有文曲、武曲之分，文曲柔和，武曲刚劲，文曲属阴，武曲属阳。文曲一般写景应情，如沉寂的山林、静默的原野、耸立的高山等，音乐表现出静态，静的意境使人能够充分联想，如浩瀚的宇宙、闪亮的星空、奔流不息的江海，任凭想象，无限追求。性格偏静之人，可以选择文曲养生。武曲大多激越、雄浑、奔放，可与奋斗之人的心灵产生共鸣，使人热血沸腾、乐观向上，尤其激励人们将饱满的激情倾注于开拓性事业中。性格偏动之人，可以选择武曲养生。当然，文曲、武曲的选择也不是一成不变的。

（4）根据体质选择音乐。

不同的人有不同的体质，同一个人在不同时期的体质也会发生一定的变化。肝阳上亢者，急躁易怒，可听商调式或悲伤色彩较浓的音乐，如《小胡笳》《江河水》《汉宫秋月》等，这些乐曲以悲情见长，具有制约肝气上逆、缓解易怒情绪的作用；阴虚阳亢者，可听柔和、清润的羽调式音乐，如《二泉映月》《寒江残雪》等，这些乐曲具有滋阴潜阳的作用。

七、书画养生

1. 概念

书画养生是通过练习书法、绘画来愉悦心情的养生方法。书画养生的方法包括欣赏书画作品、创作书画作品等。其作用不亚于练气功、打太极拳，故有"书画者多长寿""寿从笔端来"之说。

2. 养生机理

书画养生有着"摇筋骨、动肢节"的导引内涵，挥动手臂不但调节了手臂的肌肉和神经，还使指、臂、肩、背、腰、腿部也得到运动，而且这种运动是舒缓的、适度的、协调的，手、腕、臂、身和谐一致，呼吸、循环、大脑思维和谐统一，整个运动过程都在生理、精神和谐调一中进行。在这个过程中，大脑高度而不失自然地集中，净化了杂念，清气得升，浊气得降，气血运行平和，身体阴阳平衡，从而促进了身体健康。

下面以书法为例，详细分析书画养生的机理。书法家将墨色、线条、结体的变化（墨色淡属阴，浓属阳；线条短、细属阴，长、粗属阳；结体内敛属阴，外拓属阳）有机组合，创造出"温而厉，威而不猛，恭而安，宣尼德性，气质浑然，中和气象"对立统一、协调一致的艺术境界。若失之偏颇，犹人之阴阳失调，字即病矣。太肥则形浊，太瘦则形枯，太藏则体不精神，太露则意不持重，如是则无善可言。书法强调对立面的渗透与协调，而不是对立面的排斥与冲突，这是书法与养生相通之处的基本点。因此，练习书法有助于移情怡性、调理全身阴阳。

3. 功效与作用

（1）调整心态，稳定情绪。

狂喜之时，习书能凝神静气，精神集中；暴怒之时，习书能抑郁肝火，心平气和；忧悲之时，习书能散胸中之郁，精神愉悦；过思之时，习书能转移情绪，抒发情感；惊恐之时，习书能神态安稳，宁神定志。此外，研究表明，优秀的书画作品会使人产生美的陶醉感觉，引起大脑皮质新的兴奋点，使原来处于紧张状态的部分得到休息，促使大脑各部分进入平衡状态。

（2）形神共养。

言为心声，书为心画。书画所体现的线条、形神、气韵，与养生中的精、气、神本质相同，书画能养神，养神能练意，有助于减少或避免心理对于生理的干扰，摒除一切杂念，赋予生命积极向上的活力，使人在艺术、眼界、胸襟、修养、气质上都得到升华。长期坚持书画养生，可以使人筋骨强壮，气血调达，情绪稳定形神共养，形神一体，心身统一，从而健康长寿。

4. 操作方法

（1）书画欣赏。

欣赏书画时，应保证环境安静，可单人或多人欣赏书画。欣赏者将心情和思想都融入书画的意境美，陶醉于书画之美，达到忘我的境界，此时身心愉悦，性情得到陶冶，精神得到升华，达到养生保健的目的。

（2）书画创作。

创作书画时，应保证环境安静。创作者宁心静气，头正、身直、臂开、足稳；执笔时，指实、掌虚、腕平；动笔时，悬腕、悬肘，笔尖随着创作者的意识不断划动。此时，创作者将全身之力和大脑之思全部集中于笔尖，静中有动，外静内动，以致心息相依，宠辱皆忘，从而内气充盈，精神焕发。书圣王羲之说过："凡欲法书，秉其精，贯其气，赋其形，运其势，寄其情，会其神，道其宗，衡阴阳，化五行，谓之书。"

八、棋艺养生

1. 概念

人们在对弈的过程中，享受着弈棋的乐趣，精神情绪专一而宁静，致使脏腑功能、阴阳气血等内环境得到改善，达到调养身心、保持健康的功效，即为棋艺养生。弈棋不仅是智力竞赛，更是有利身心、延年益寿的娱乐活动，是一种较好的养生之法，在我国历史悠久而又十分普及。自古就有"善弈者长寿"之说。

2. 养生机理

弈棋之时，心无杂念，凝神静气，全神贯注于棋局，谋定而动，在凝神屏息间获得气功样的调心、调息效应。棋局变化使人精神有弛有张，人体的气血津液、脏腑经络在张弛之间也会得到有益的调整。

（1）磨心性。

棋如人生，人生如棋，弈棋可以醒悟人生，磨炼心性。弈棋有利于培养温和有礼、谦虚谨慎、不急不躁、沉着冷静的良好性情，以及积极进取、排除万难、努力获胜而又不被胜败所乱的定力修养。

（2）益智慧。

弈棋是一种积极的脑力活动，棋盘上的形势瞬息万变，要求对弈者全力以赴，开动脑筋，审时度势，以适应不同的棋局变化。弈棋是智力"体操"，经常操练，能锻炼思维，养性益智。

（3）愉身心。

弈棋可排遣孤独寂寞，使生活有趣味、精神有寄托、与他人有互动、与社会不脱离，从而有利于身心健康。

3. 操作方法

首先，要选择适合自己的棋类项目。从对心脑的作用强度来说，棋类项目可分为简单类和复杂类，简单类如跳棋、军棋、五子棋等，复杂类如围棋、中国象棋、国际象棋等。象棋、围棋等复杂棋类变化无穷，永远能给人新鲜感，胜之不易，能够更好地修养心性，推荐作为养生保健活动之选。不过，每个人的爱好、体质等不同，应结合自己的实际情况，选择合适的棋类项目。

其次，要选择良好的弈棋环境。一般来说，可选择在棋室或家中对弈，这样能方便地获取茶水、点心，增加对弈舒适度。若在户外对弈，夏季可在树荫之下，凉爽而不受暴晒；春秋两季宜选择风小之时，避风、避寒而弈；冬季应避免在户外对弈。棋具要齐备协调，弈者坐具要高低软硬适度，体位要舒服自然。

再者，要选择水平相当的棋友。弈棋既是一种雅趣，也是一种学习，故与水平相当或稍高的棋友下棋，有助于提高自身的棋艺水平。若总是与水平低的棋友下棋，胜利得来太易，弈棋的热情反而会很快消退。

最后，利用棋局间隙活动身体。在对弈过程中，双方往往都会长时间保持一种姿势，这样不利于周身气血的流通，尤其是深蹲或坐低凳弈棋者，同一姿势维持时间过长会使下肢静脉血液回流受阻，引起下肢麻木、疼痛等感觉。骤然站起还会引起体位性低血压，老年人甚至会因此而危及生命。因此，对弈期间，可在等待对方落子的间隙起身稍作活动，如适当地站立、伸腿、活动身体（颈、肩、腰、臂），以保持良好的气血循环。

九、琴艺养生

1. 概念

琴艺养生是借助音律相和来调身、调息、调心，进而调摄身心、平衡阴阳，达到祛病强身、保健养生的作用的养生方法。

琴为四艺之首，自古是文人用于陶冶性情的圣洁之器，还可用于寄托理想，会友时互通心趣，独自一人时修身养性。古琴是中国古老的弹拨乐器之一，其音声沉静悠远、古雅动人，追求清微淡远、大音希声的意境，符合道家基本养生观念以及老庄哲学的虚静理念。

《五弦弹——恶郑之夺雅也》曰："一弹一唱再三叹，曲澹节稀声不多。融融曳曳召元气，听之不觉心平和。"弹琴是一种愉心神、利手指的娱乐活动，钢琴、胡琴、小提琴、三弦琴及各种古琴都要活动指掌，牵动肌肉和关节，并相应地影响到大脑，使手脑反应灵敏，活动自如，而弹琴奏出的优美曲调又可抒发情怀，怡养心神。

2. 功效及作用

（1）明道养德。

从本质来看，琴不仅是乐器，还是蕴含有天地大道、契合着阴阳妙理、体现了人世伦常的神圣之器。《宋书·乐志》载："八音以丝为君，丝以琴为君。众器之中，琴德最优。"因此，明悉琴器奥秘，不仅能帮助人们由琴悟道，还能促使人们明道养德，"大德必得其寿"，养生先要养德。

（2）调摄气息。

人们在弹琴操缦时，基础的琴道规则能使人保持正确健康的坐姿，充分发挥调身的功能，而高妙的琴道精髓则能使人收身摄息、调息炼气、养气益身。除此之外，弹琴以健康优雅的方法，充分运动上肢，按摩手部经络，可达到多方面的养生保健效果。

（3）怡情养性。

弹琴者在弹琴的过程中，摒弃尘世的喧嚣，驱散身体的躁动，实现息心忘忧，获得心灵宁静。起心作意、运气动指、触弦抚琴、串音成曲等一系列弹琴活动，能锻炼弹琴者的心性，调养人体的五脏，使人身心愉悦，助人怡情养性。